外科学总论
基本操作精要

主　编：胡金莲　刘鲁山　苏　丽　高传强

副主编：张凤腾　张文奇　朱　晨　李若男

　　　　赵亚男　母长剑

绘　画：李汪洋　贺书莲　耿龙龙

摄　影：孟永亮　李明浩

照片模特：吕　翼　何长泉　葛德忠

　　　　　陈　硕　张文奇

華中科技大學出版社

http://www.hustp.com

中国·武汉

内 容 简 介

外科学是一门实践性很强的学科，外科医生必须有较高的实践操作水平，在临床上才能得心应手。《外科学总论基本操作精要》是根据最新教学大纲和医疗实践的需要，针对外科实践教学编写而成，目的是让学生掌握外科基本知识、基本理论和基本技能，使学生具备解决问题和分析问题的综合能力。

本书着重介绍了外科基本操作技术，普外科、胸外科、泌尿外科、骨科常用基本操作技术，以及常用的动物实验操作。

本书可作为医学生的学习辅导书，也可供临床医生和临床教育工作者参考。

图书在版编目(CIP)数据

外科学总论基本操作精要/胡金莲等主编. —武汉：华中科技大学出版社，2022.7(2025.7重印)
ISBN 978-7-5680-8356-0

Ⅰ. ①外…　Ⅱ. ①胡…　Ⅲ. ①外科学　Ⅳ. ①R6

中国版本图书馆 CIP 数据核字(2022)第 114544 号

外科学总论基本操作精要　　胡金莲　刘鲁山　苏　丽　高传强　主编
Waikexue Zonglun Jiben Caozuo Jingyao

策划编辑：史燕丽
责任编辑：史燕丽
封面设计：孙雅丽
责任校对：谢　源
责任监印：徐　露
出版发行：华中科技大学出版社(中国·武汉)　电话：(027)81321913
武汉市东湖新技术开发区华工科技园　邮编：430223
录　　排：华中科技大学惠友文印中心
印　　刷：武汉市洪林印务有限公司
开　　本：787mm×1092mm　1/16
印　　张：19
字　　数：466 千字
版　　次：2025 年 7 月第 1 版第 3 次印刷
定　　价：79.90 元

华中出版

本书若有印装质量问题，请向出版社营销中心调换
全国免费服务热线：400-6679-118　竭诚为您服务

Preface 前言

健康中国战略是习近平新时代中国特色社会主义思想的重要组成部分。医学教育是健康中国建设的重要基础，需要大力培养具有优秀职业素质、扎实理论基础和精湛临床操作技能的优秀医学人才。

外科学是医学的一个重要组成部分，不仅要求掌握外科疾病的诊断、预防以及治疗的知识和技能，同时还要研究疾病的发生和发展规律。外科学是一门实践性极强的学科，只有将医学的基础理论、基本知识和临床基本技能紧密结合起来，才能培养真正合格的临床医生，故加强医务工作者临床操作技术，才能真正推进外科技术的发展。

本书详细阐述了外科基本操作技术及胸外科、普外科、泌尿外科、骨科的基本操作技术，还增加了常用动物实验操作，每一项基本操作技术包括目的、适应证、禁忌证、操作步骤及注意事项等内容。通过学习和训练，重点强化医学生的实践能力培养、加强临床技能培训，满足医学人才临床实践理论需要。

本书汇集了广大临床一线教师的经验和智慧，内容充实、系统、覆盖面广，紧密结合临床，有助于提高医学专科生、本科生、研究生，住院医师及基层临床医生的临床思维能力和技能操作水平。

为编写本书，编者耗费了很多的时间和精力，但由于编者学识和时间有限，书中难免有疏漏和不足之处，恳请从事外科学实验教学的专家和广大读者批评指正，以便进一步修订完善，从而适应外科学教学改革的发展和临床诊疗需求。

主编

目 录

MULU

第一章　刷　　手

临床案例

作为一名外科医生，准备参加手术。现在已经穿好刷手衣，戴好帽子、口罩，需要做进一步的术前准备。请用肥皂刷手法进行手术前的手臂消毒。

【目的】

有效预防参与手术的工作人员身上的病原体传播到患者手术部位，防止切口感染的发生。

【适应证】

所有参加手术的工作人员都需要进行手术前刷手。

【禁忌证】

(1) 患有传染性疾病，且处于疾病的传染期者。

(2) 手臂皮肤有破损或有化脓性感染者。

【操作前准备】

(1) 刷手前应在限制室内更换手术室专用鞋，并在更衣室内更换手术室专用衣裤(要求将刷手衣上衣塞到刷手衣裤子里)，显露上臂 2/3 以上。修剪指甲并挫平，清除甲下积垢。

(2) 男士应剪短头发，女士应缩起头发，去除所有饰品。戴好医用帽子和口罩，帽子要尽可能盖住所有的头发，口罩要盖住口腔和鼻腔(图 1-1、图 1-2)。

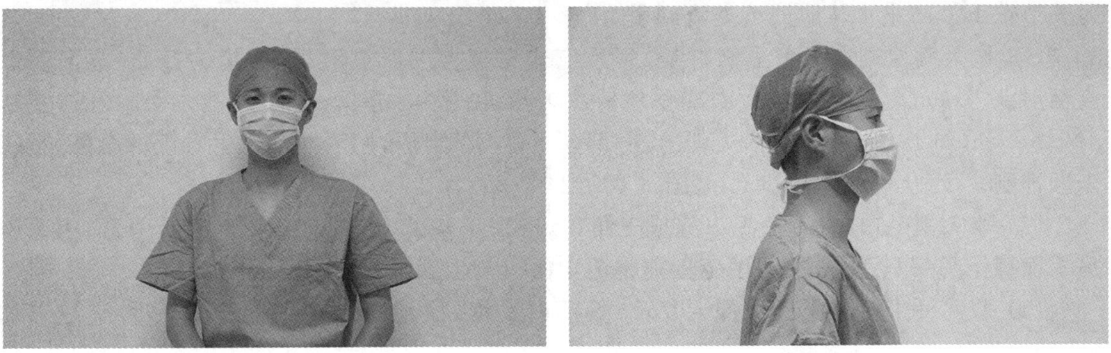

(a)　(b)

图 1-1　戴帽子、口罩(男)

(3) 进入手术室前整理着装及最终装扮(图 1-3 至图 1-6)。

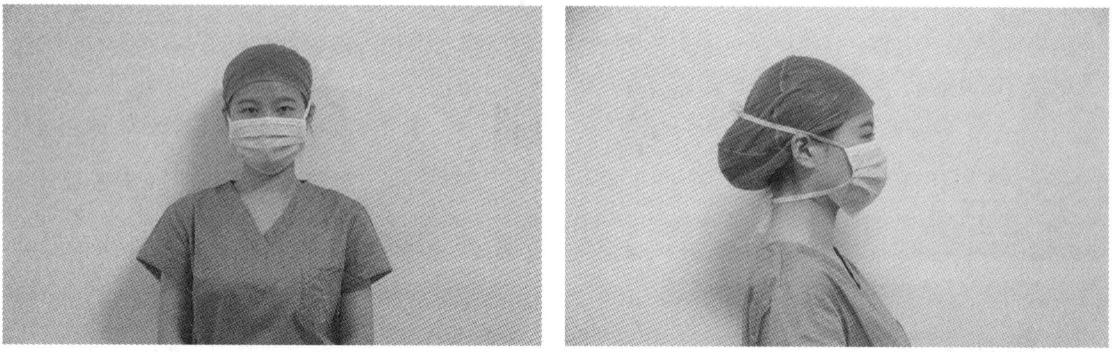

(a)　　(b)

图 1-2　戴帽子、口罩(女)

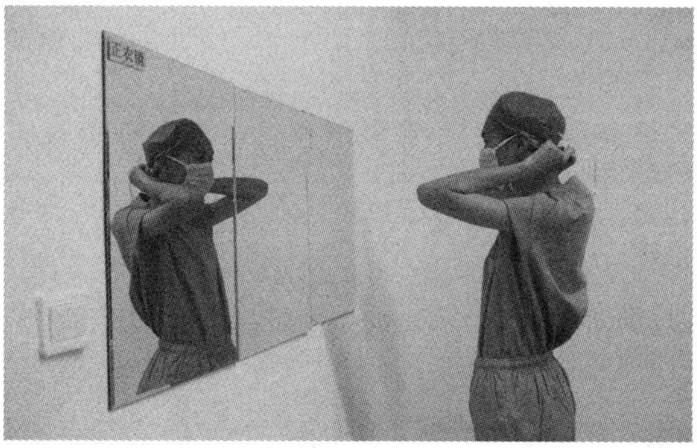

图 1-3　整理着装(男)

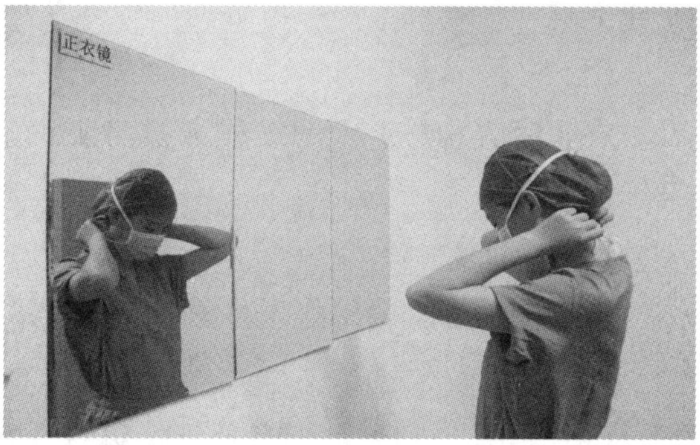

图 1-4　整理着装(女)

(4) 物品准备:无菌毛刷、普通肥皂或皂液、无菌毛巾、0.1%新洁尔灭(苯扎溴铵)、洗手液和消毒凝胶等。

【操作步骤】

1. 酒精手臂消毒法

(1) 刷手前先用皂液按七步洗手法洗手,再洗净手臂,用清水冲洗 1 遍,冲手时手在上、肘关节在下。防止水从肘关节逆流到手上(图 1-7 至图 1-14)。

(2) 按无菌原则取无菌毛刷,伸手到感应式皂液盒下取皂液后,由指尖开始,逐渐向上直至肘上 10 cm 处交替刷洗。刷洗顺序依次为指尖、甲沟、指间、手心、手背、手腕及前臂和肘上 10 cm。1 次刷洗完毕,指尖朝上,肘部朝下呈“V”字形,用清水冲刷手臂上的皂液,不能来回冲刷。反复 3 次,每次 3 min(图 1-15 至图 1-25)。

(3) 取无菌毛巾,将无菌毛巾叠成三角形,搭在手背上,由下向上旋转擦干手臂,用毛巾另一面擦干另一只手臂,在无菌范围内将毛巾丢入规定区域(图 1-26 至图 1-30)。

(4) 双手手指反向交叉,伸入 75%酒精内浸泡,浸泡范围至肘上 6 cm 处,浸泡大约 5 min。

(5) 消毒完毕,双手放于胸前,呈拱手状态,双手不得超过肩关节以上和腰以下(图 1-31)。

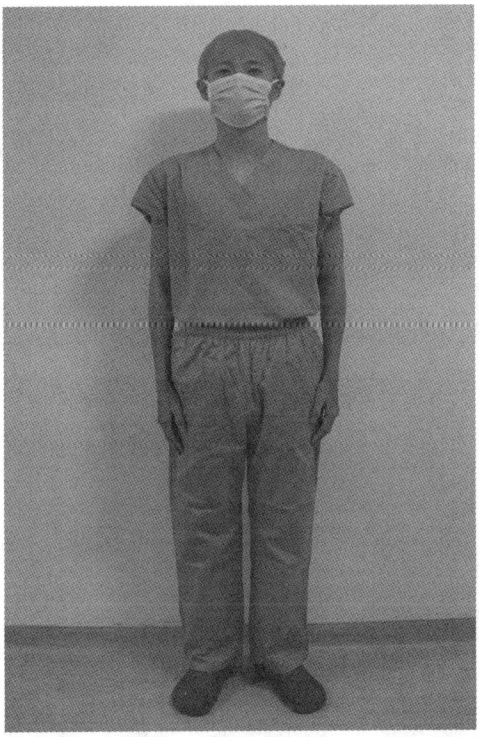

图 1-5　穿好刷手衣(男)

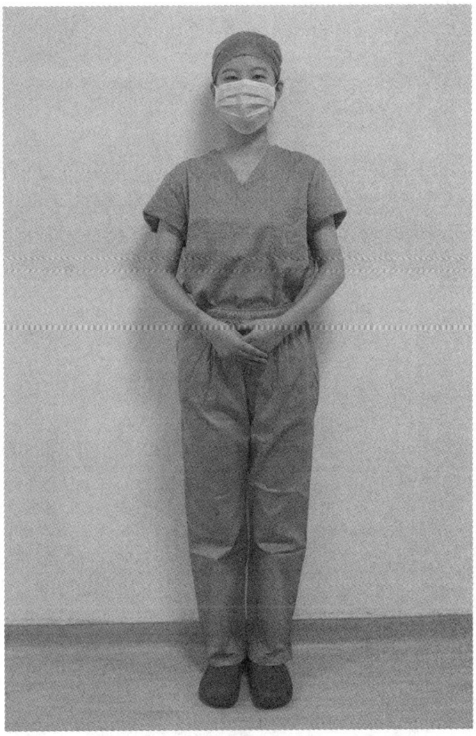

图 1-6　穿好刷手衣(女)

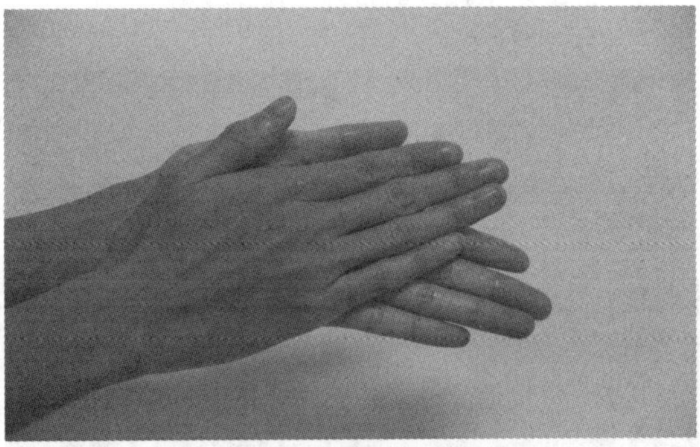

图 1-7　七步洗手法("内")

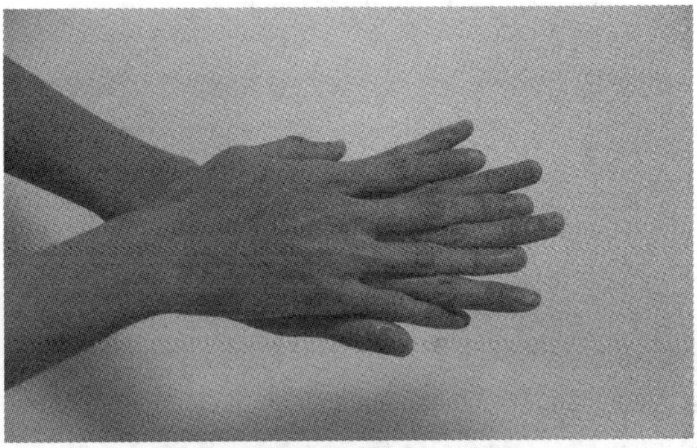

图 1-8　七步洗手法("外")

2. 活力碘手臂消毒法

(1) 刷手程序与酒精手臂消毒法相同。

(2) 用含 10%活力碘溶液的纱布擦至肘上 10 cm 处,约 3 min,清水洗净。

(3) 无菌毛巾擦干双手。

(4) 用含 10%活力碘溶液的纱布涂擦指尖至肘上 6 cm 处,不脱碘,即可进入手术间穿手术衣、戴无菌手套。

3. 灭菌王手臂消毒法

(1) 刷手程序与酒精手臂消毒法相同。

(2) 用无菌毛刷蘸灭菌王溶液 3～5 mL 刷手和前臂至肘上 10 cm 处,约 3 min,清水

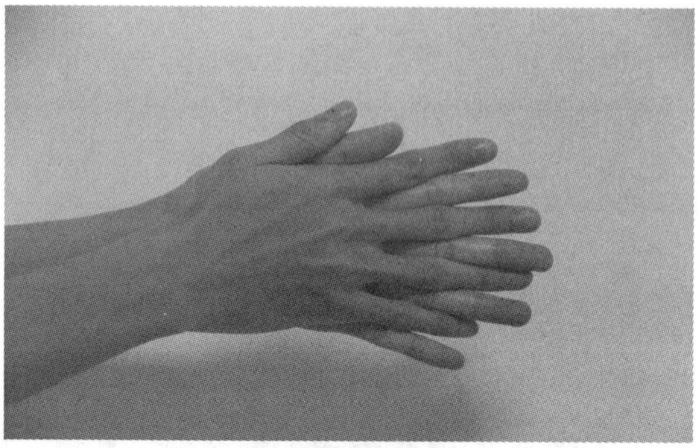

图 1-9　七步洗手法("夹")

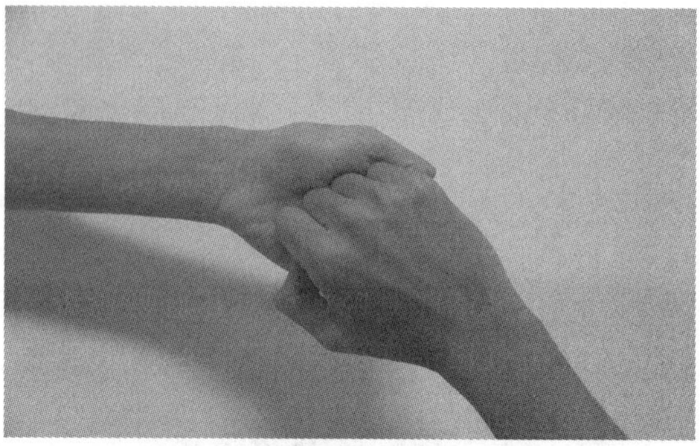

图 1-10　七步洗手法("弓")

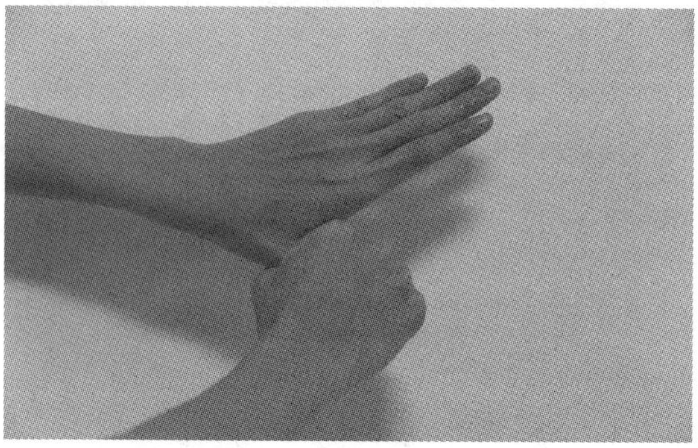

图 1-11　七步洗手法("大")

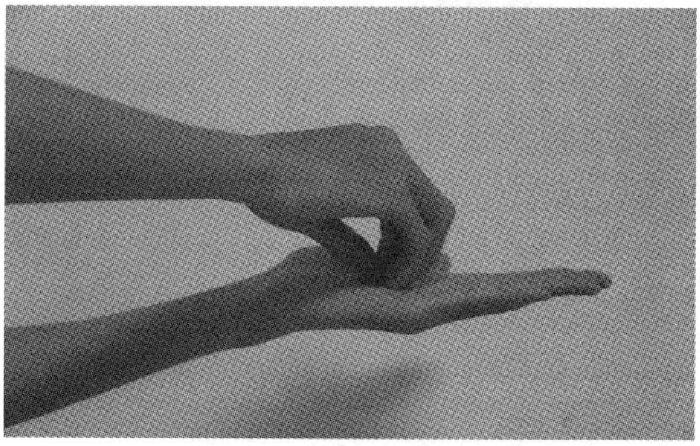

图 1-12　七步洗手法("立")

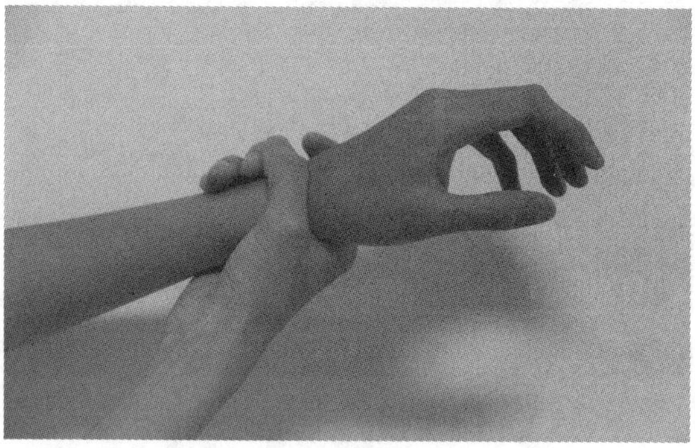

图 1-13　七步洗手法("腕")

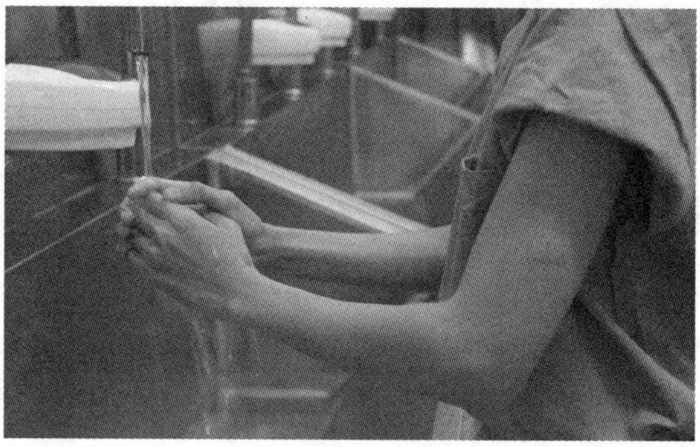

图 1-14　冲洗双手

洗净。

(3) 无菌毛巾擦干双手。

(4) 用含灭菌王溶液的纱布涂擦指尖至肘上 6 cm 处，晾干后，即可进入手术室穿手术衣、戴无菌手套。

4. 连续手术手臂消毒法　术者连续施行手术时，如手套未破，可不用重新刷手，但必须遵循以下操作步骤。

(1) 脱去手术衣：由助手解开手术衣腰带，将手术衣自背部向前反折脱下，手套的腕部反折于掌部。

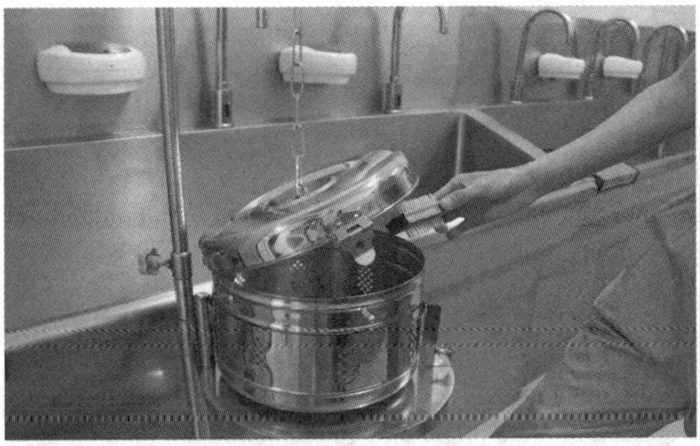

图 1-15　取无菌毛刷

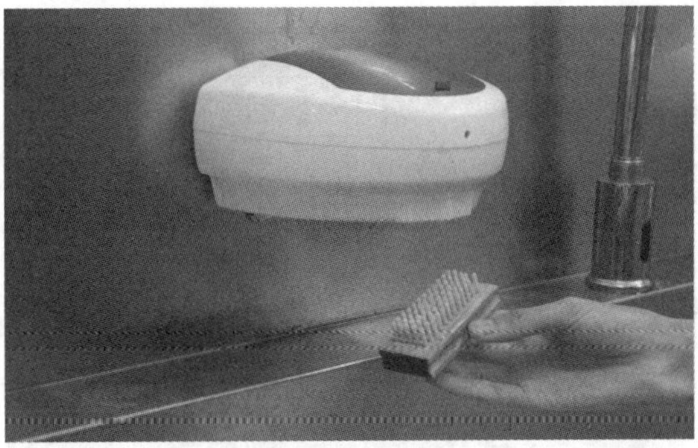

图 1-16　取皂液

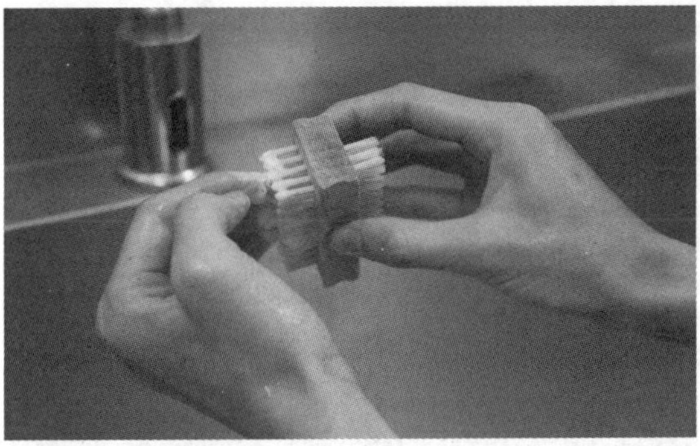

图 1-17　刷洗指尖

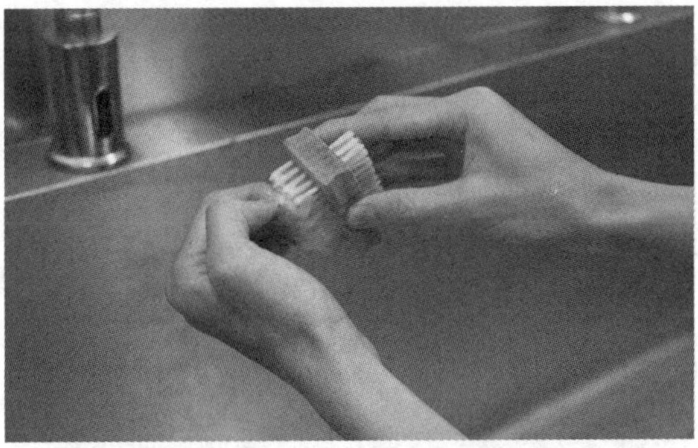

图 1-18　刷洗甲沟

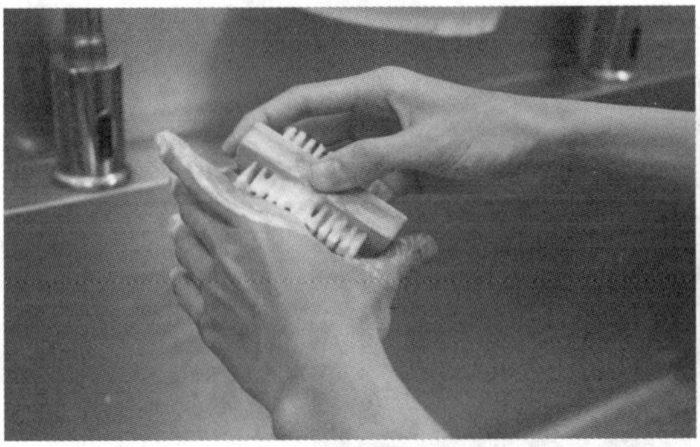

图 1-19　刷洗指间

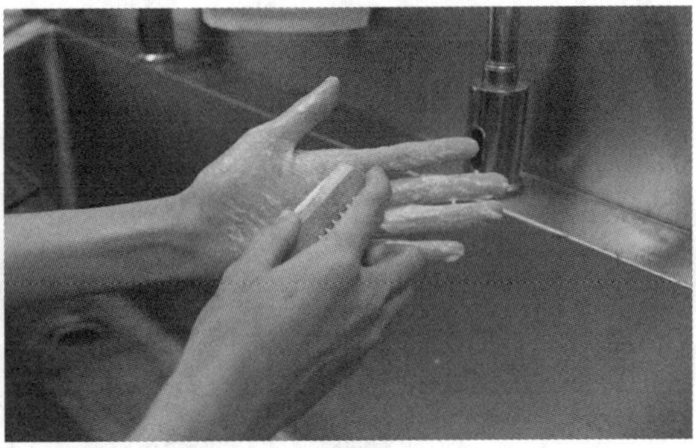

图 1-20　刷洗手心

(2) 脱去手套:左手手指抓住右手手套的指尖,脱去右手手套。右手手指伸入左手手套套口内部,脱下左手手套。避免双手与手套外部接触。

(3) 手臂消毒法:新洁尔灭和酒精溶液浸泡大约 5 min 或用活力碘溶液和灭菌王溶液涂擦手和前臂,即可穿手术衣、戴无菌手套。

5. 急诊手术手臂消毒法　有些急诊手术患者生命垂危,必须争分夺秒。不容许常规手臂消毒法,可采取以下方法:用皂液行手臂一般清洗,擦干后先戴 1 副无菌手套,然后,穿手术衣,注意手术衣袖口须遮住手套腕部,接着,再戴另 1 副无菌手套。手套套口须套住手术衣袖口,即可手术。另外,活力碘溶液和灭菌王溶液消毒所需时间比较短,也可作为急诊手

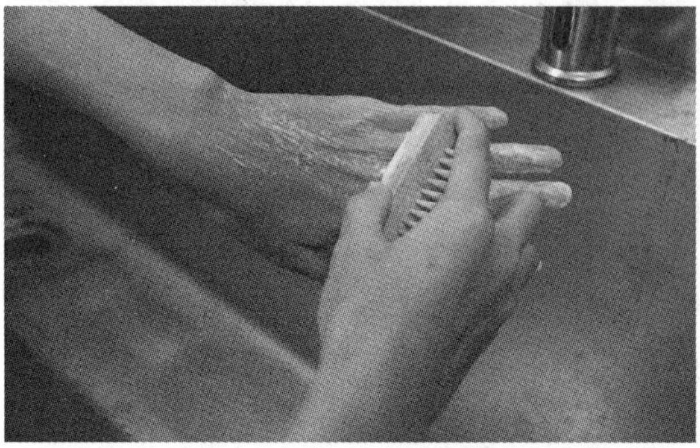

图 1-21 刷洗手背

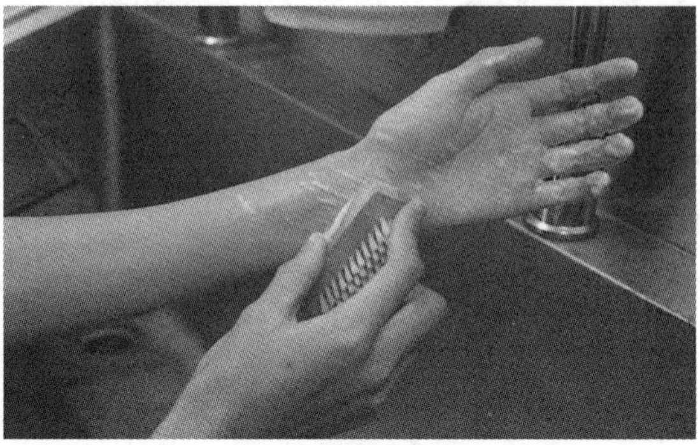

图 1-22 刷洗手腕

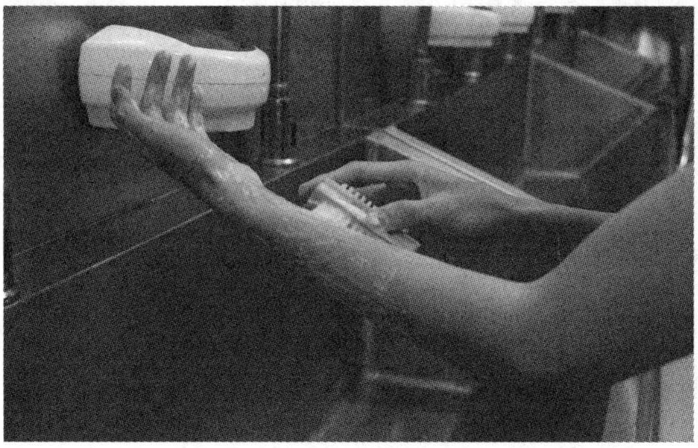

图 1-23 刷洗前臂

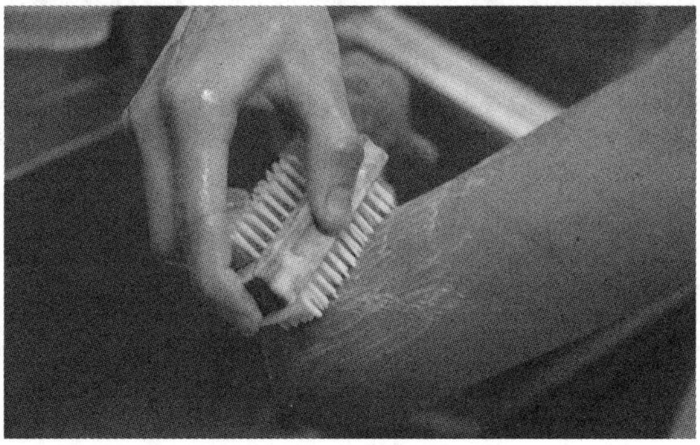

图 1-24 刷洗手肘、上臂

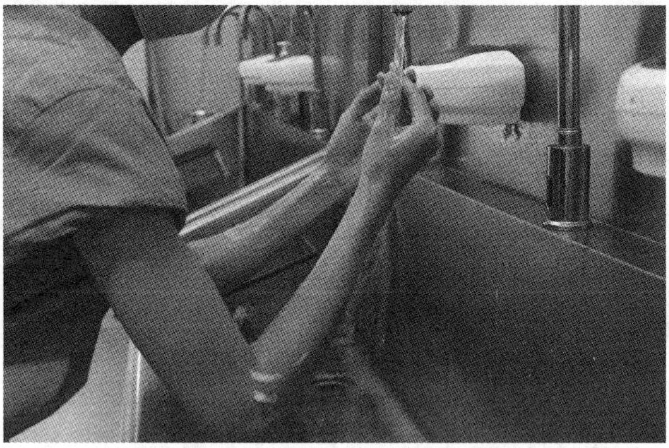

图 1-25 清水冲刷

术手臂消毒法的选择。

【注意事项】

(1) 刷手时应注意甲缘、甲沟、指蹼、指关节、腕部尺侧和肘后方等部位的刷洗。

(2) 注意刷手及手臂消毒浸泡范围以及各个步骤所需的时间，浸泡后保持拱手姿势，已消毒的部位不能触及有菌的物品，不能超越无菌区，如肩部以上、腰部以下及后背。

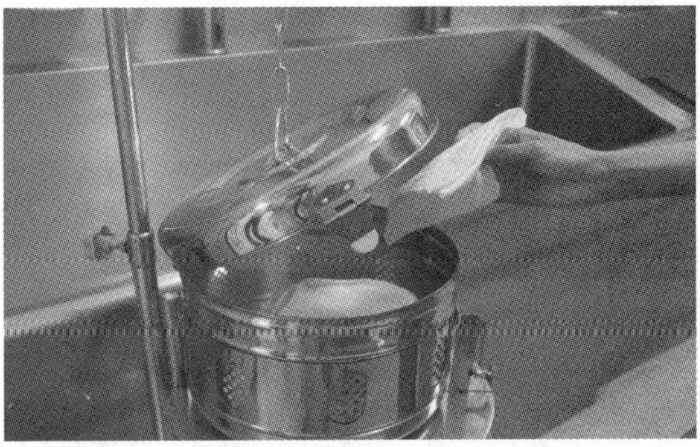

图 1-26　取无菌毛巾

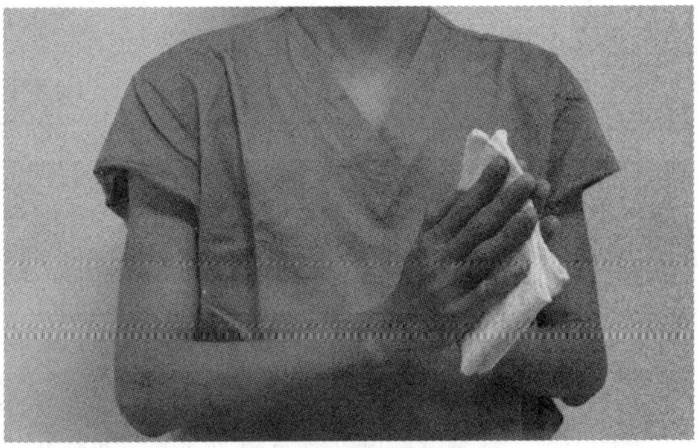

图 1-27　擦拭双手

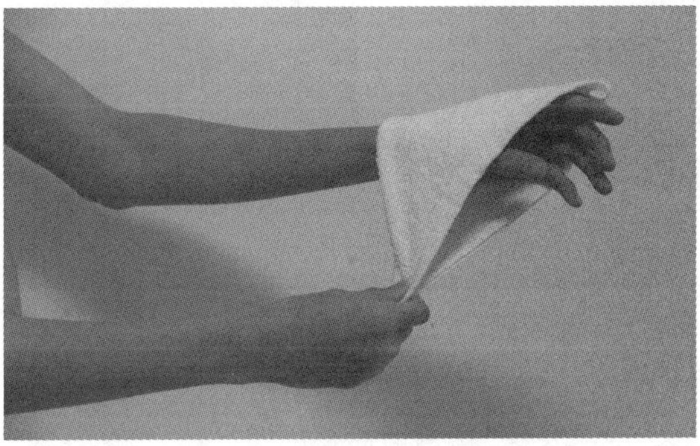

图 1-28　旋转擦拭前臂

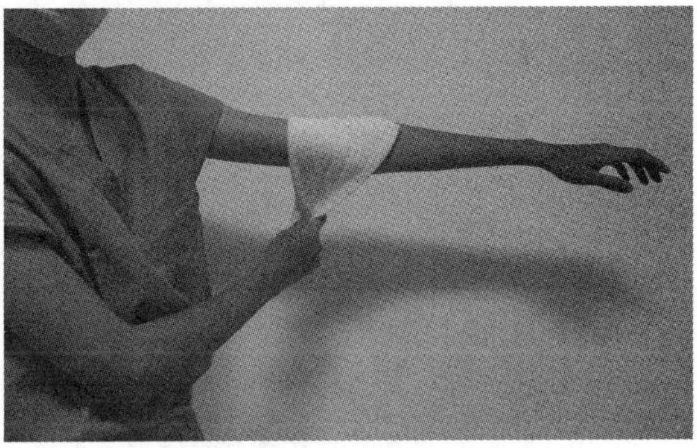

图 1-29　旋转擦拭肘部及上臂

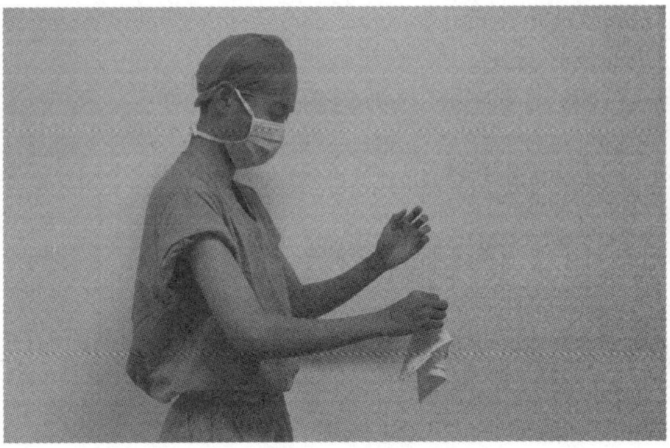

图 1-30　丢弃用完的毛巾

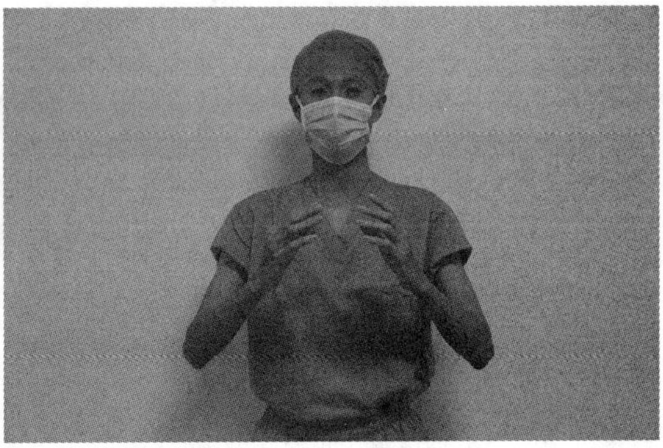

图 1-31　拱手姿势

（3）无菌毛刷、无菌毛巾接触到上臂后，不能再返回接触手部和前臂。

（4）在所有操作过程中都要保持双手在无菌区内，并且要保证手部高于肘部，保证水由手部流向肘部。

评分标准

刷手评分标准

临床案例：作为一名外科医生，准备参加手术。现在已经穿好刷手衣，戴好帽子、口罩，需要做进一步的术前准备

要求：请用肥皂刷手法进行手术前的手臂消毒

项目	评分细则	分值	得分	备注
操作前准备	1. 穿刷手衣、裤，将上衣束于裤子内，戴帽子、口罩，要求帽子要尽可能盖住所有头发，口罩要盖住口腔、鼻腔	5		
	2. 去除所有饰品，剪短指甲	5		
具体操作流程	1. 流水冲洗双手、腕部、前臂、肘部及肘上 10 cm 处	5		
	2. 用持物钳夹取无菌毛刷	5		
	3. 用毛刷蘸取适量皂液，依次刷洗左侧指尖、甲缘、甲沟、指蹼	5		
	4. 刷洗左侧手心、手背，环形刷洗腕部	5		
	5. 左侧手部刷洗完成后，按照此种方法刷洗右侧指尖、甲缘、甲沟、指蹼、手心、手背、腕部	5		
	6. 刷洗左侧前臂前区和后区，注意不要有遗漏的皮肤区域	5		
	7. 按照此法刷洗右侧前臂前区和后区，注意不要有遗漏的皮肤区域	5		
	8. 刷洗左、右两侧肘上 10 cm 的区域，注意不要有遗漏的皮肤区域	5		
	9. 用流水冲洗手部、前臂、上臂，要始终保持拱手姿势，保持指尖向上	5		
	10. 重复刷洗 3 次，每次 3 min，刷洗范围依次缩小，分别为 10 cm、8 cm、6 cm	5		
	11. 取无菌毛巾，先擦干手掌和手背，然后将毛巾对折成三角形，三角形的顶角对着远心端，搭在手背上，旋转着从远心端向近心端依次擦干前臂、肘部和上臂	5		
	12. 用毛巾的另一面按照此种方法依次擦干对侧的前臂、肘部和上臂	5		
	13. 取适量手消毒液于掌心，按照七步洗手法将消毒液涂抹均匀，然后从远心端到近心端的顺序将消毒液涂抹于前臂、肘部、上臂，按照此种方法再将消毒液涂抹于对侧前臂、肘部、上臂	5		

续表

项目	评分细则	分值	得分	备注
具体操作流程	14. 取适量消毒液于掌心，按照七步洗手法的前六步将消毒液均匀涂抹于手部	5		
	15. 手消毒后，双手保持拱手姿势于无菌区内	5		
综合评价	流程正确，消毒顺序不能颠倒，但先洗左手或先洗右手无要求	5		
	无菌观念强，操作熟练	10		
总分		100		

（齐鲁医药学院 胡金莲）
（北大医疗淄博医院 刘鲁山）
（齐鲁医药学院 李若男）

第二章　穿手术衣、戴手套

临床案例

作为一名外科医生，准备参加手术。现在已经换好刷手衣，戴好帽子、口罩，完成手臂消毒，进入手术室，来到已经打开的无菌手术衣包前。请穿无菌手术衣、戴无菌手套。

【目的】

（1）通过穿手术衣、戴手套建立屏障，隔绝手术人员皮肤深层及衣物上的细菌，防止细菌移位到患者手术切口和手术物品上而引起切口感染。

（2）外科刷手只能消除皮肤表面细菌，但不能完全消灭毛囊、汗腺、皮脂腺及皮肤皱纹深处的细菌。因而，手臂消毒后，还必须戴无菌手套及穿无菌手术衣。

【操作前准备】

（1）修剪指甲，去除饰品。

（2）穿刷手衣、裤，戴一次性帽子、口罩。

（3）手术人员完成外科刷手，并进行消毒液刷手和晾干。

（4）由巡回护士打开无菌手术衣的外层包布，备好无菌手套。

【操作步骤】

1. 穿对开式无菌手术衣

（1）术者保持拱手姿势进入手术室（图 2-1）。

（2）由护士将灭菌手术衣包打开。

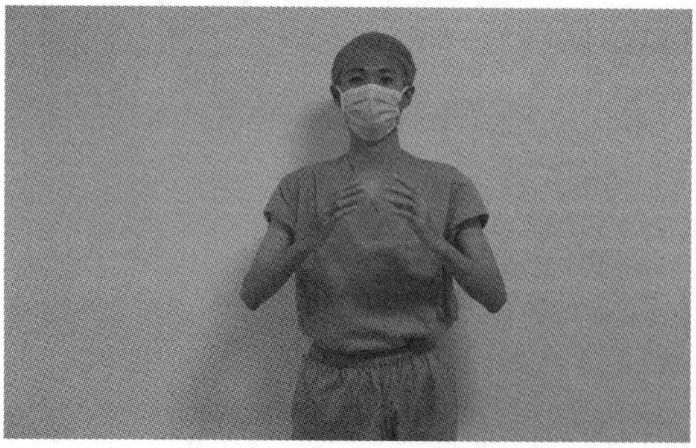

图 2-1　拱手姿势进入手术室

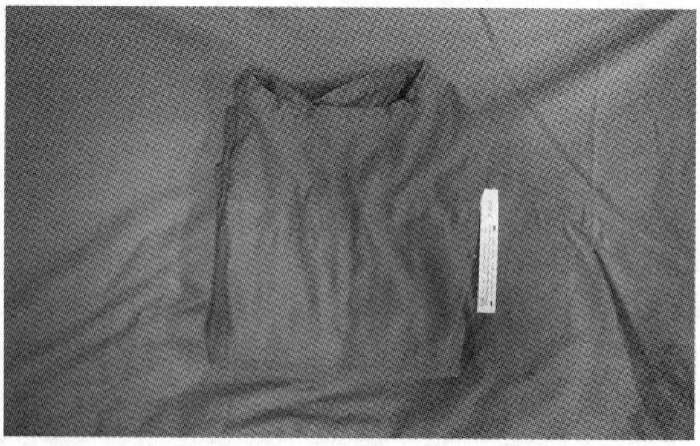

图 2-2　无菌手术衣

（3）术者将无菌手术衣（图 2-2）取出，双手捧着手术衣，注意领口朝前，找一个手术室内相对空旷的地方，提起衣领，展开无菌手术衣，注意避免与周围物品接触(图 2-3、图 2-4)。

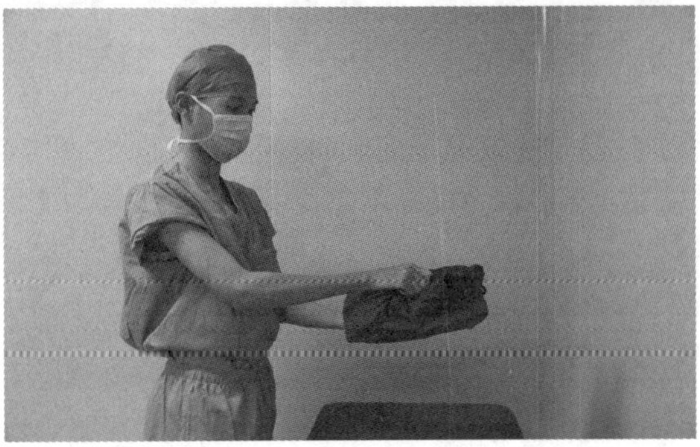

图 2-3　取手术衣

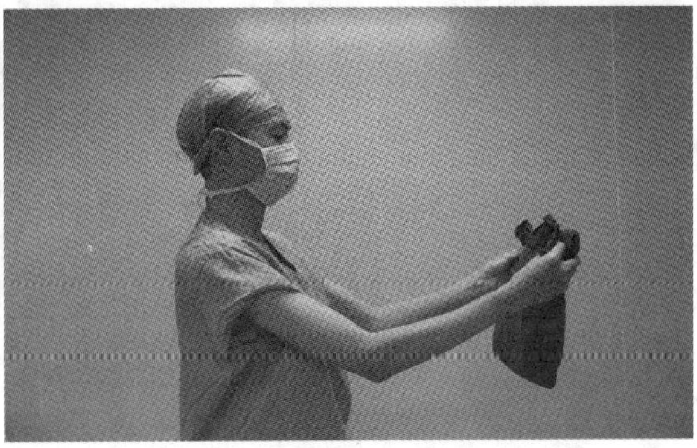

图 2-4　手术衣领口朝向前方

(4) 将无菌手术衣向上方轻轻抛起，双手顺势伸入衣袖内，注意双上肢必须向前伸，不允许向上、向下或向两侧伸展。然后，由巡回护士在术者身后向后牵拉无菌手术衣衣领领角，术者双手向前伸出衣袖袖口(图 2-5 至图 2-10)。

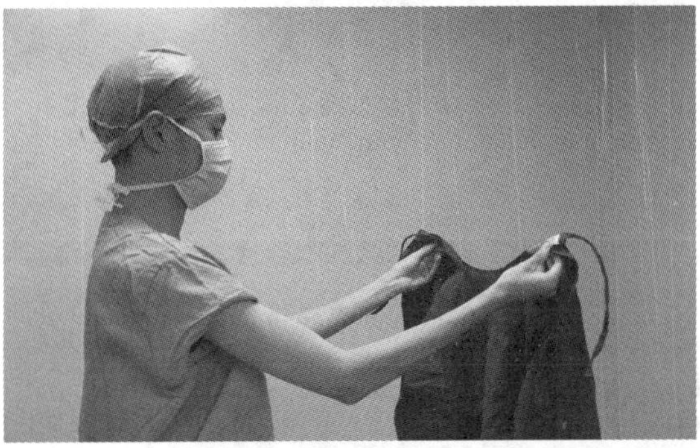

图 2-5　打开手术衣

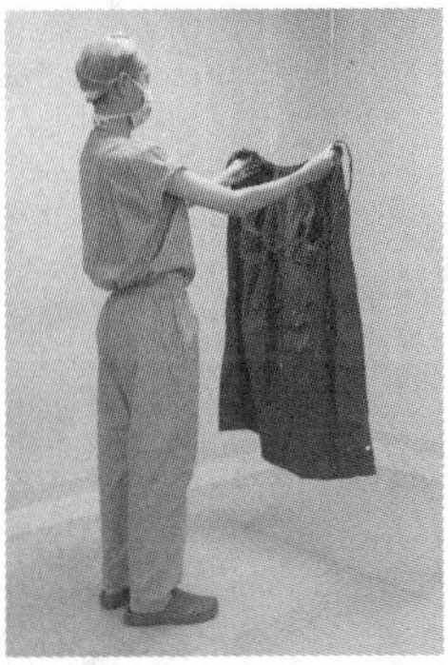

图 2-6　轻抖手术衣(侧方)

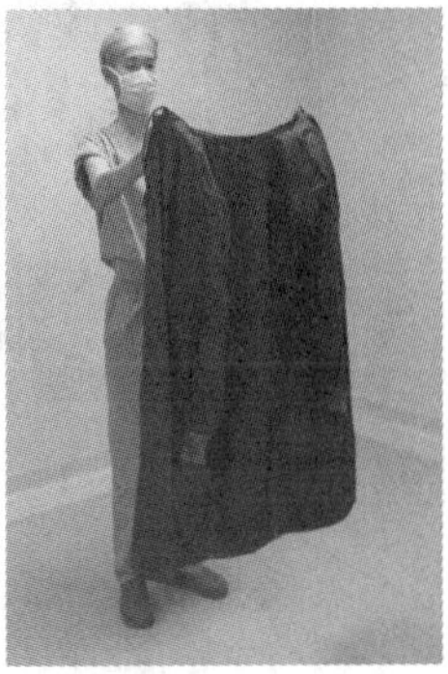

图 2-7　轻抖手术衣(前方)

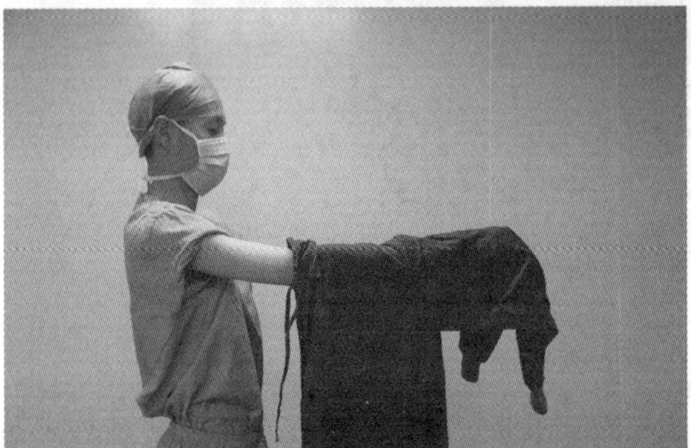

图 2-8　双手伸入衣袖

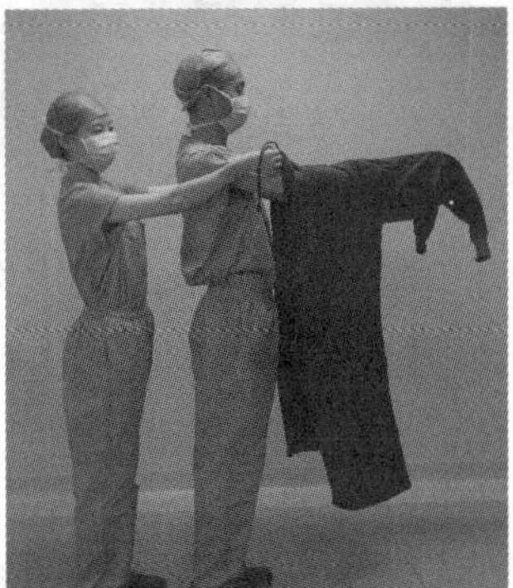

图 2-9　巡回护士牵拉手术衣

(5) 术者身体微微前倾，双手交叉提起腰带，向后递给巡回护士，由巡回护士系于背后(图2-11至图 2-13)。

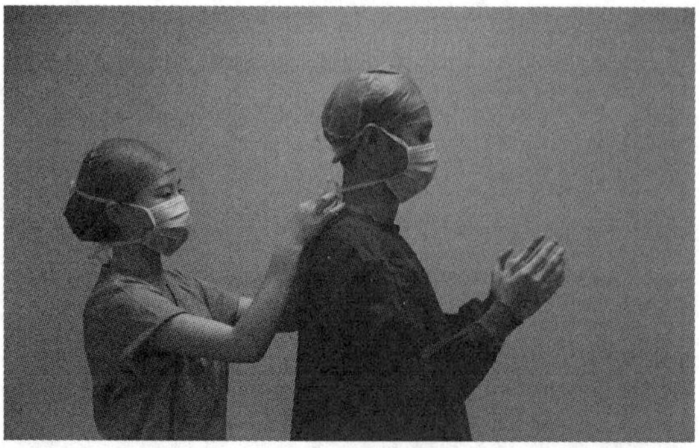

(a)

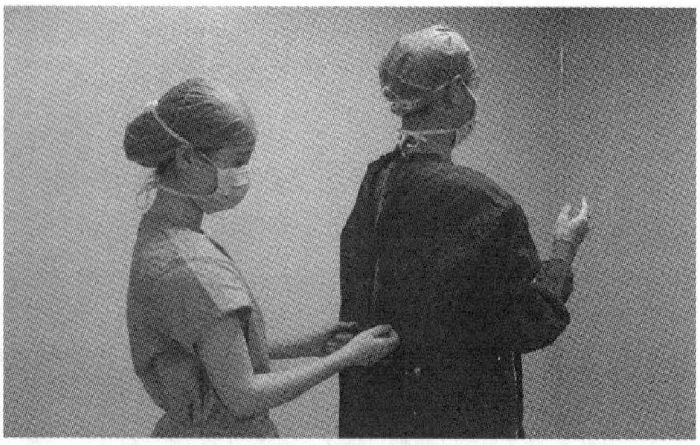

(b)

图 2-10　巡回护士协助系带

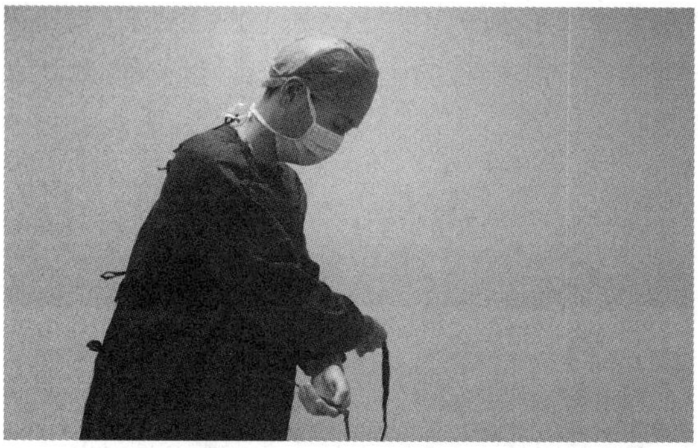

图 2-11　术者递带(侧方)

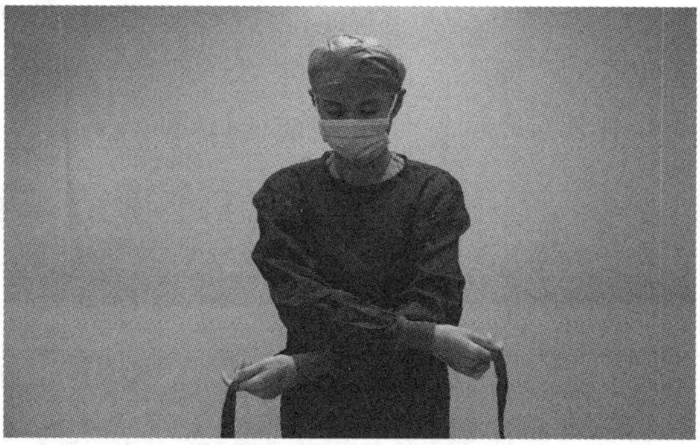

图 2-12　术者递带(前方)

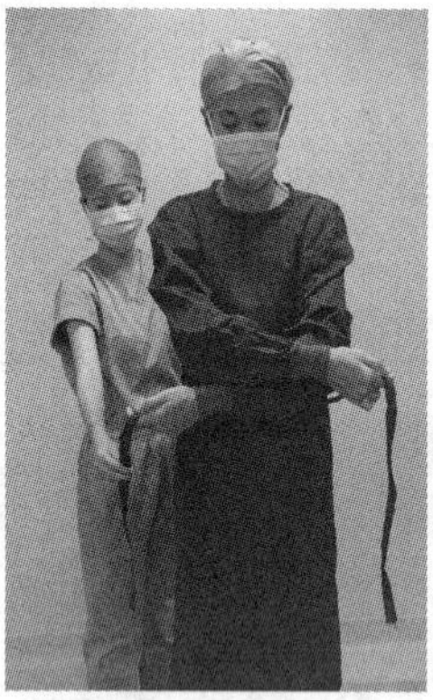

(a)

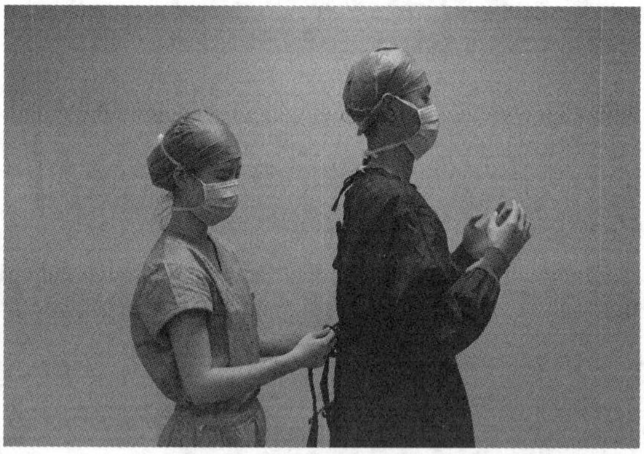

(b)

图 2-13　巡回护士协助系腰带

2. 穿包背式无菌手术衣　包背式无菌手术衣可减少术者背面与无菌区接触而造成污染的机会。其原理是在普通手术衣的背部增加一块三角形布巾，可以包裹术者的背部。穿包背式无菌手术衣和穿普通手术衣步骤基本相同，但有以下区别。

(1) 系腰带之前先戴好无菌手套。

(2) 术者解开胸前腰带的活结，右手将三角部的腰带递给已穿戴好的术者。然后自己原地转动 360°，接过腰带并系于腰前。如为巡回护士协助穿衣，则必须用消毒钳钳住三角部的腰带，术者原地转动 360°，然后系好腰带（图 2-14 至图 2-19）。

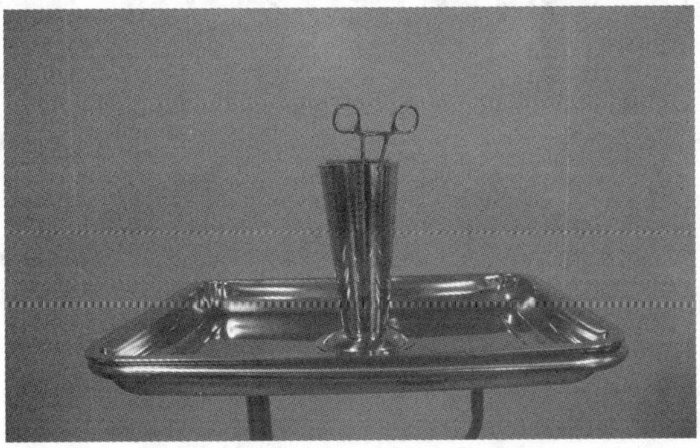

图 2-14　持物钳

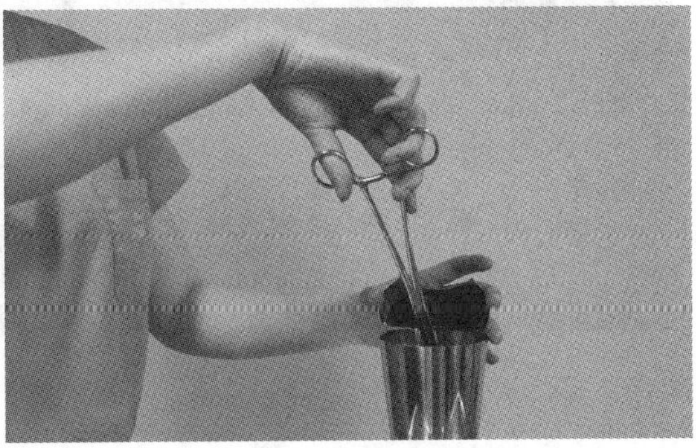

图 2-15　取出持物钳

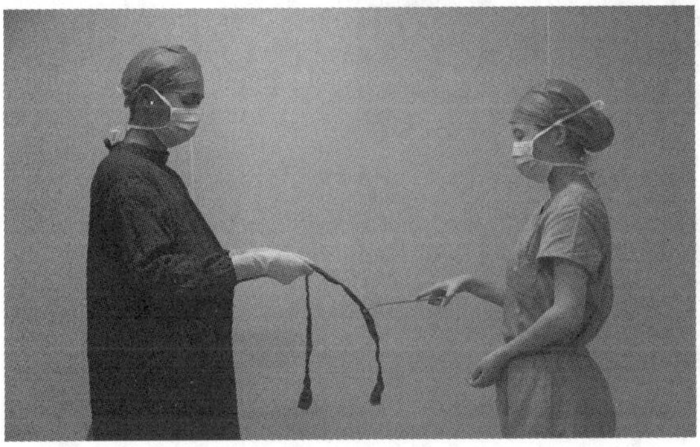

图 2-16　术者递包被式手术衣腰带

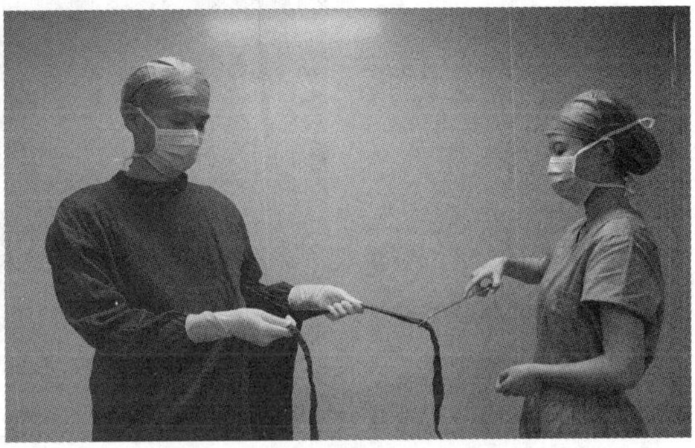

图 2-17　巡回护士协助系腰带

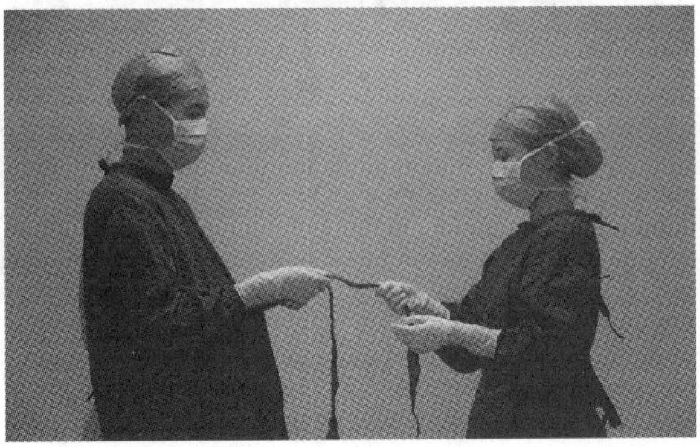

图 2-18　器械护士协助系腰带

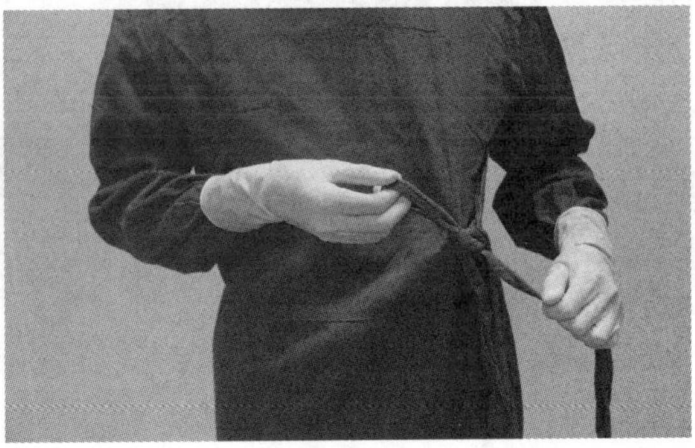

图 2-19　系腰带

3. 戴无菌手套

（1）术者应说明所需手套大小，由巡回护士打开无菌手套包装，术者在穿手术衣后，用手拿出包装内的纸包（图 2-20、图 2-21）。

（2）先拿着手套反折部提起 2 只手套，分清左右手，然后用右手拿住 2 只手套的反折部，敞开左手套口，将左手对准后插进左手套内。注意不要翻起左手手套的反折部（图 2-22 至图 2-24）。

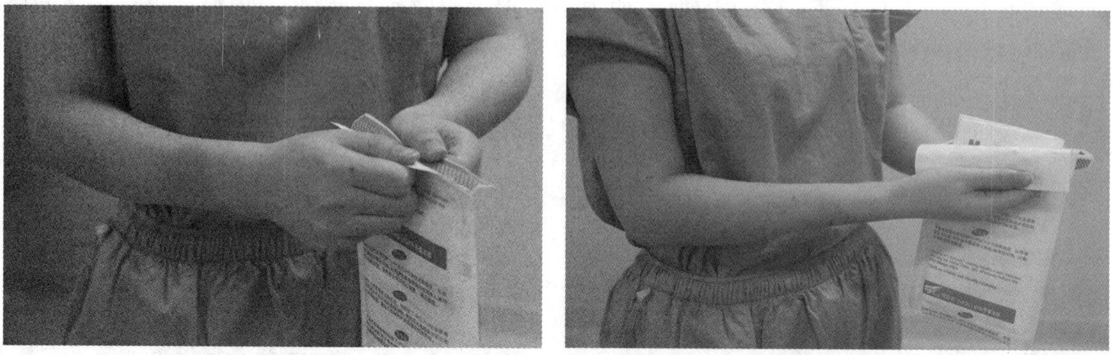

(a) (b)

图 2-20　打开手套外包装

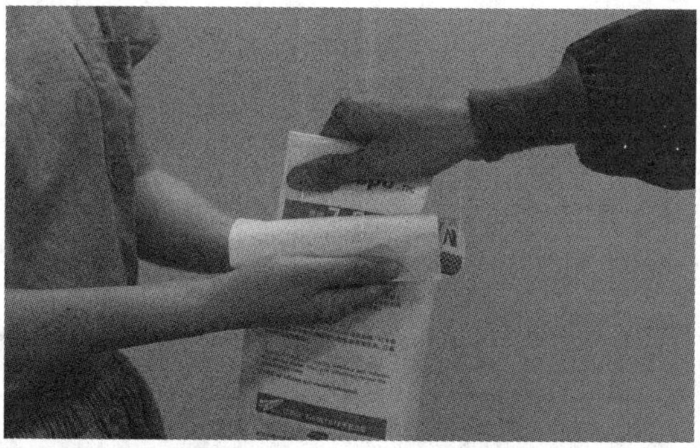

图 2-21　取出手套内包装

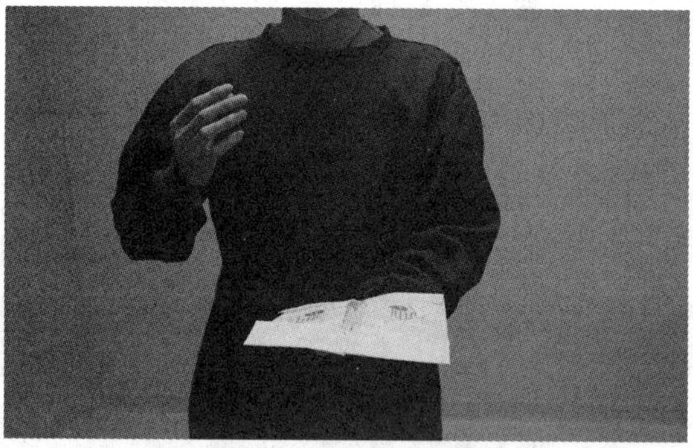

图 2-22　打开手套内包装

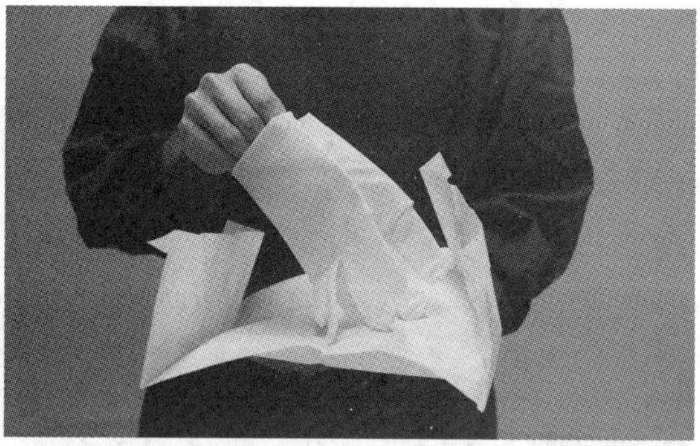

图 2-23　取出手套

(3) 左手伸进右手套的反折部的内部(注意左手拇指不能接触右手套的反折部的外部),将右手对准后插进右手套内,并将右手套的套口套住手术衣袖口(图 2-25)。

(4) 右手套整理好后,再将左手套套口套住手术衣袖口(图 2-26)。

(5) 手术前用无菌盐水将手套上的滑石粉冲洗干净。

(6) 穿戴完毕后,术者的背部、腰部以下及肩关节以上均为有菌区,双手不可任意触摸,只能放于胸前(图 2-27)。

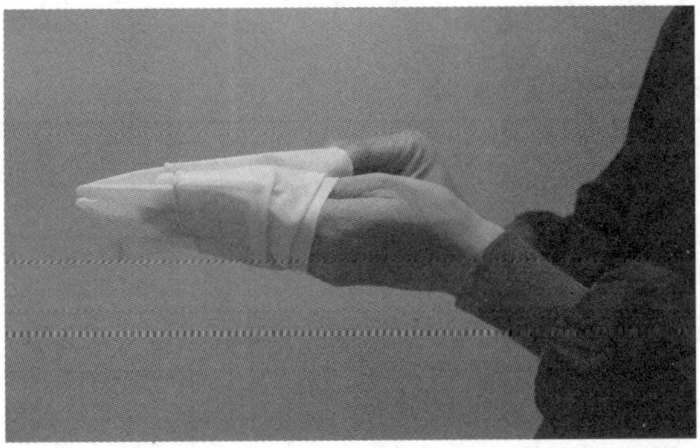

(a)

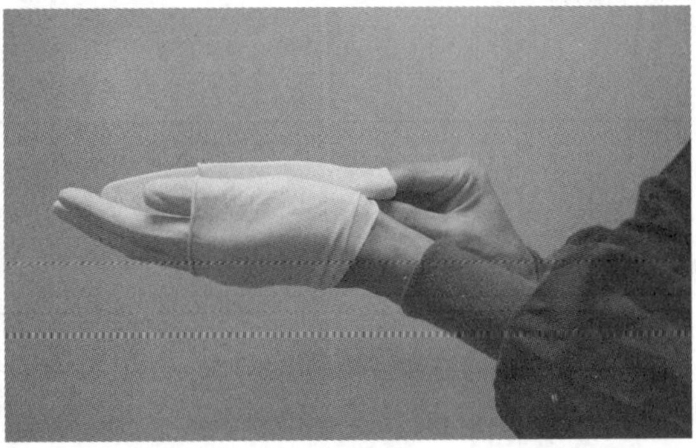

(b)

图 2-24　戴左手套

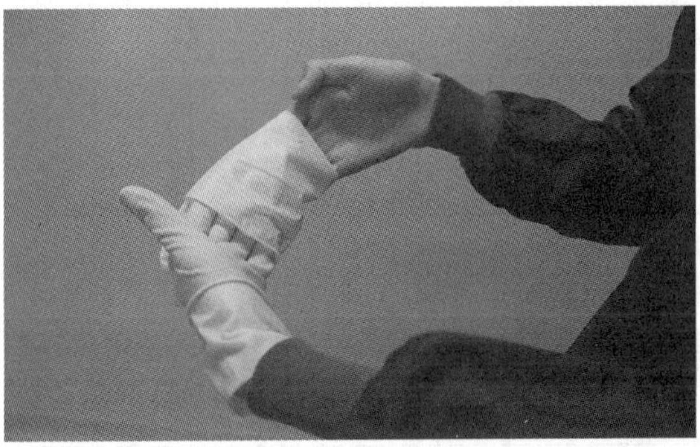

(a)

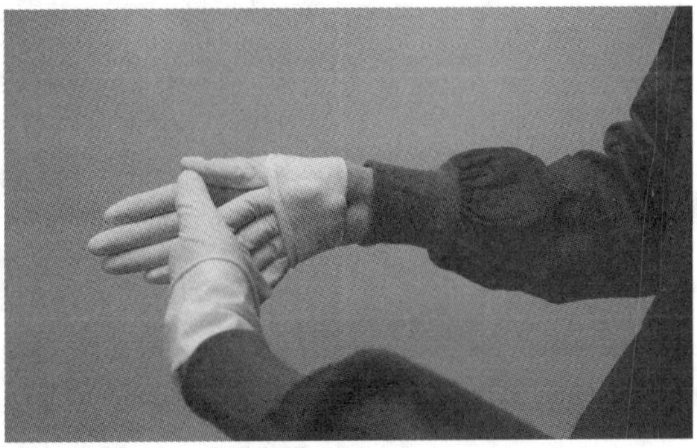

(b)

图 2-25　戴右手套

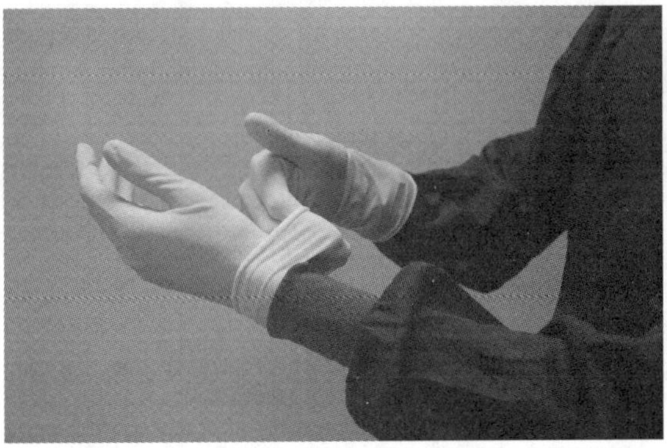

图 2-26　手套套口盖住袖口

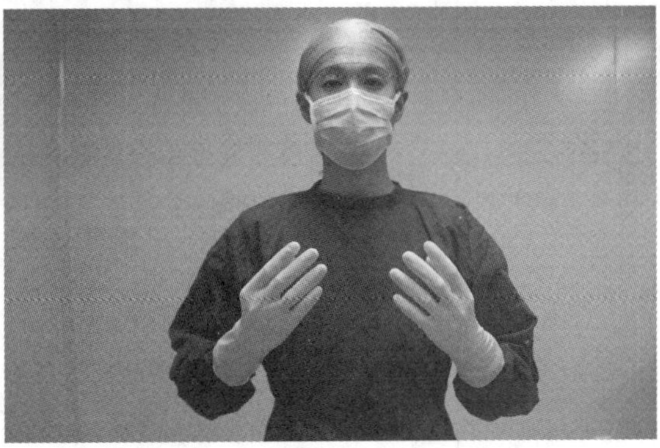

图 2-27　穿好手术衣、戴好手套

评分标准

穿手术衣、戴手套评分标准

临床案例：作为一名外科医生，准备参加手术。现在已经换好刷手衣，戴好帽子、口罩，完成手臂消毒，进入手术室，来到已经打开的无菌手术衣包前

要求：请穿无菌手术衣、戴无菌手套

项　　目		评 分 细 则	分值	得分	备注
操作前准备		1. 剪短指甲、去除饰品，穿刷手衣、裤，戴帽子、口罩	5		
		2. 完成外科刷手，双手保持拱手姿势位于无菌区内，即肩以下、腰以上、腋中线以前	5		
具体操作流程	穿手术衣	1. 取手术衣到人少、机器少、相对空旷的地方，取手术衣时避免与周围物品接触	5		
		2. 手持手术衣衣领，将手术衣冲向前方，将手术衣轻轻抖开，使手术衣内面朝向自己。抖开手术衣时，动作应轻柔，勿使手术衣触碰其他物品或地面	10		
		3. 将手术衣轻轻上抛，双手顺势插入衣袖内，注意两臂前伸，不可高于肩或低于腰，不要向两侧伸展	10		
		4. 巡回护士在背后将手术衣向后牵拉，使其双手伸出。系好手术衣后面的带子	5		
		5. 双手保持拱手姿势位于无菌区内，注意双手不能触摸手术衣外面或其他物品	5		
	戴无菌手套	1. 打开手套内包装袋，捏住手套口反折部，取出手套，分清左右手	5		
		2. 左手持双手套折叠口处，右手伸入手套内，注意未戴手套的手不可触及手套外部。先戴左手或先戴右手都可以	5		
		3. 将已戴手套的右手插入左手套的反折部内部，左手伸入手套内	5		
		4. 将手套的反折部套在手术衣袖口外部。注意已戴手套的手只能触及手套的外部	10		
	系包背式手术衣腰带	1. 戴好无菌手套后，在前方解开手术衣腰带，将腰带一端递给戴好无菌手套的器械护士，或由巡回护士用持物钳夹持一端	10		
		2. 术者转体一圈，在前方系好腰带	5		

续表

项　　目	评 分 细 则	分值	得分	备注
综合评价	流程正确，动作轻巧、准确，态度严肃、认真	5		
	无菌观念强，操作熟练	10		
	教师对此次测评满意程度： 非常满意：A　满意：B　一般：C　不满意：D	评价档次	A□　B□ C□　D□	
总分		100		

（齐鲁医药学院　胡金莲）
（新泰市人民医院　高传强）
（齐鲁医药学院　朱　晨）

第三章　消毒铺单

临床案例

患者，男，40岁，转移性右下腹痛伴恶心、呕吐6 h，诊断为急性阑尾炎，准备经麦氏切口行阑尾切除术。患者进入手术室前已进行脐部清洁，现已麻醉，平卧于手术台上。

【目的】

（1）手术区域消毒的目的是消灭拟作切口处及其周围皮肤上的细菌，防止其进入创口内，是无菌操作的一个重要环节。

（2）手术区铺单的目的是遮盖手术区外躯体的其他部位，显露手术切口所必需的皮肤区，使手术区域成为无菌环境，以避免或尽量减少术中感染。

【适应证】

患者拟作手术的部位有大量细菌，是引起伤口感染的主要原因。因此，凡是准备接受手术者均需要进行手术区域的消毒。

【操作前准备】

1. 患者准备

（1）择期手术患者在病情允许前提下，可于手术前一天晚上洗澡，用肥皂温水洗净皮肤，尤其是即将进行手术的区域必须洗净。

（2）剔除拟行手术区域的毛发，对手术区域进行酒精消毒，并加以保护。如皮肤上留有油垢或油脂，应先用乙醚、汽油洗净后，再由清水冲洗干净。

（3）拟行颅脑手术的患者应剃除部分或全部头发，并用75%酒精涂擦，然后可用无菌巾包裹。

（4）骨科手术，如拟行手术区域无皮肤破损，术前可不需要备皮，如毛发很长，可于术前当天备皮。

（5）如施行儿科手术，除头部手术外不需要备皮。

（6）择期手术患者，若皮肤切口及周围出现红疹、毛囊炎、小疖肿等炎症，应延期手术，以免造成切口感染。

2. 操作者准备

（1）消毒者剪短指甲、去除饰品，更换刷手衣，戴帽子、口罩。

（2）消毒者进行手及手臂消毒。

（3）铺单时需要两人操作，另一位为传递消毒衣巾和配合有关操作的器械护士。

（4）操作者要了解手术方案和切口设计。

3. 物品准备　手术台、消毒剂、消毒碗或弯盘、适量消毒棉球或纱布、卵圆钳 2 把、小单 4 块、中单 2 条、剖腹单 1 条、薄膜手术巾 1 块、巾钳 4 把。

【操作步骤】

1. 确定消毒范围　手术区皮肤的消毒，其范围应包括手术切口周围 15 cm 左右的区域，这样既有利于手术切口的延长，又有利于避免手术中布巾移动时造成伤口的污染。

(1) 头部手术皮肤消毒范围：包括前额及颈后皮肤(图 3-1)。

(2) 口、唇部手术皮肤消毒范围：面唇、颈及上胸部。

(3) 颈部手术皮肤消毒范围：下唇至乳头部，两侧至斜方肌前缘及腋前线(图 3-2)。

(4) 锁骨部手术皮肤消毒范围：上至颈部上缘，下至上臂上 1/3 处和乳头上缘，两侧过腋中线。

(5) 胸部手术皮肤消毒范围：上过肩部，下过脐，前后过正中线(图 3-3)。

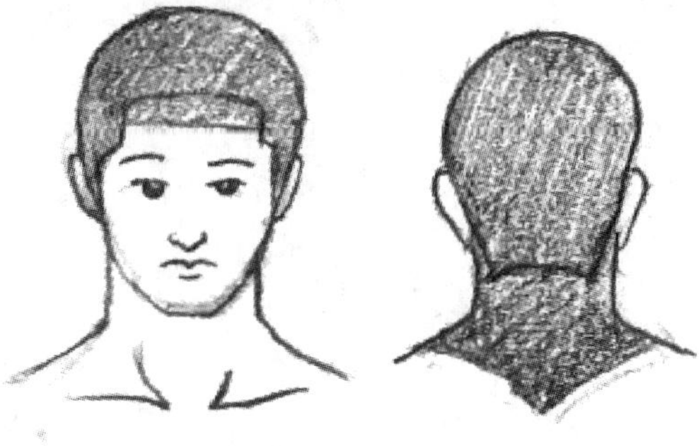

(a)　(b)

图 3-1　头部手术皮肤消毒范围

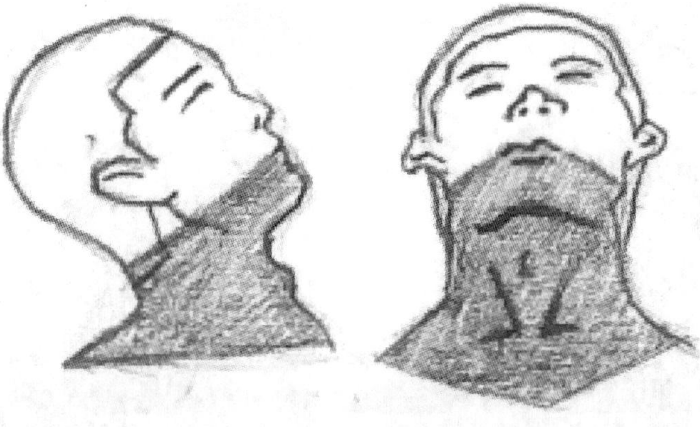

(a)　(b)

图 3-2　颈部手术皮肤消毒范围

(6) 乳腺根治手术皮肤消毒范围：前至对侧锁骨中线，后至腋后线，上过锁骨及上臂，下过肚脐平行线。如大腿取皮，则大腿过膝，周围消毒。

(7) 上腹部手术皮肤消毒范围：上至乳头，下至耻骨联合，两侧至腋中线(图 3-4)。

(8) 下腹部手术皮肤消毒范围：上至剑突、下至大腿上 1/3，两侧至腋中线。

(9) 腹股沟及阴囊部手术皮肤消毒范围：上至肚脐线，下至大腿上 1/3，两侧至腋中线(图 3-5)。

(10) 颈椎手术皮肤消毒范围：上至颅顶，下至两腋窝连线。

(11) 胸椎手术皮肤消毒范围：上至肩，下至髂嵴连线，两侧至腋中线。

(12) 腰椎手术皮肤消毒范围：上至两腋窝连线，下过臀部，两侧至腋中线。

(13) 肾脏手术皮肤消毒范围：前后过中线，上至腋窝，下至腹股沟(图 3-6)。

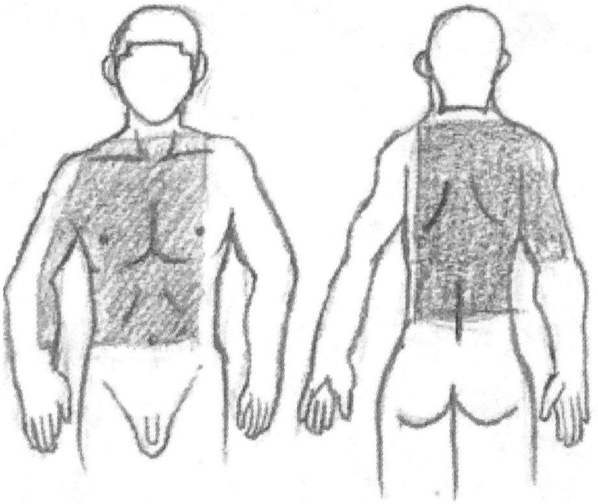

(a) (b)

图 3-3 胸部手术皮肤消毒范围

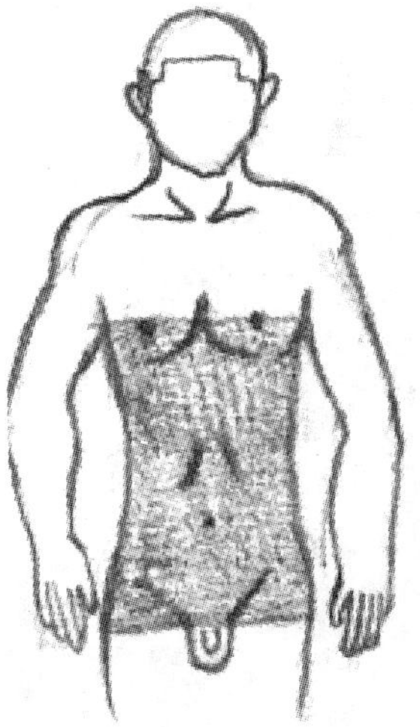

图 3-4 上腹部手术皮肤消毒范围

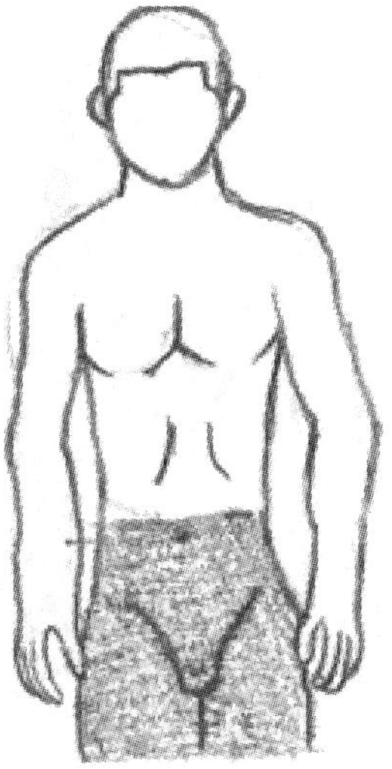

图 3-5 腹股沟及阴囊部手术皮肤消毒范围

(14) 会阴部手术皮肤消毒范围：耻骨联合部，外阴部，肛周，臀部及大腿上 1/3 内侧(图 3-7)。

(15) 四肢手术皮肤消毒范围：以手术部位为中心，向其上、下、前、后各区扩延，上下应过一个关节(图3-8)。

2. 消毒方法

(1) 一般消毒由第一助手在刷手完毕后进行操作，消毒者在手臂消毒后(不戴手套)，站在患者右侧，右手持卵圆钳，左手端托弯盘，消毒敷料置于弯盘内(图 3-9)。

(2) 消毒顺序要从清洁区向相对不洁区消毒。清洁切口从手术野中心向周围消毒；感染伤口或肛门、会阴部从手术区外向感染伤口或肛门、会阴部消毒。

(3) 消毒方式一般从内至外呈环形旋转消毒，或从上至下呈平行叠瓦状消毒。两次消

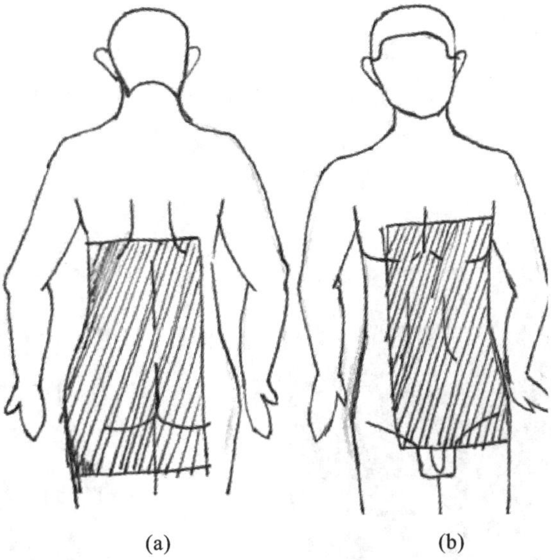

图 3-6　肾脏手术皮肤消毒范围

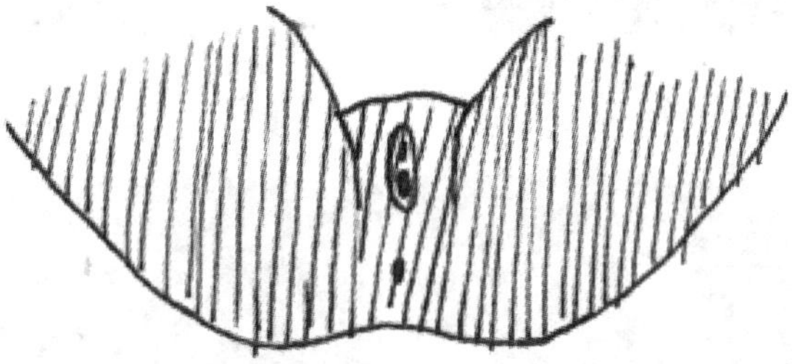

图 3-7　会阴部手术皮肤消毒范围

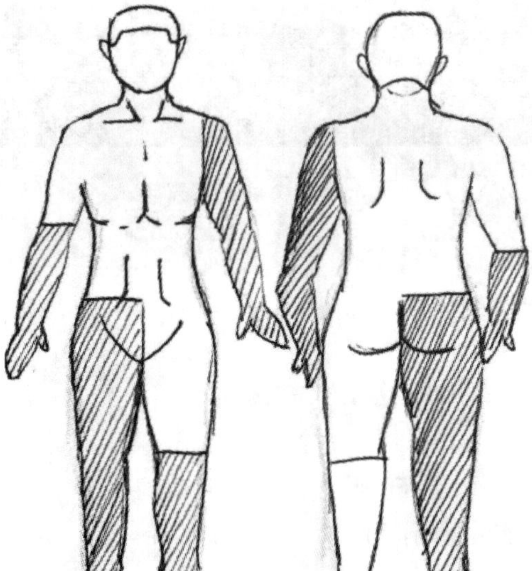

图 3-8　四肢手术皮肤消毒范围

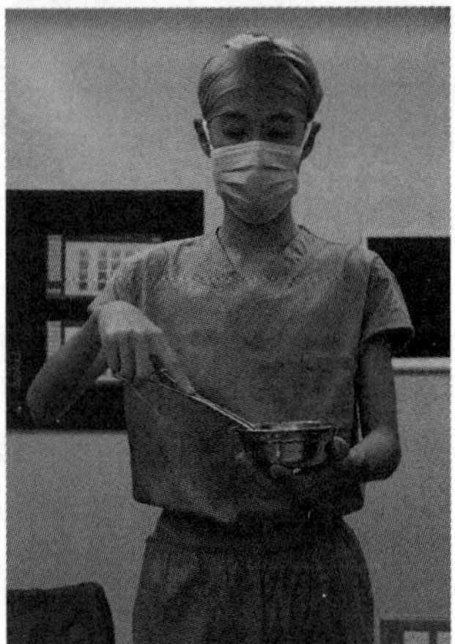

图 3-9　消毒

毒应有 1/3 左右的区域重叠，避免留下空白区。

3. 铺单方法 患者手术区皮肤消毒完毕，开始铺无菌巾。铺无菌巾的目的在于遮盖手术区以外的其他部位，以减少手术中的污染。器械护士将 4 块小单，按 1/4 折叠后逐一递给铺单者。铺单顺序为：切口下方、对侧、切口上方，最后铺同侧。器械护士协助第一助手铺中单，铺大单时洞口对准手术区，大单头部的标记应位于手术切口的上方。大单头端应该盖住麻醉架，两侧和尾端应下垂超过手术台边 30 cm(图 3-10 至图 3-13)。

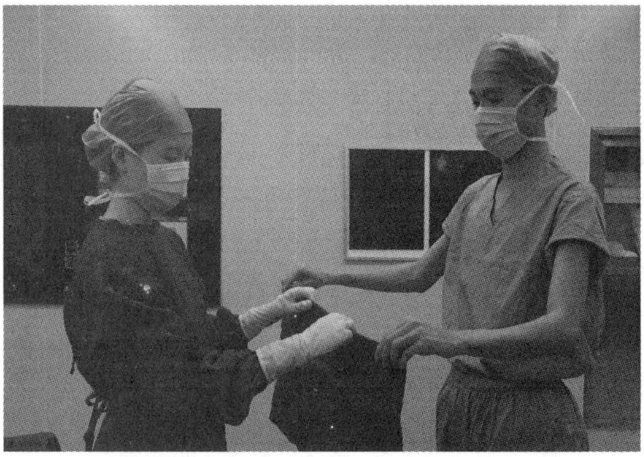

图 3-10 递单

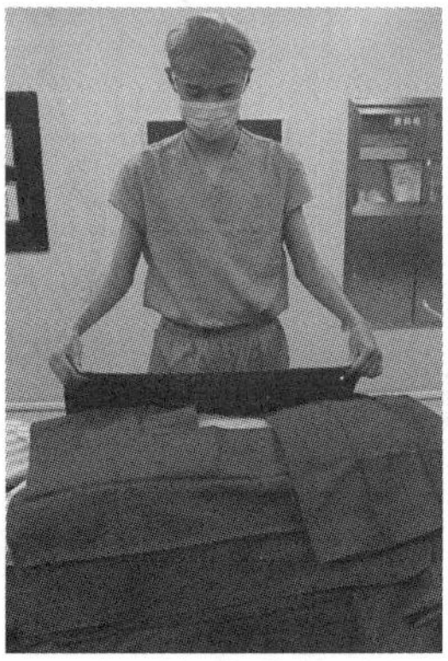

图 3-11 铺单

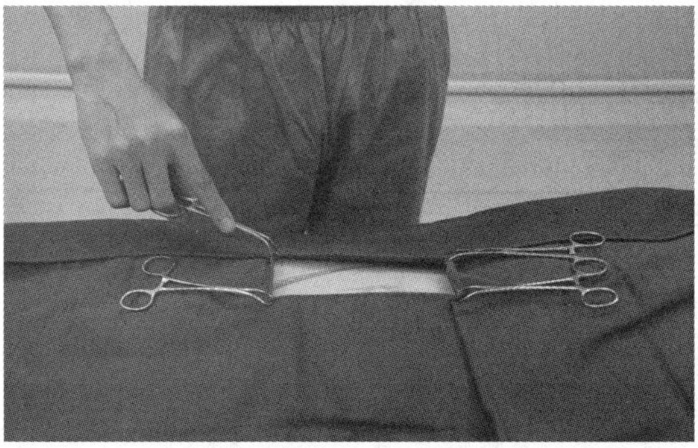

图 3-12 固定小单

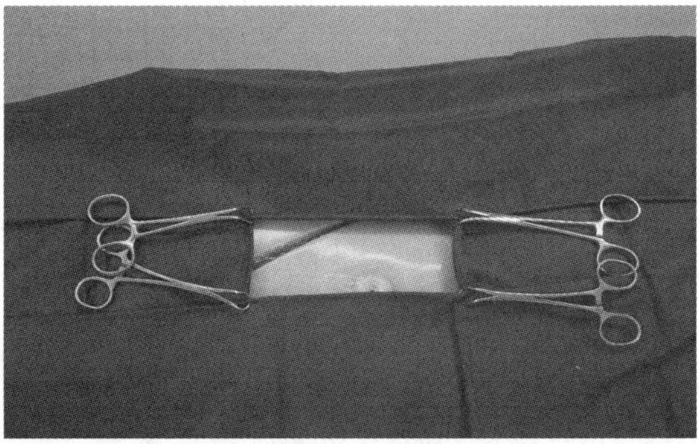

图 3-13 小单固定完毕

【注意事项】

(1) 面部、口唇和会阴部黏膜、阴囊等处，不能耐受碘酊的刺激，宜用刺激性小的消毒液来代替。

(2) 涂擦各种消毒剂时，应稍用力，以便增加消毒剂渗透力。涂擦消毒剂后，均须稍等片刻，使药物向皮肤深层渗透，以发挥其灭菌效果。

(3) 若患者对某一种消毒剂过敏时，应更换另一种消毒剂。碘酊应用酒精擦干净。这样既有利于发挥碘酊的灭菌效果，又避免其对皮肤的刺激作用。

(4) 消毒时，要避免来回反复涂擦。

(5) 已接触消毒范围边缘或污染部位的消毒纱布，不能再返擦清洁处。

(6) 消毒范围要包括手术切口周围 15 cm 的区域，如有延长切口的可能，则应扩大消毒范围。

(7) 消毒腹部皮肤时，先在脐窝中滴数滴消毒剂，待皮肤消毒完毕后再擦净。

(8) 消毒棉球或纱布勿蘸过多消毒剂，以免流散到其他地方而烧伤皮肤。脱碘必须干净。

(9) 消毒者双手勿与患者皮肤或其他未消毒物品接触，消毒用钳不可放回手术器械桌。

(10) 铺单者与器械护士的手不能相碰，手术单应在距皮肤 10 cm 以上高度放下，且放下的手术单不能移动，若手术巾的位置不正确，只能由手术区向外移动，而不能由外向内移动。如果手术单铺的位置靠外，则需要用新手术单重新铺巾。

(11) 小单的反折部靠近皮肤。

(12) 铺单时双手只能接触手术单的边角部。

(13) 布单一旦铺下后，就不许再移动，用巾钳夹住交角。如位置确需调整，只能由内向外移，而不能由外向内移，否则应取走该单并重新取单铺上。

(14) 剖腹单应盖过麻醉架，两侧和尾端应下垂超过手术床台边 30 cm。

(15) 若布单一旦被浸湿，则失去消毒隔离作用，应加盖无菌巾。

(16) 无菌巾、无菌单不可与周围的人与物品接触。一旦污染应立即更换。

(17) 固定最外一层无菌单或固定吸引器、电刀线等不得用巾钳，以防钳子移动造成污染，可用组织钳等固定。

评分标准

消毒铺单评分标准

临床案例：患者，男，40 岁，转移性右下腹痛伴恶心、呕吐 6 h，诊断为急性阑尾炎，准备经麦氏切口行阑尾切除术。患者进入手术室前已进行脐部清洁，现已麻醉，平卧于手术台上

要求：作为住院医师，请为患者进行消毒铺单

项目	评分细则		分值	得分	备注
操作前准备	1. 患者准备	(1) 核对患者信息	5		
		(2) 解释操作目的及必要性，告知注意事项	5		
		(3) 协助患者取合适体位	5		
		(4) 暴露手术野皮肤：上自乳头连线水平、下至大腿中段，两侧至腋后线	5		
	2. 操作者准备	戴帽子、口罩，外科洗手、手臂消毒	5		
	3. 物品准备	消毒碗、卵圆钳、碘伏纱布或棉球、巾钳 4 把	5		
具体操作流程	1. 用卵圆钳取适量消毒纱布于消毒碗内		5		
	2. 术者一手端消毒碗，另一手持卵圆钳，站于患者右侧		5		
	3. 以切口为中心，自上而下、由内及外消毒皮肤		5		
	4. 在消毒过程中，一直保持卵圆钳前端低于握持端		5		

续表

项　目	评分细则	分值	得分	备注
具体操作流程	5. 用消毒剂消毒3遍,每遍均不超过前1遍范围	5		
	6. 消毒范围上自乳头水平,下至大腿中、上1/3交界处,右侧至腋后线,左侧至腋前线	5		
	7. 每次涂擦过程都不留空白,如果有空白区域则需要更换消毒棉球补充消毒	5		
	8. 先铺4块小单,部分反折,铺在切口四周,反折部朝下并靠近切口。铺巾后手术野皮肤暴露范围不宜过于宽大	5		
	9. 先铺会阴侧、对面、头侧,最后铺术者侧	5		
	10. 用4把巾钳固定,固定方法规范	5		
	11. 铺中单:在切口上下方各铺1块中单	5		
	12. 铺大单:铺大单时先将大单洞口对准切口,然后将大单头端盖过麻醉架,两侧和尾端下垂超过手术台边30 cm	5		
人文关怀	操作过程中动作轻柔,能够做到有效沟通,充分体现人文关怀	5		
	专心的倾听者□　仔细的观察者□ 敏锐的交谈者□　温柔的操作者□ 在符合条件的框内打钩,符合4项为A档,3项为B档,2项为C档,1项及以下为D档	评价档次	A□　C□	B□　D□
综合评价	无菌观念强,操作熟练,全过程中若有任何步骤违反无菌操作原则,一处扣5分	5		
	教师对此次测评满意程度: 非常满意:A　满意:B　一般:C　不满意:D	评价档次	A□　C□	B□　D□
总分		100		

(齐鲁医药学院　苏　丽)
(新泰市人民医院　高传强)
(桓台县人民医院　母长剑)

第四章　外科手术基本操作

一、切开

临床案例

患者，女，25 岁，发现背部脂肪瘤 2 年，拟行手术切除。患者俯卧在手术台上，已经完成手术区域皮肤消毒。

【目的】

暴露组织、清除病变组织和脓液，是外科手术的基本步骤。

【操作前准备】

(1) 核对患者信息，病变部位和拟定的手术方式、手术切口，使手术切口与病变部位及手术方式一致。

(2) 较为复杂的切口可在消毒铺单前用标记笔或龙胆紫溶液标记。

(3) 患者手术区域消毒铺单。

(4) 手术人员进行无菌准备。

(5) 切开前用酒精将手术区域再次消毒或用无菌薄膜覆盖手术区域后切开。

(6) 物品准备：切开使用的手术器械主要是手术刀，手术刀由刀片和刀柄两部分组成。刀片分为圆刀、尖刀两种类型，有大、中、小三种规格。

【切口选择】

(1) 方便手术区域暴露。

(2) 减少组织损伤，尤其要避开主要的血管和神经。

(3) 切口大小根据手术要求选择。

(4) 切口方向要尽可能和皮肤切口一致，尽量做到术后瘢痕不影响患者的功能和外观。

【执刀方式】

常用的执刀方式主要有以下四种。

1. 执弓式　常用的执刀方式，依靠腕部的力量进行。用于较长的皮肤切口及腹直肌前鞘的切开等(图 4-1)。

2. 执笔式　动作的主要用力在指部，为短距离精细操作，常用于解剖血管、神经、腹膜切开和短小切口等(图 4-2)。

3. 抓持式　握持刀比较稳定，切割范围较广。常用于用力较大的切开，如截肢、肌腱切

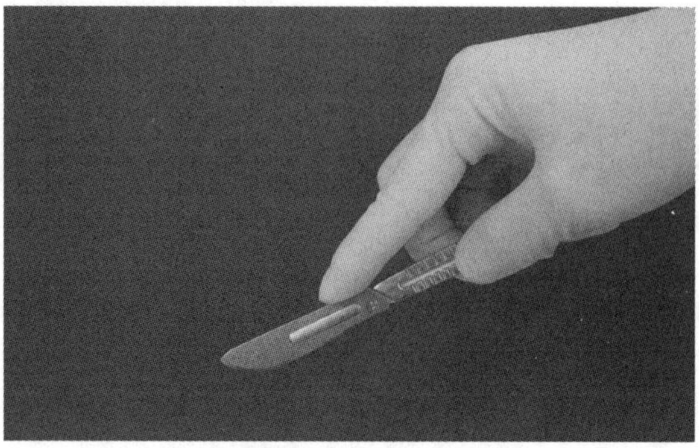

图 4-1　执弓式

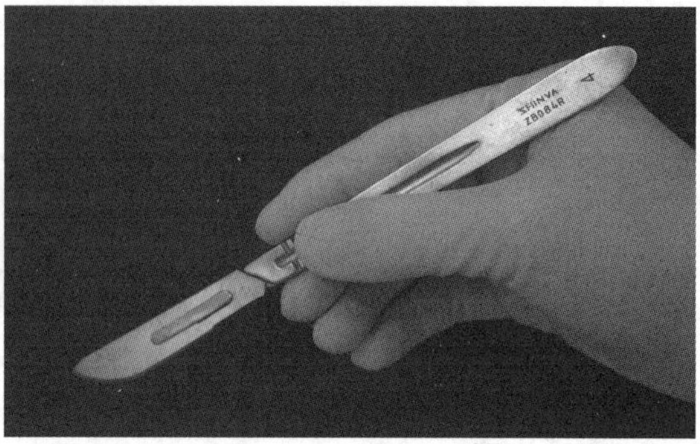

图 4-2　执笔式

开，较长的皮肤切口等(图 4-3)。

4. 反挑式　全靠在指端用力挑开，多用于脓肿切开，以防损伤深层组织(图 4-4)。

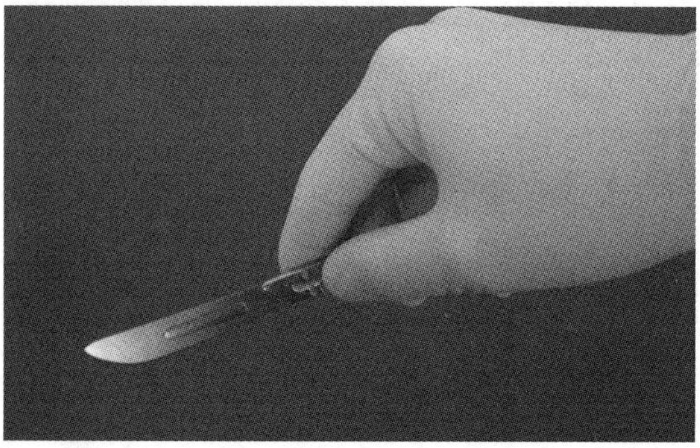

图 4-3　抓持式

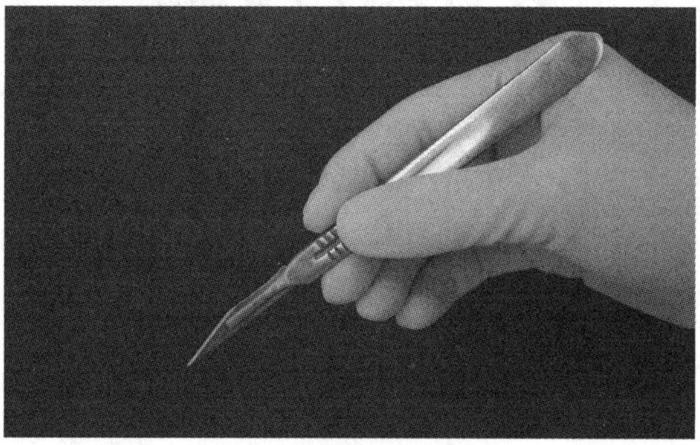

图 4-4　反挑式

【操作步骤】

1. 皮肤切开

(1) 术者用左手拇指和示指分开绷紧固定切口两侧皮肤。如切口较大，可由主刀和助手用手掌边缘或纱布垫压迫切口两侧皮肤使之绷紧。

(2) 刀刃要和皮肤垂直，否则会形成斜行创口，不便于缝合而影响创口愈合。

(3) 切开时应力求一次切开全层皮肤，皮下组织可同时切开。

(4) 垂直出刀(图 4-5)。

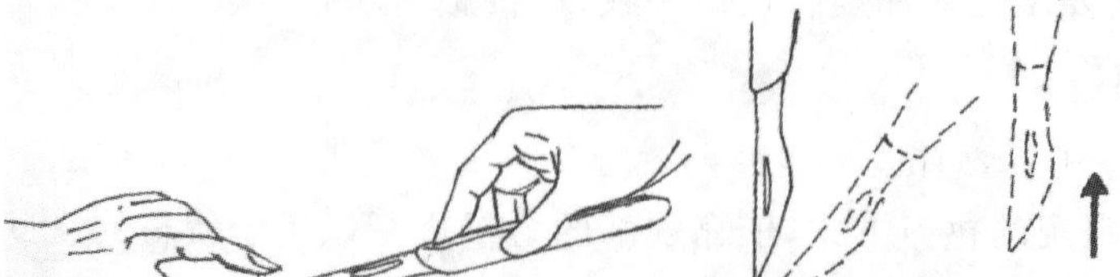

图 4-5　垂直进刀、水平走刀、垂直出刀

2. 腹膜切开

(1) 术者与助手用手术钳交替提起腹膜后,用刀柄或手指检查,确保无其他组织。

(2) 在两钳之间先切小口然后再扩大。

3. 脓肿切开

1) 浅部脓肿切开引流

(1) 用尖刃刀先将脓肿切开一小口,再将刀翻转,使刀刃朝上,由里向外挑开脓肿壁,排出脓液。

(2) 用手指或血管钳伸入脓腔,探查脓腔大小,并分开脓腔间隔。根据脓肿大小,在血管钳引导下,向两端延长切口,达到脓腔边缘,将脓肿完全切开。

(3) 如果脓肿较大,或因局部解剖关系,不宜做大切口者,可以做对口引流,使引流通畅。

(4) 用血管钳将凡士林纱布条一直送到脓腔底部,另一端留在脓腔外,垫放干纱布包扎。

2) 深部脓肿切开引流

(1) 先行穿刺抽吸,找到脓腔后留针切开。

(2) 切开皮肤、皮下组织后,顺针头方向,用血管钳钝性分离肌层直到脓腔,充分打开脓腔并以手指伸入探查。

(3) 手术后置入干纱布条一直送到脓腔底部,另一端留在体外,或用有侧孔的橡皮引流管引流。

【常见手术切口的选择】

1. 腹部正中切口 适用于剖腹探查术、脾切除术、胃肠手术、耻骨上前列腺切除术以及子宫、卵巢、输卵管手术等。

2. 旁正中切口 适用于胰十二指肠切除术、胆囊手术等。

3. 肋缘下切口 适用于肝脏、胆囊、胆总管手术等。

4. 腹直肌切口 适用于胆总管手术、左半结肠切除术及右半结肠切除术等。

5. 甲状腺切口 适用于甲状腺腺瘤、甲状腺功能亢进症等手术。

6. 麦氏切口 适用于阑尾切除术。

7. 髋关节外侧切口 适用于全髋、半髋手术。

8. 股骨外侧、股骨下段后外侧纵行切口 适用于股骨干骨折、股骨颈骨折等手术。

9. 胫骨内侧切口 适用于胫骨干骨折的手术。

10. 开颅手术切口 适用于颅脑外伤、颅脑肿瘤的手术。

11. 胸后外侧切口 适用于肺叶切除术、食管癌根治术等手术。

12. 腰部斜切口 适用于肾盂切开取石、输尿管切开取石术等手术。

评分标准

切开评分标准

临床案例：患者，女，25 岁，发现背部脂肪瘤 2 年，拟行手术切除。患者俯卧在手术台上，已经完成手术区域皮肤消毒

要求：作为住院医师，请为患者行切开的操作

项　　目	评 分 细 则		分值	得分	备注
操作前准备	1. 患者准备	(1) 核对患者信息	5		
		(2) 解释操作目的及必要性，告知注意事项，并签署手术知情同意书	5		
	2. 操作准备	戴帽子、口罩，外科刷手	5		
	3. 物品准备	无菌手术刀片、刀柄	5		
具体操作流程	1. 戴无菌手套		5		
	2. 患者手术区域麻醉		5		
	3. 手术部位消毒、铺巾		5		
	4. 皮肤切口的选择原则：显露好、损伤小、操作简单、不影响功能、术后瘢痕小，不影响美观		10		
	5. 正确安装刀片		5		
	6. 用拇指和示指固定切口两侧皮肤		5		
	7. 将皮肤切开，手执刀方法正确		5		
	8. 手术切开手法正确，能够做到垂直进刀、水平走刀、垂直出刀		10		
	9. 切口长度适中		5		
	10. 切口整齐、深度均匀		5		
操作后处理	1. 将垃圾置入医用垃圾袋内进行处理		5		
	2. 操作后询问患者有无不适情况，并告知患者注意事项		5		
人文关怀	操作过程中动作轻柔，能够做到有效沟通，充分体现人文关怀		5		
	专心的倾听者□　仔细的观察者□ 敏锐的交谈者□　温柔的操作者□ 在符合条件的框内打钩，符合 4 项为 A 档，3 项为 B 档，2 项为 C 档，1 项及以下为 D 档		评价档次	A□ C□	B□ D□
综合评价	无菌观念强，操作熟练、流畅		5		
	教师对此次测评满意程度： 非常满意：A　满意：B　一般：C　不满意：D		评价档次	A□ C□	B□ D□
总分			100		

二、分离

【目的】

（1）显露手术区解剖。

（2）切除病变组织、器官。

【操作步骤】

分为锐性分离和钝性分离两种，临床上常常两种结合使用。

（1）锐性分离：用锐利器械（一般用刀或剪）进行的解剖分离，必须在直视下进行，动作要准确、精细。用刀时，刀刃宜利，采用执笔式的执刀法，利用手指的伸缩动作（不是手腕或上肢动作）进行切割，刀刃沿组织间隙做垂直的短距离切开；用剪时，可将锐性分离和钝性分离结合使用，剪刀闭合用尖端伸入组织间隙内，不宜过深，然后张开剪柄分离组织，仔细辨清，无重要组织时予以剪开。在解剖过程中遇有较大血管时应用血管钳夹住或结扎后再切断。锐性分离常用于致密组织（如腱膜、鞘膜和瘢痕组织等）的分离。

（2）钝性分离：常用血管钳、闭合的解剖剪、刀柄、手指以及特殊用途的剥离器（如骨膜剥离器、脑膜剥离器）等进行分离。多用于疏松组织如正常组织间隙、较疏松的粘连、良性肿瘤或囊肿包膜外间隙等的解剖，因常无重要血管神经等组织结构，有时可在非直视下进行。钝性分离时要以适当的力量轻轻地逐步推开周围组织，决不应粗暴地勉强分离，否则会引起重要组织结构的损伤或撕裂，造成不良后果。

（3）随着现代技术的发展，临床上出现了许多新的分离器械，如电刀、氩气刀、激光刀、微波刀等，均可归于以上范畴。

【注意事项】

（1）术者应熟悉解剖及病变性质。锐性分离和钝性分离应根据情况结合使用，在进行解剖剥离时，须弄清左右前后及周围关系，以防发生意外。在未辨清组织之前，不要轻易剪割或钳夹，以免损伤重要组织和器官。

（2）手术操作要轻柔、细致、准确，使某些疏松的粘连自然分离，显出解剖间隙。对于炎症等原因使正常解剖界限不清楚时更要注意。

（3）尽量按照正常组织间隙进行，手法轻柔，减少出血和组织器官的损伤。

三、止血

【目的】

处理出血，防止术后出血的发生。

【操作步骤】

1. 压迫止血法　压迫止血法是手术中最常用的止血方法。其原理是以一定的压力使血管破口缩小或闭合，继之由于血流减慢，血小板、纤维蛋白、红细胞可迅速形成血栓，使出血停止。压迫止血时可用一般纱布压迫或采用 40～50 ℃的温热盐水纱布压迫止血，加压须有足够的时间，一般须 5 min 左右再轻轻取出纱布，必要时重复 2～3 次。压迫止血还可用纱布填塞压迫法，因其可能酿成再出血及引起感染，故一般不作为理想的止血手段，但是对于广泛渗血，如果现有办法用尽仍未奏效，在不得已的情况下，可采用填塞压迫止血以保证生命安全。方法是采用无菌干纱布或绷带填塞压迫，填塞处勿留死腔，要保持适当的压力，填塞时纱布数及连接一定要绝对、准确且可靠，填塞时要做到有序折叠。填塞物一般于手术后 2～5 天逐步松动再取出，并且做好处理再次出血的一切准备。

2. 结扎止血法 有单纯结扎和缝合结扎两种方法。

(1) 单纯结扎法经常使用，在手术操作过程中，对可能出血的部位或已见的出血点，首先进行钳夹，钳夹出血点时要求准确，最好一次成功，结扎线的粗细要根据钳夹的组织多少以及血管粗细进行选择，血管粗时应单独游离结扎。结扎时上血管钳的钳尖一定要旋转提出，结扎线要将所需结扎组织完全套住，在收紧第一结时将提的血管钳放下逐渐慢慢松开，第一结完全扎紧时再松钳移去。特别值得一提的是，血管钳不能松开过快，这样会导致结扎部位的脱落或结扎不完全而酿成出血，更危险的是因结扎不准确导致术后出血。有时对于粗大的血管要双重结扎、重复结扎，同一血管两道线不能结扎在同一部位，须间隔一些距离，结扎时收线不宜过紧或过松，过紧易拉断线或切割血管导致出血，过松可引起结扎线松脱出血。

(2) 缝合结扎法即贯穿缝扎，主要是为了避免结扎线脱落，或因为单纯结扎有困难时使用，对于重要的血管一般应进行缝扎止血。

3. 电凝止血法 电凝止血即用电灼器止血，现常用的电灼器有高频电刀、氩气电刀。就其止血的方式有单极电凝及双极电凝。在止血时，电灼器可直接电灼出血点，也可先用血管钳夹住出血点，再用电灼器接触止血钳，血管钳应准确地夹住出血点或血管处，夹住的组织越少越好，不可接触其他组织以防烧伤，通电 1～2 s 即可止血；也可用小的镊子或 Adison 镊（血管外科用的尖头镊子）直接夹住出血点电凝。

电凝止血适用于表浅的小的出血点止血，使用时要注意以下几点。

(1) 使用前要检查电灼器有无故障，连接是否正确，检查室内有无易燃化学物质。

(2) 电灼前用干纱布或吸引器将手术野蘸干净，电灼后残面不能用纱布擦拭，只能用纱布蘸吸，以防止血的焦痂脱落造成止血失败。

(3) 电灼器或导电的血管钳、血管镊不可接触其他组织，以防损伤。

(4) 应随时用刀片刮净导电物前端的血痂，以免影响止血效果。

4. 局部药物或生物制品止血法 在手术创面进行充分止血后仍有渗血时，可用局部止血法。常用的药物或生物制品有立止血、肾上腺素、凝血酶、明胶海绵、淀粉海绵等，可采用局部填塞、喷洒、局部注射等方法，如在手术部位注射加肾上腺素的盐水或用蘸有肾上腺素盐水的纱布压迫局部均可减少创面出血和止血，但应注意监测心脏情况，另外目前使用的一些医用生物胶进行局部喷洒亦有较好的止血作用。

5. 止血带止血 常应用于各种手术时（如矫形、截肢等）。其作用是阻断血流，为手术创造条件，有利于手术中精细地进行操作。常用方法有下列几种。

(1) 充气式气压止血带法：气压止血带类似于我们日常工作中所用的血压计袖带，是通过充气阻断血流的方式来工作的。可分为成人气压止血带、儿童气压止血带、上肢气压止血带和下肢气压止血带。成人上肢气压止血带所需充气压力为 0.4 kPa，下肢气压止血带所需充气压力为 0.8 kPa；儿童上肢气压止血带所需充气压力为 0.3 kPa，下肢气压止血带所需充气压力为 0.6 kPa。气压止血带可分成手动充气止血带和电动充气止血带，常用的为电动充气止血带。

(2) 橡皮止血带止血法:可用于上、下肢的止血。将橡皮止血带拉得松紧适当,绕肢体2~3周,橡皮止血带的末端紧压橡皮止血带的另一端。

(3) 橡皮筋止血法:可用于指根部的止血。用无菌手套袖口处的皮筋,剪取后放于75%的酒精内备用。于指根部垫2层纱布,用橡皮筋环状交叉于纱布上,然后用血管钳夹紧交叉处。注意血管钳不要夹得过紧,以免导致远端缺血坏死。

【注意事项】

(1) 使用止血带时位置要求:位于伤口的近端,上肢在上臂的上1/3处,下肢在大腿中上段,手指在指根部,在上止血带之前皮肤上要加衬垫,不可将止血带直接扎在皮肤上,以免造成皮肤损伤。

(2) 使用止血带时要松紧适宜,以远端出血停止、摸不到动脉搏动为准。止血带过松,达不到止血效果;止血带过紧,容易发生远端组织坏死。

(3) 使用止血带时间不能过长,通常1 h放松一次,一次使血流流通5~10 min。

四、打结

【意义】

打结是外科医生的基本功,是保证手术成功的关键。在手术过程中,止血、缝合均需要进行结扎,如果结打的不牢固,出现松动、滑脱,就会导致手术失败,带来很多并发症,甚至威胁到患者生命。熟练掌握打结方法,是保证手术成功的关键措施。

【物品准备】

缝线。

【操作方法】

1. 结的种类

(1) 方结:外科手术中主要的打结方式。其特点是第一个结和第二个结方向相反,着力均匀,不易滑脱,牢固可靠。常用于小血管和各种缝合时的结扎(图4-6)。

(2) 三重结:可用于较大血管的结扎(图4-7)。

(3) 外科结:主要用于大血管或张力较大切口缝合后的结扎(图4-8)。

以上三种是正确的结,还有两种错误的结,在学习打结时要避免。

(4) 滑结:尽管其结扣的构成类似方结,但是由于在打结拉线时用力不均,一紧一松甚或只拉紧一侧线头而用另外一侧线头打结,所以完成的结扣并非方结而是极易松脱的滑结,术中定要避免使用(图4-9)。

(5) 假结:由同一方向的两个单结组成,结扎后易于滑脱而不宜采用(图4-10)。

2. 打结方法

1) 方结打结方法

(1) 单手打结法:最常用的一种方法,打结速度快,左、右手皆可使用。

具体步骤:以右手打结为例。

a. 右手拇指、示指一起拿近端的线,左手拇指、示指拿远端的线,注意线头冲上,掌心冲

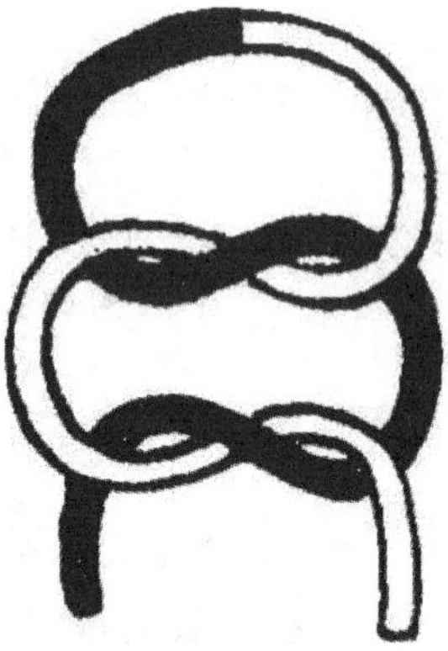

图 4-6　方结

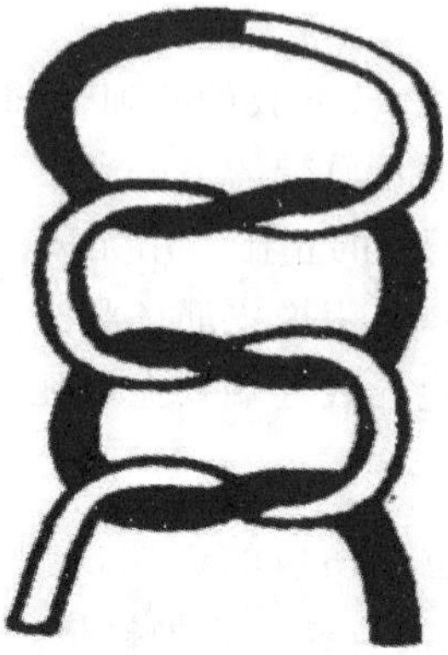

图 4-7　三重结

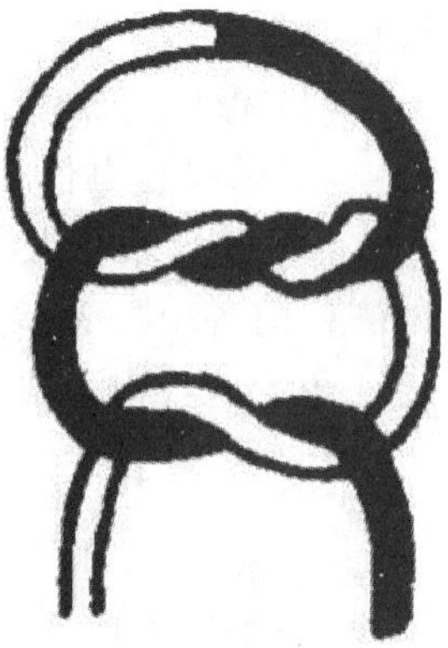

图 4-8　外科结

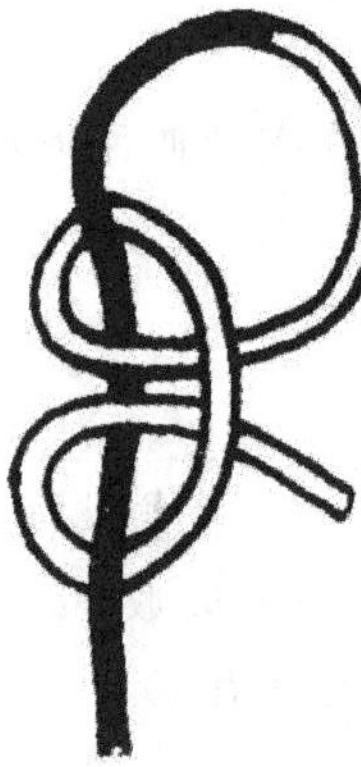

图 4-9　滑结

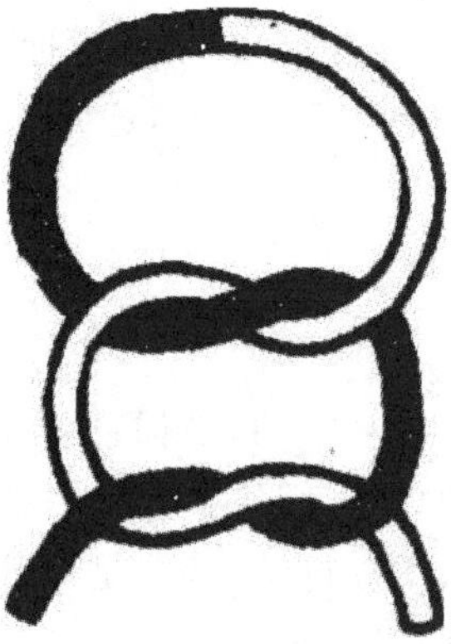

图 4-10　假结

下(图 4-11(a))。右手的线搭在右手其余三指掌面,左手的线方向相反也搭在右手其余三指掌面,两线形成一个交叉(图 4-11(b))。

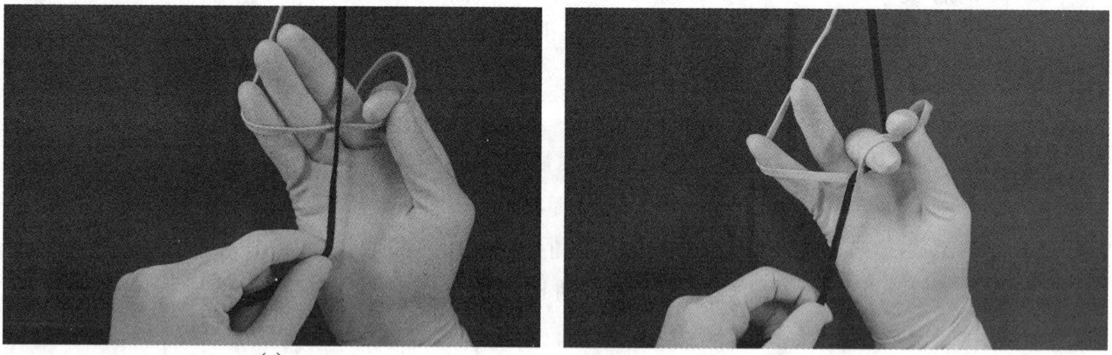

(a)　(b)

图 4-11　单手打方结 1

b. 用右手的中指隔着左手的线去勾右手的线(图 4-12(a)),并用右手的中指、无名指夹住右手的线,同时松开右手拇指与示指,这时右手在前、左手在后打出去,将线拉紧,第一结完成(图 4-12(b))。

c. 用拇指和中指拿线头,将右手的线搭在右手示指掌面,将左手的线搭在右手示指掌面

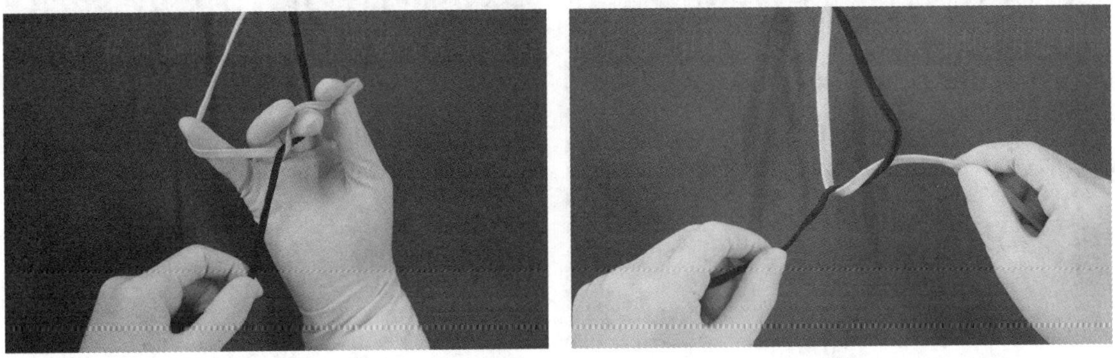

(a)　　(b)

图 4-12　单手打方结 2

(图 4-13(a)),尽量靠近示指远端指间关节,与右手的线形成一个交叉(图 4-13(b))。

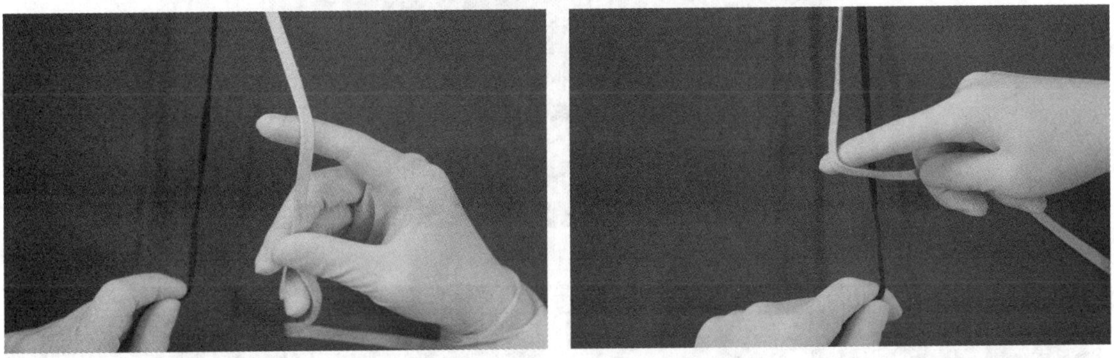

(a)　　(b)

图 4-13　单手打方结 3

d. 用右手的示指隔着左手的线去勾右手的线(图 4-14(a)),并从交叉下面经过(图 4-14(b)),右手拇指、示指一起拿右手线,左手在前,右手在后打出去,第二个结完成(图 4-14(c))。

e. 如拿线时右手拇指、示指一起拿远端的线,左手拇指、示指一起拿近端的线,必须用打第二结的方法完成第一结,用打第一结的方法完成第二结。

(2) 双手打结法:结扎可靠,主要用于深部打结或组织张力较大的缝合结扎,缺点是打结动作慢,需使用较长结扎线(图 4-15)。

(3) 器械打结法:用持针器打结,常用于体表小手术或线头短、用手打结有困难时,仅术者一人操作,方便易行,节省缝合线,在张力缝合时,为防止滑脱,可在第一结时连续缠绕两次形成外科结。具体操作步骤(以右手持器械为例)如下。

a. 右手拿持针器,左手提起术者一侧缝合线(图 4-16)。

b. 将持针器置于左手缝合线的前方,用线缠绕持针器一次(图 4-17(a)),同时用持针器夹持远端线的线头(图 4-17(b))。

c. 将持针器拉回,同时左手向前,将线拉紧,第一结完成(图 4-18)。

d. 松开持针器,将持针器放在左手缝合线的后方,用线缠绕持针器一次,同时用持针器

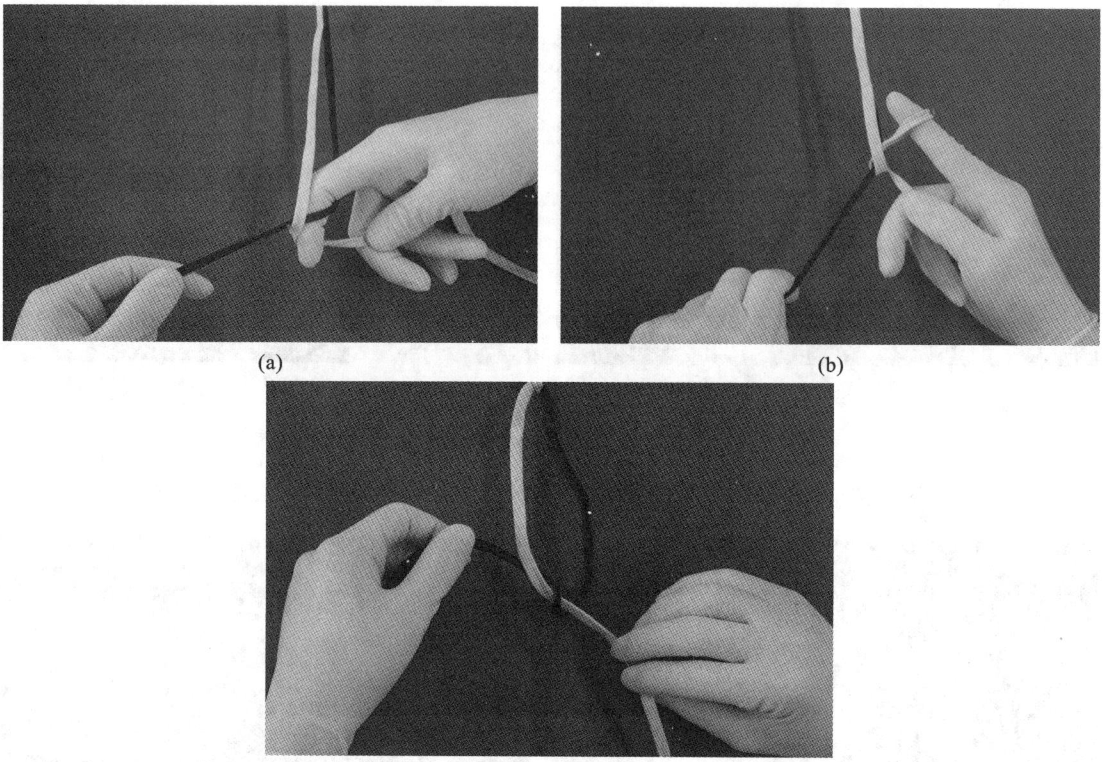

(a) (b) (c)

图 4-14　单手打方结 4

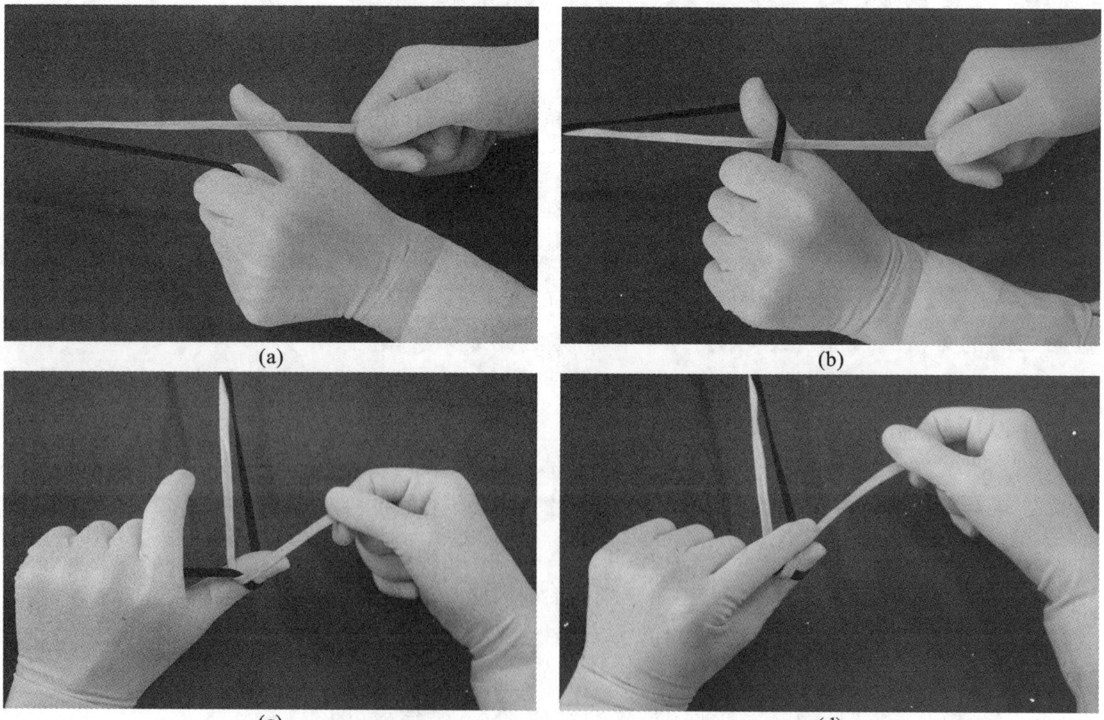

(a) (b) (c) (d)

图 4-15　双手打方结

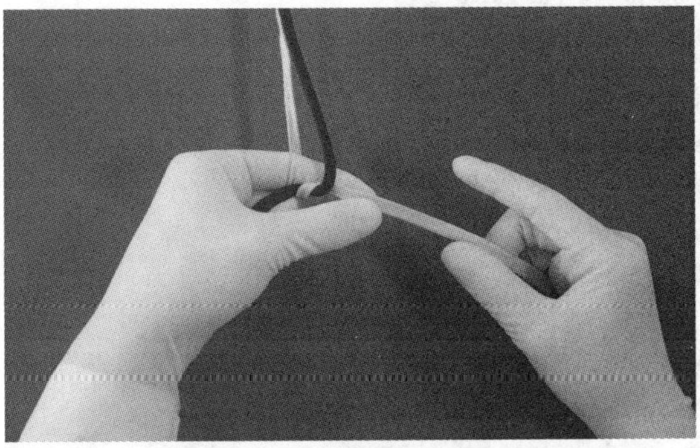
(e)

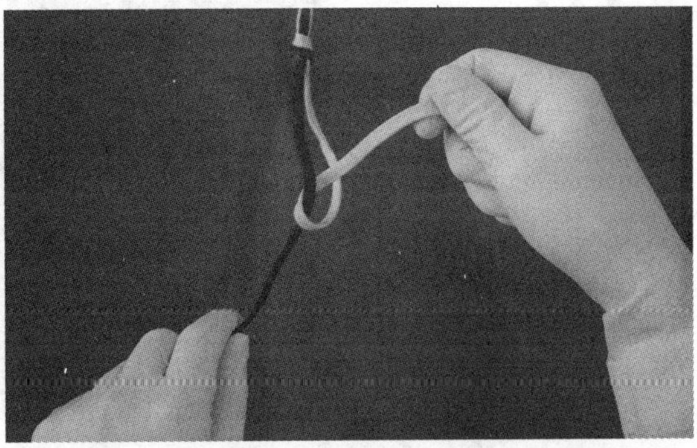
(f)

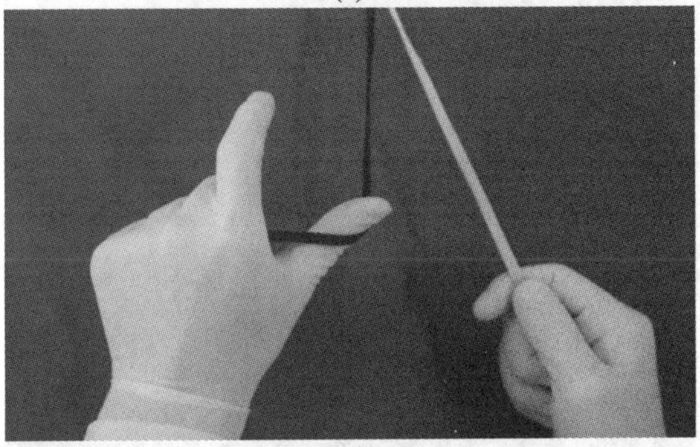
(g)

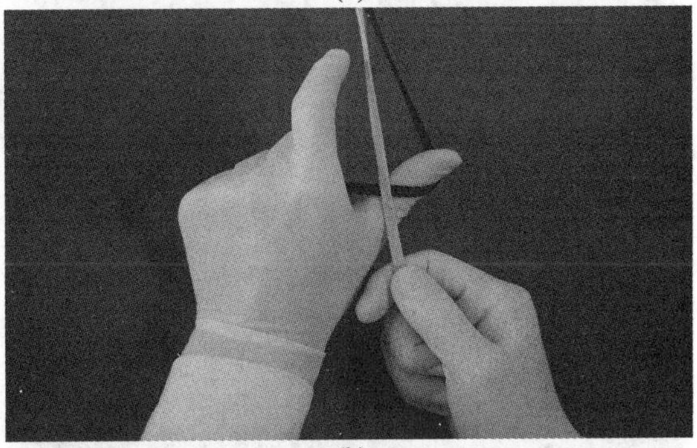
(h)

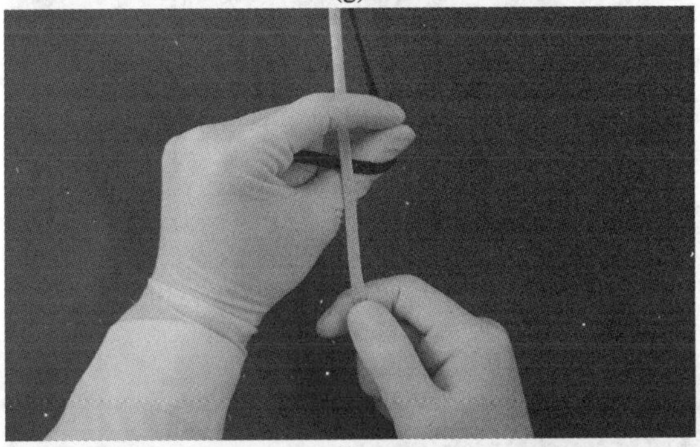
(i)

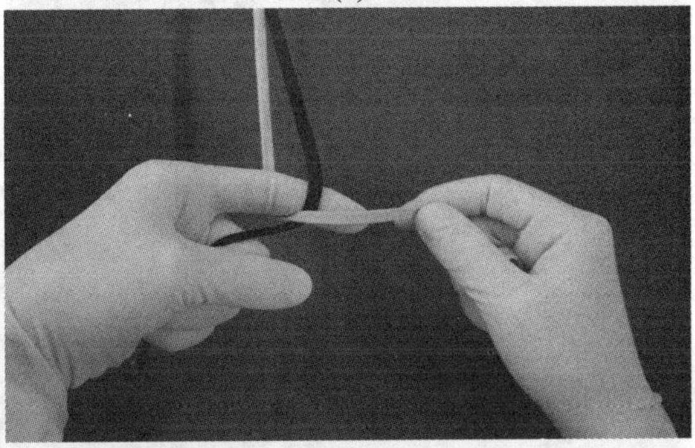
(j)

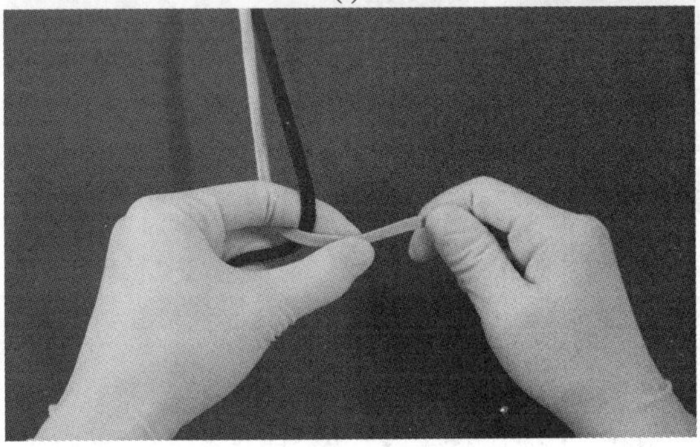
(k)

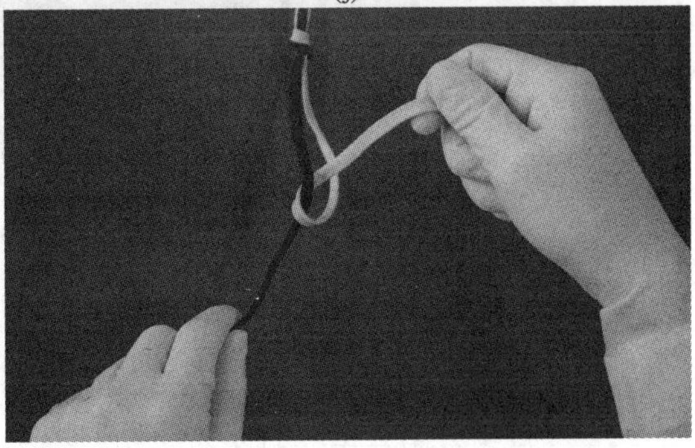
(l)

续图 4-15

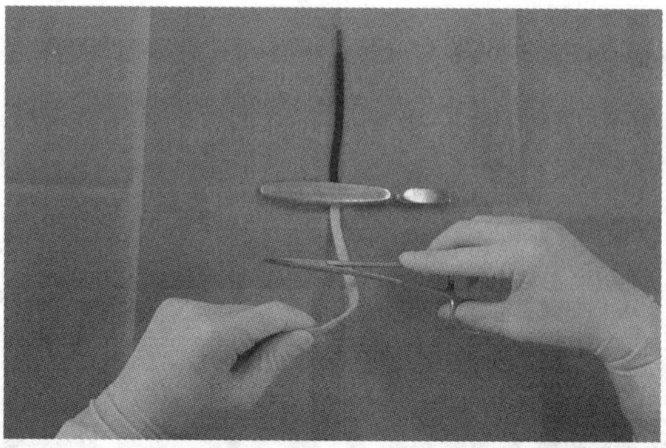

图 4-16　器械打结 1

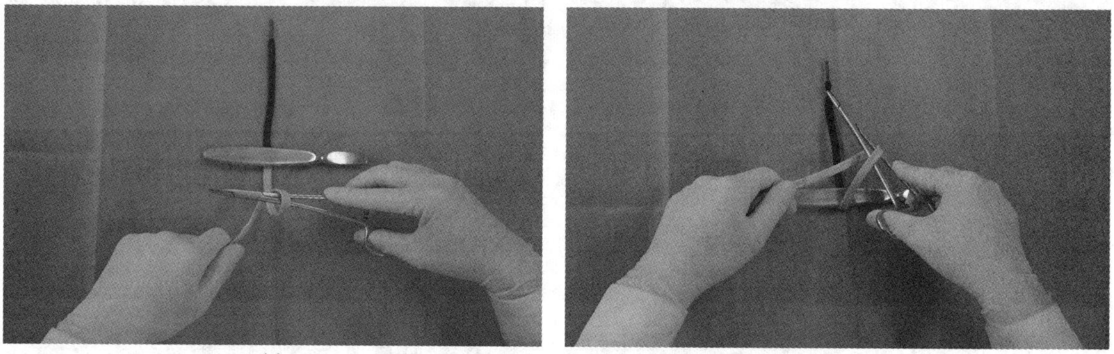

(a)　　(b)

图 4-17　器械打结 2

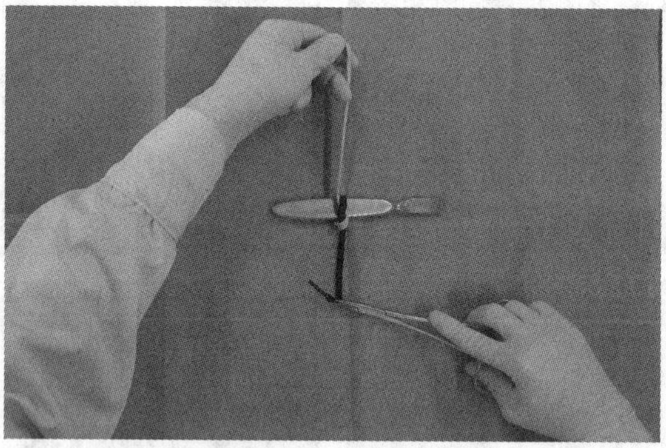

图 4-18　器械打结 3

夹持近端线的线头(图 4-19)。

e. 将持针器向前,同时左手向回拉,将线拉紧,第二结完成(图 4-19(d))。

2) 三重结打结方法　即在方结的基础上,再重复方结的第一步即可(图 4-20)。

3) 外科结打结方法　打第一个结时缠绕 2 次,第二个结仅缠绕 1 次(图 4-21)。

【注意事项】

(1) 无论用何种方法打结,相邻两个单结的方向不能相同,否则易做成假结或滑结而

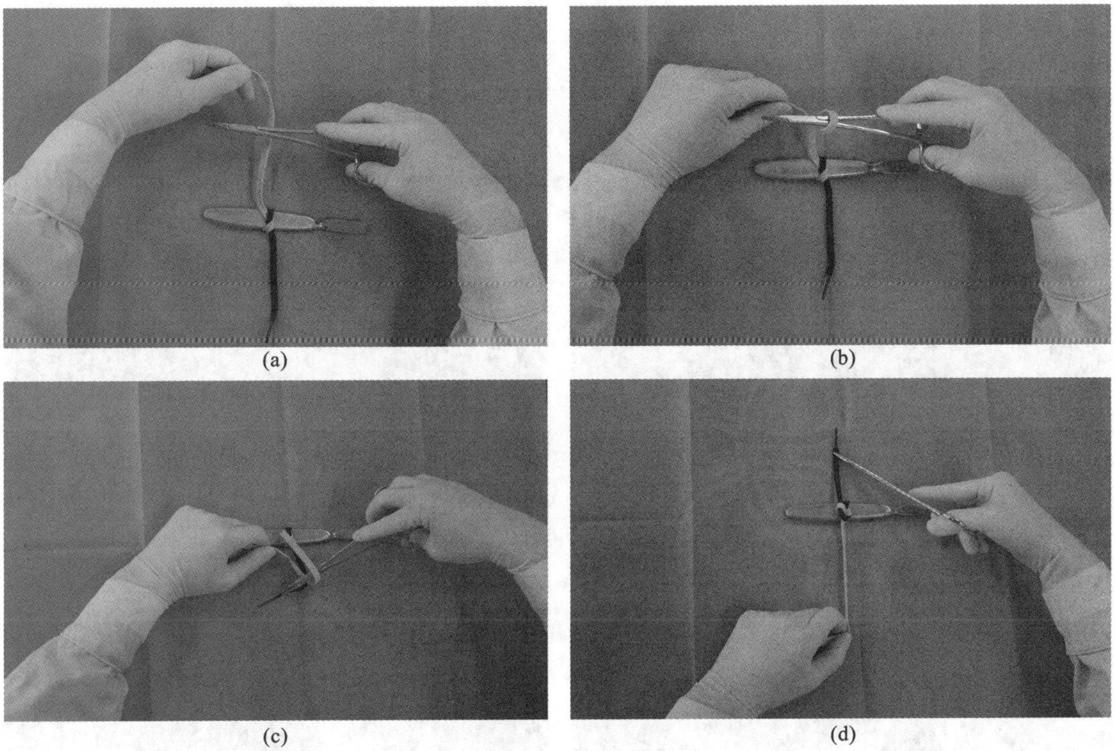

图 4-19　器械打结 4

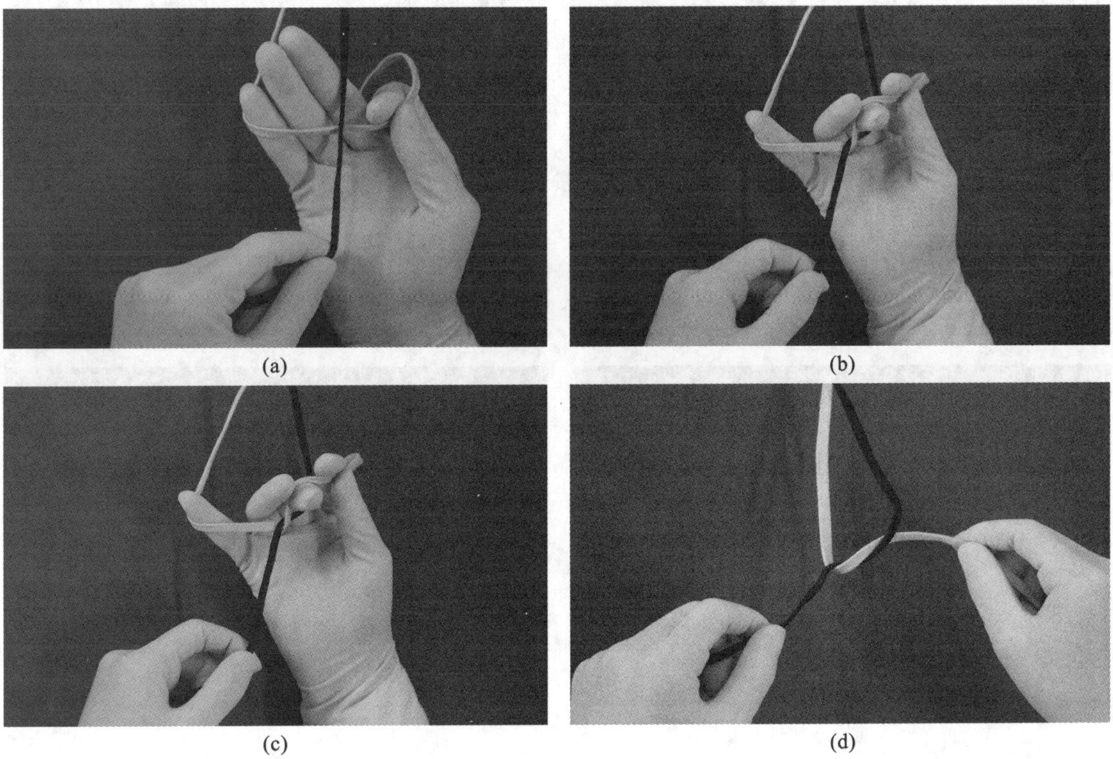

图 4-20　三重结

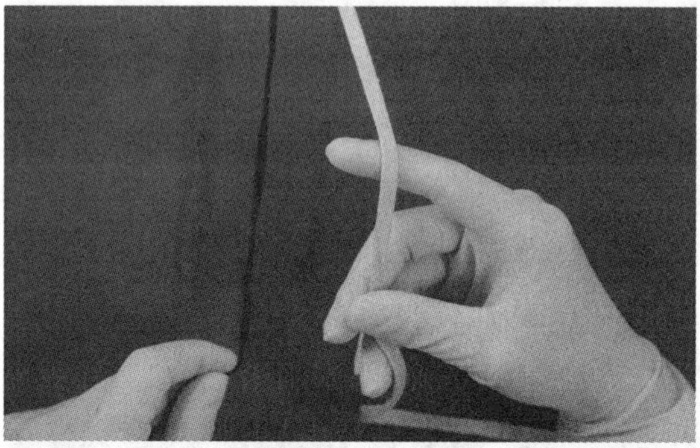
(e)

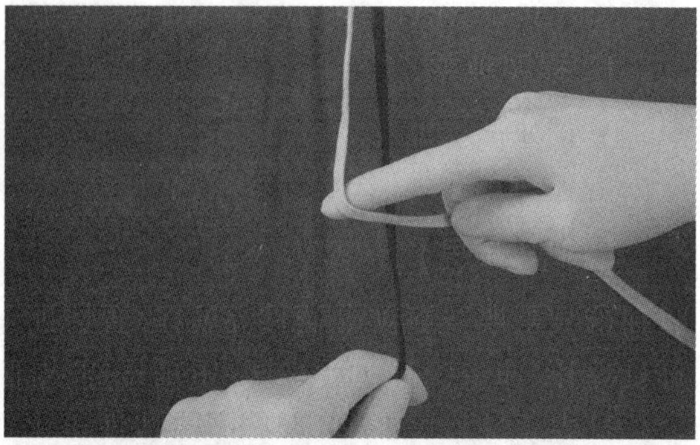
(f)

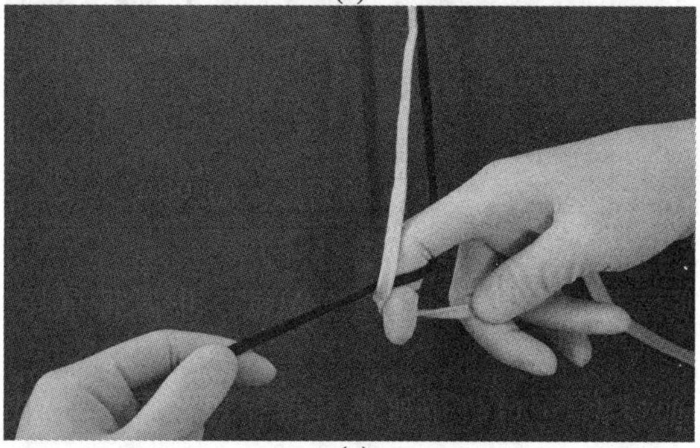
(g)

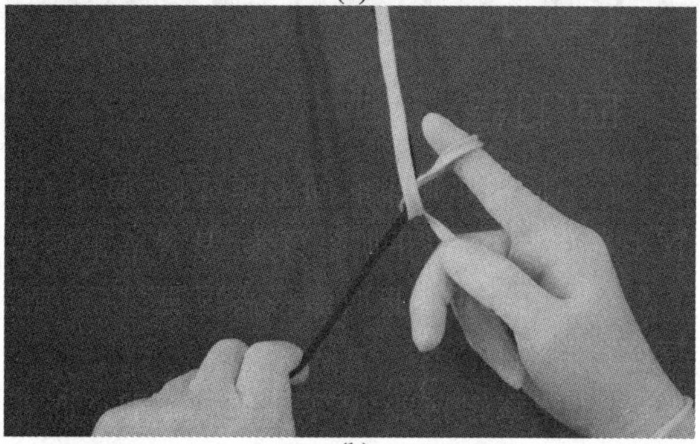
(h)

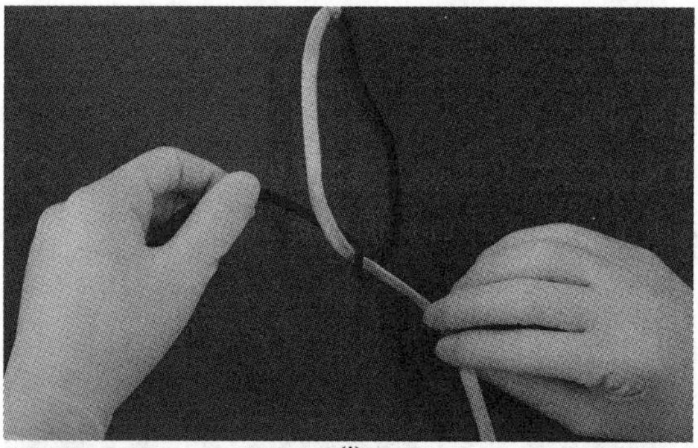
(i)

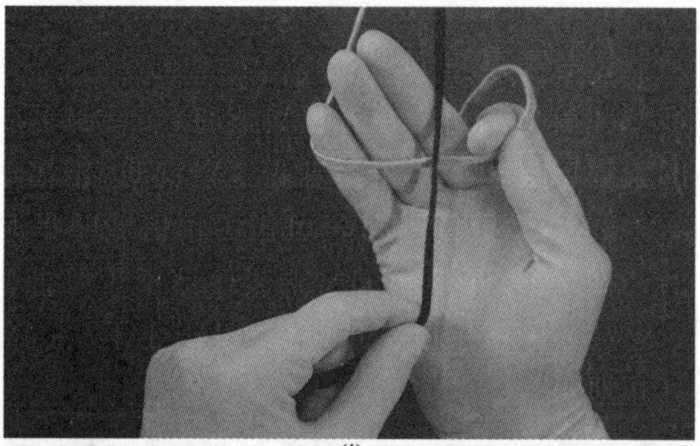
(j)

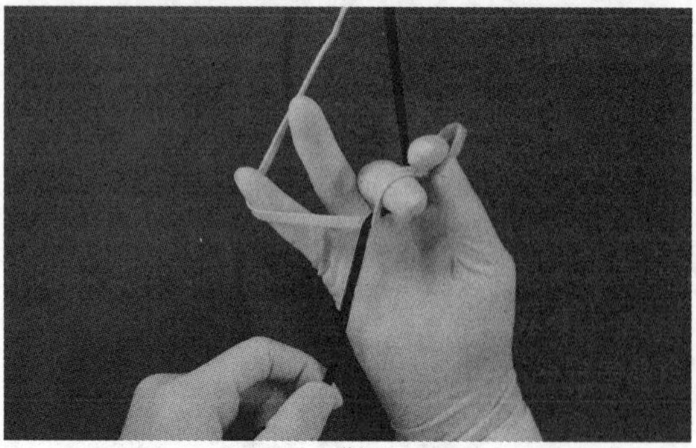
(k)

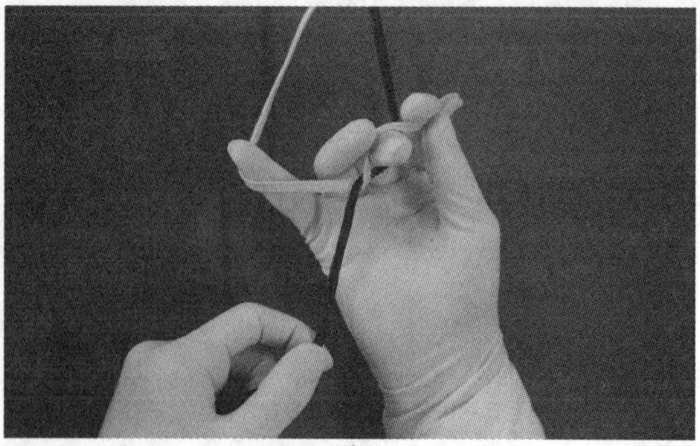
(l)

续图 4-20

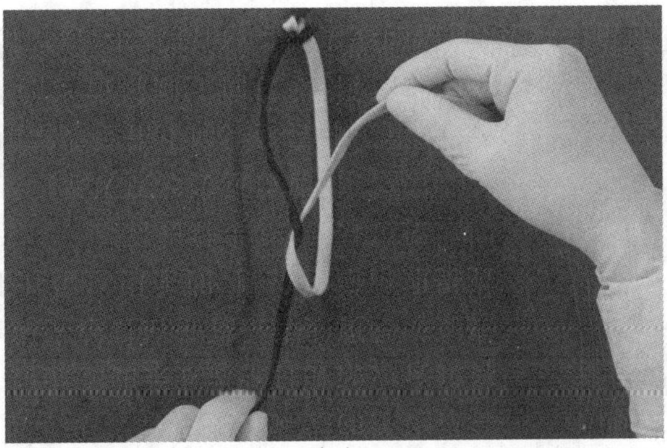

(m)

续图 4-20

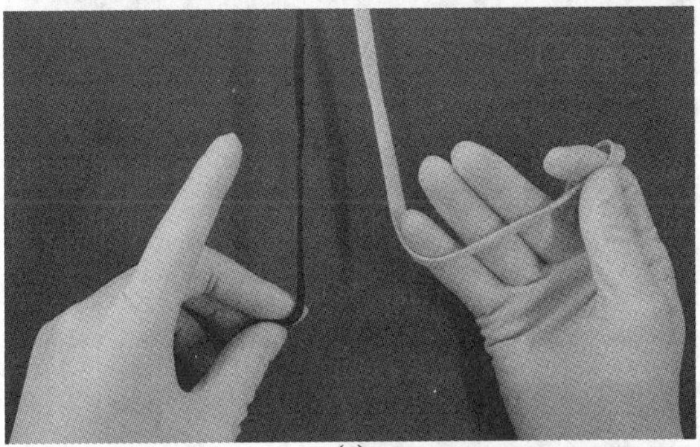

(a)

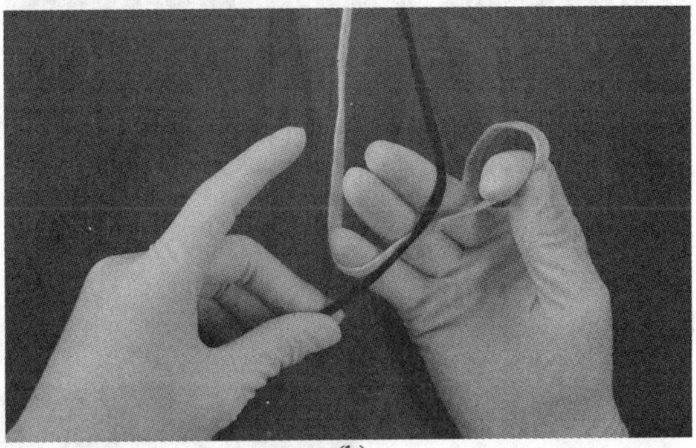

(b)

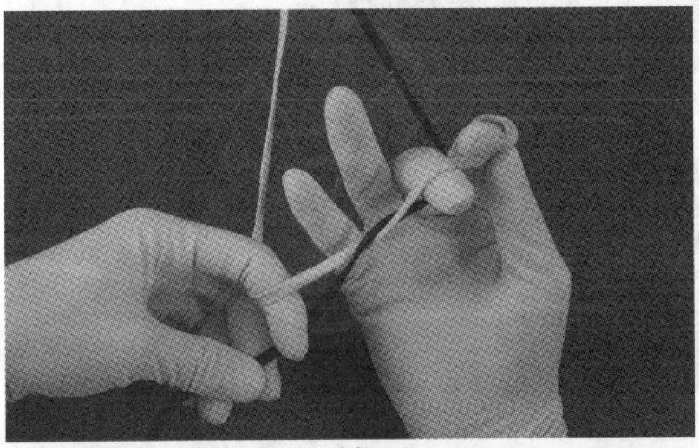

(c)

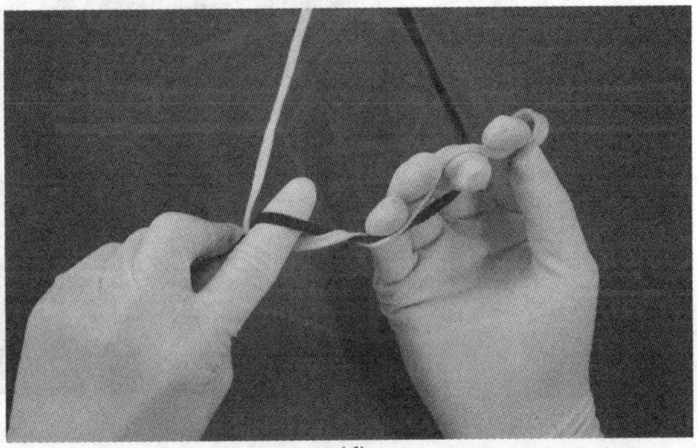

(d)

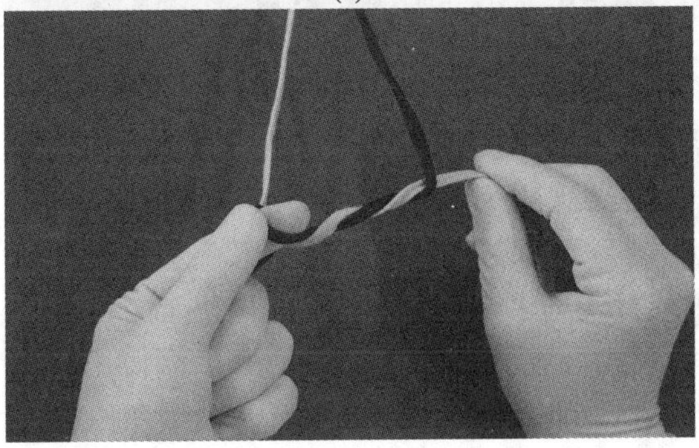

(e)

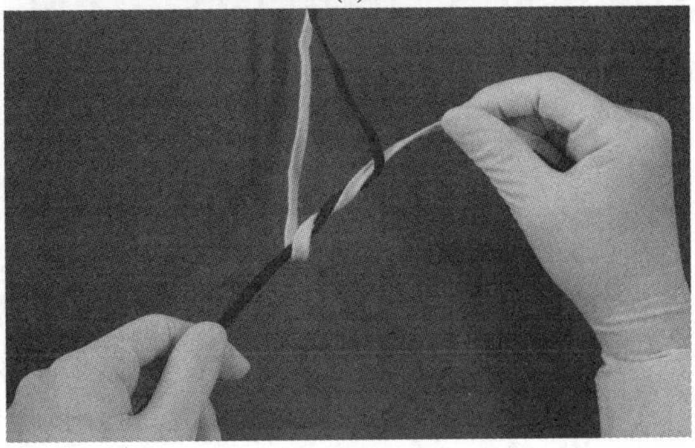

(f)

图 4-21　外科结

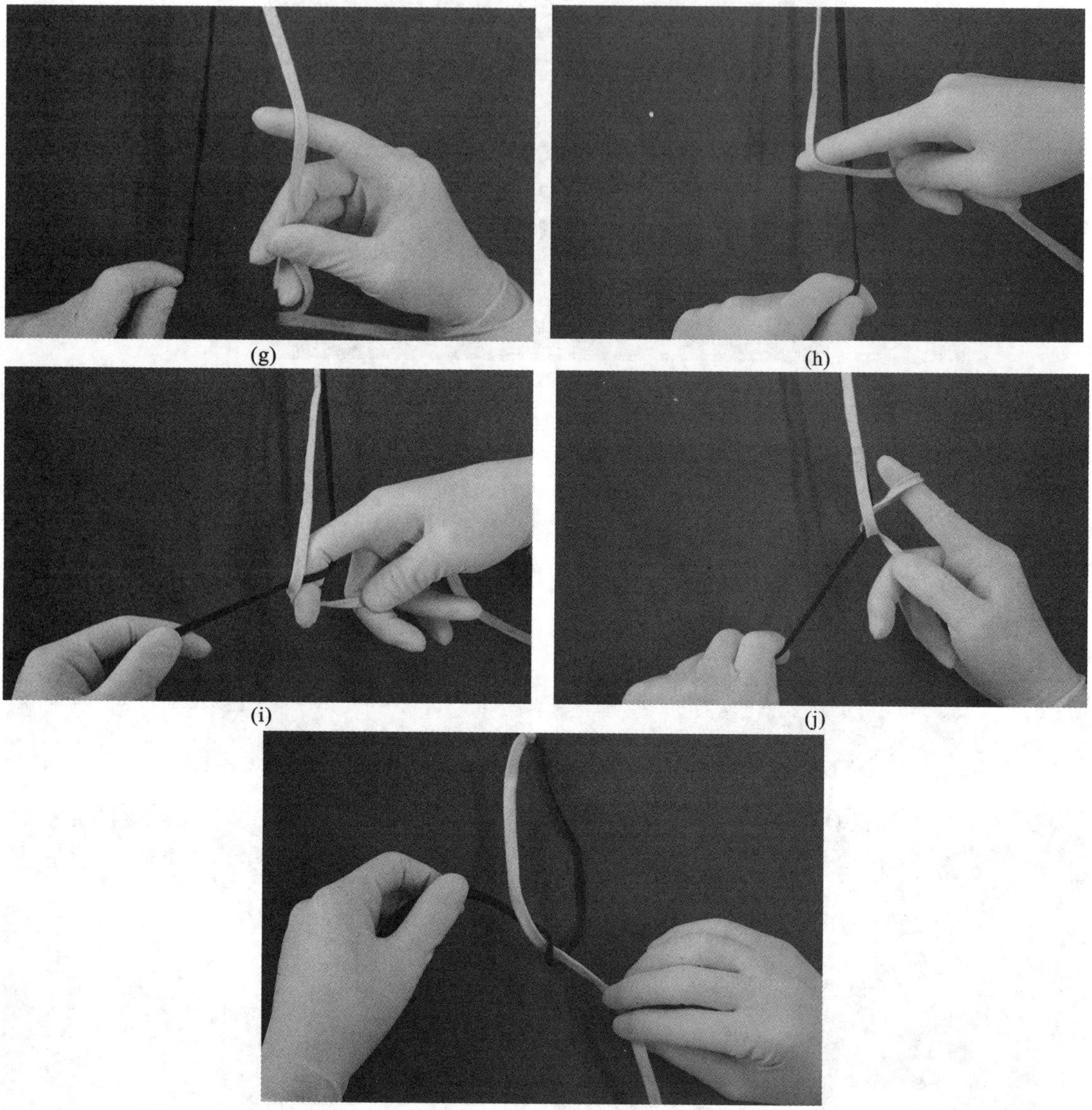

(g) (h) (i) (j) (k)

续图 4-21

滑脱。

(2) 打结收紧线时要求三点(即两手用力点与结扎点)成一条直线,两手的反方向力量相等,每一结均应放平后再拉紧,不能成角向上提拉,否则易使结扎点撕裂或线结松脱。

(3) 结扎时,两手的距离不宜离线结处太远,特别是深部打结时,最好用一手指按线结近处,徐徐拉紧,用力缓慢、均匀。用力过猛或突然用力,均易将线扯断或未扎紧而滑脱。

(4) 打第二结时,不要提拉第一结,否则易松脱或打成滑结。

(5) 遇张力较大的组织结扎时,可让助手用 1 把血管钳夹住第一结扣,待收紧第二结扣时再移开钳子。

(6) 打结时,要选择质量好的粗细合适的线。结扎前将线用盐水浸湿,因线湿后能增加线间的摩擦力，增加拉力。干线易断。

(7) 外科手术过程中，重要的血管和组织需要施行两次以上的结扎，在结扎大血管时细线比粗线更可靠，因为粗线难以完全阻断血流，且更容易出现滑脱。

五、缝合

临床案例

患者，女，25岁，发现背部脂肪瘤2年，拟行手术切除。患者俯卧在手术台上，已经完成手术区域皮肤消毒、皮肤切开。

【目的】

借助缝合的张力使伤口边缘对合，消灭死腔，促进伤口早期愈合。

【适应证】

手术切口以及适宜一期缝合的新鲜创口。

【禁忌证】

污染严重或已经化脓感染的伤口。

【物品准备】

缝线、缝针、有齿镊1把、无齿镊1把、持针器1把、血管钳1把、线剪1把、无菌手套。

【操作方法】

1. 单纯间断缝合法　又称为结节缝合。外科手术中最常用的缝合方式，每缝一针，单独打结。主要用于皮肤、皮下组织、腹膜及胃肠道等的缝合。这种方法也是其他缝合方法的基础。具体操作步骤如下(以缝合皮肤为例)(图4-22、图4-23)。

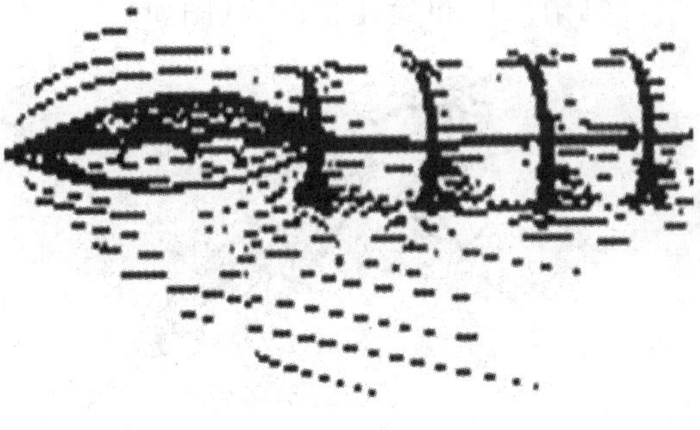

图4-22　单纯间断缝合(上面观)

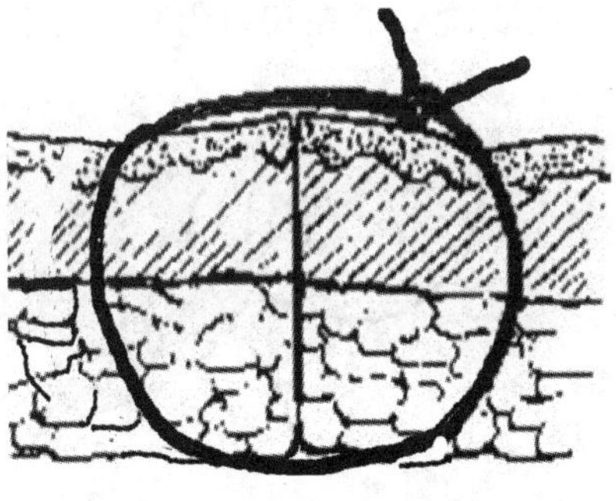

图4-23　单纯间断缝合(断面观)

(1) 术者用持针器的前1/3夹持三角针(皮针)的后1/3，注意针尖方向向左向上，穿线。

(2) 术者右手持持针器，左手持小镊(或小弯钳)，用小镊(或小弯钳)提起皮肤，持针器在距离切口(缘距)0.5 cm左右(可根据切口的大小和缝合线的拉力大小适当调整距离)的地方借助术者自身腕部和前臂的外旋力量于原位旋转持针器，顺着缝针的弧度将缝针垂直刺入皮肤，穿越组织的深面在距离切口0.5 cm左右的地方垂直穿出皮肤，将缝针按其弧度拔出，选择器械打结或手打结，打完第一结后将结固定在靠近自己这一侧，再打第二结。

(3) 剪除多余的线,留 0.8~1 cm 长的线头。

(4) 相邻两针之间的间距(针距)在 1~1.2 cm,最好是形成一个正方形。

2. 其他缝合法

1) 单纯连续缝合法　在第一针缝合后打结,继而用该缝线缝合整个创口,结束前的一针,将重线尾拉出留在对侧,形成双线与重线尾打结。常用于缝合腹膜、胃肠道等(图 4-24)。

2) 连续锁边缝合法　又称毯边缝合法,闭合及止血效果好。这种缝合方法与单纯连续缝合法基本相似,在缝合时每次将缝线交锁。缝合要点:从哪一侧进针,就把第一结打到哪一侧,再从这一侧开始锁边。常用于胃肠道吻合时后壁全层缝合,以及皮肤移植时的缝合等(图 4-25)。

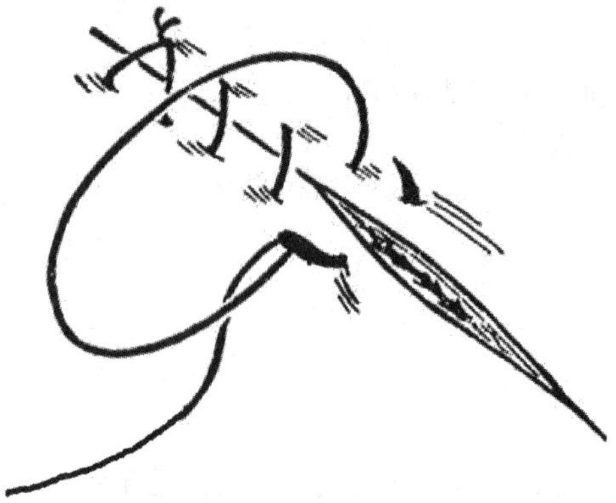

图 4-24　单纯连续缝合法

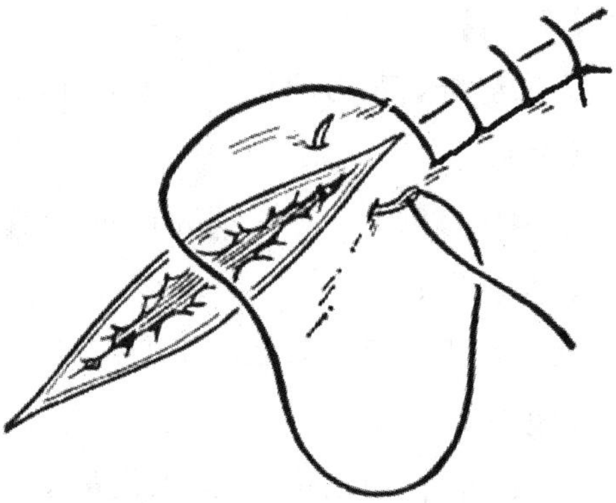

图 4-25　连续锁边缝合法

3)"8"字缝合法　由两个间断缝合组成,缝扎牢固省时。第一针开始,缝针从一侧到另一侧进行单纯间断缝合,第二针平行第一针从一侧到另一侧穿过切口,缝线的两端在切口上交叉形成"X"形,拉紧打结,此为外"8"字缝合法(图 4-26)。如用内"8"字缝合法应先交叉进针后打结("X"形在切口内)。常用于缝合腱膜、腹直肌鞘前层和缝扎止血等(图 4-27)。

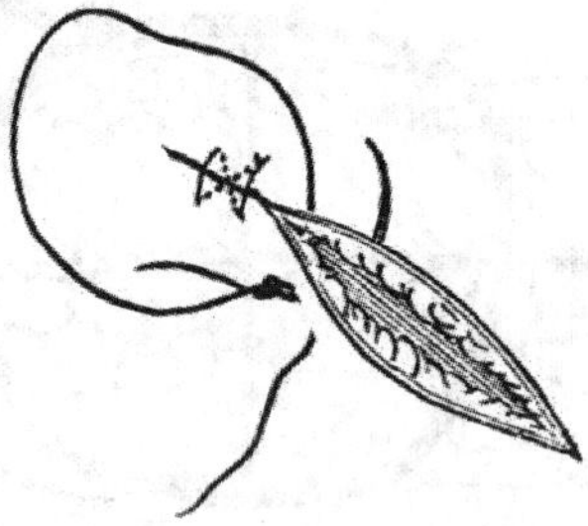

图 4-26　外"8"字缝合法

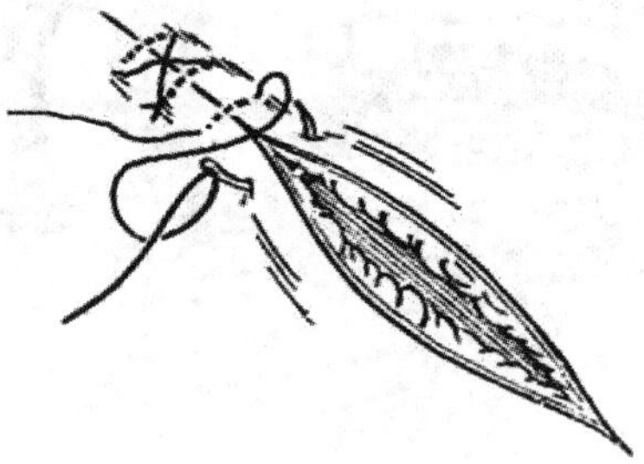

图 4-27　内"8"字缝合法

4) 垂直内翻缝合法　又称伦孛特(Lembert)缝合法,常见的有以下两种。

(1) 间断垂直褥式内翻缝合法:缝线分别穿过切口两侧浆膜及肌层即行打结,使部分浆膜内翻对合。常用于胃肠道吻合时缝合浆肌层(图 4-28)。

(2) 连续垂直褥式内翻缝合法:于切口一端开始,先做一浆膜肌层间断内翻缝合,再用同一缝线做浆膜肌层连续缝合至切口另一端。常用于胃肠道吻合时缝合浆肌层(图 4-29)。

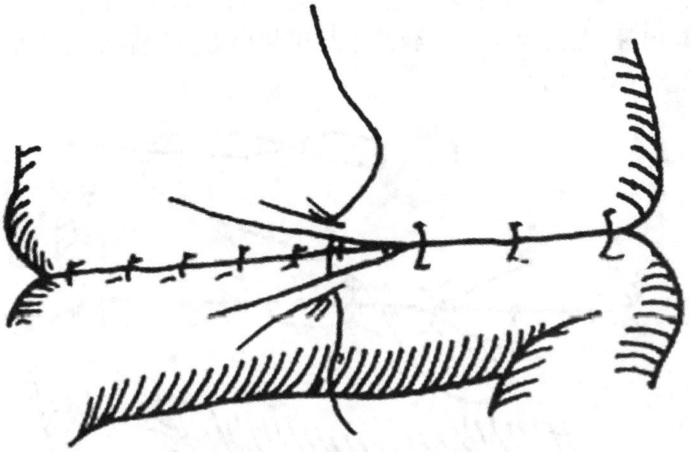

图 4-28　间断垂直褥式内翻缝合法

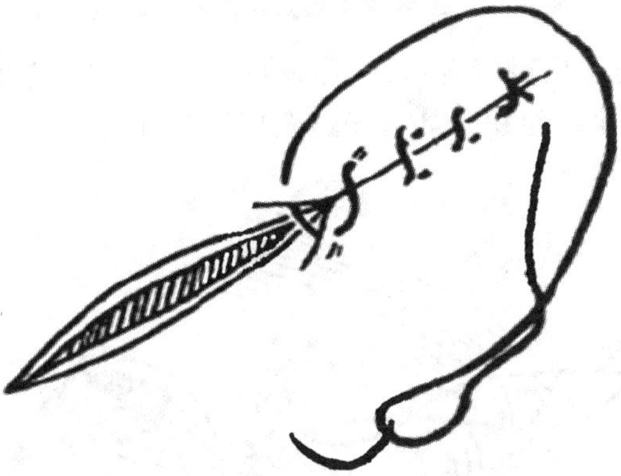

图 4-29　连续垂直褥式内翻缝合法

5）水平内翻缝合法　常见的有三种。

（1）间断水平褥式内翻缝合法：又称何尔斯得（Halsted）缝合法，多用于胃肠道浆肌层缝合以及修补胃肠道小穿孔等（图 4-30）。

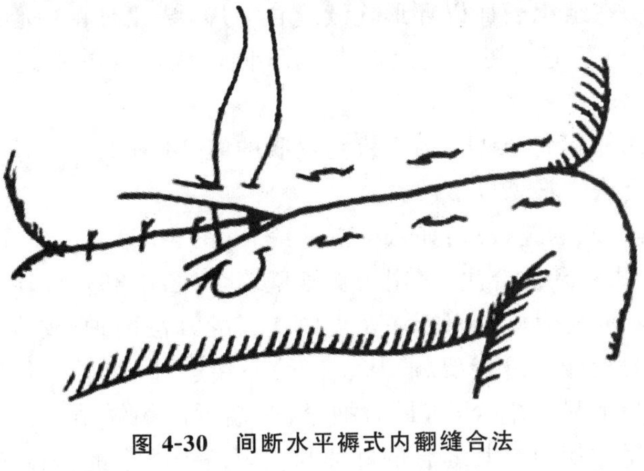

图 4-30　间断水平褥式内翻缝合法

(2) 连续水平褥式浆肌层内翻缝合法：又称库兴氏(Cushing)缝合法，于切口一端开始做一浆膜肌层间断内翻缝合，再用同一缝线平行于切口做浆膜肌层连续缝合至切口另一端。如胃肠道浆肌层缝合(图 4-31)。

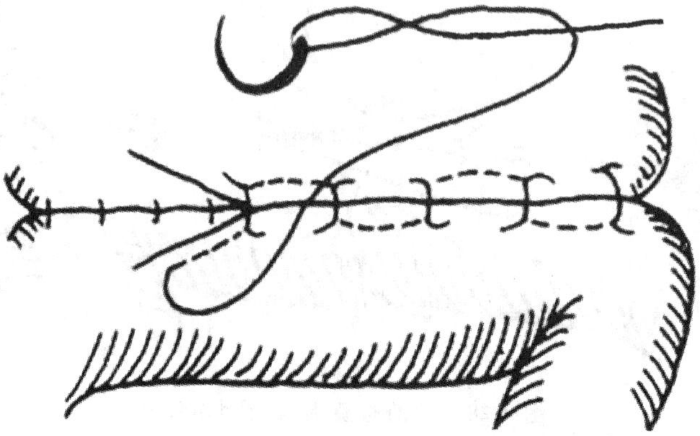

图 4-31 连续水平褥式浆肌层内翻缝合法

(3) 连续全层水平褥式内翻缝合法：又称康乃尔(Connell)缝合法，缝合方法与库兴氏缝合法相同，仅缝针要贯穿全层组织。如胃肠道全层缝合(图 4-32)。

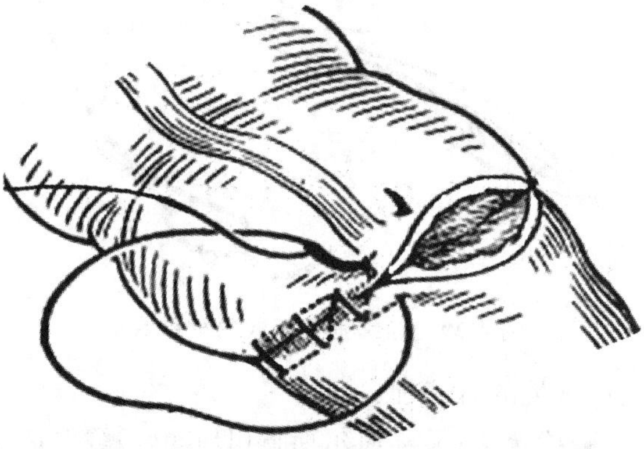

图 4-32 连续全层水平褥式内翻缝合法

6) 荷包缝合法　在组织表面以环形连续缝合一周，结扎时将中心内翻包埋，表面光滑，有利于愈合。常用于胃肠道小切口或针眼的关闭、阑尾残端的包埋、造瘘管在器官的固定等(图 4-33)。

7) 间断垂直褥式外翻缝合法　用于松弛皮肤的缝合(图 4-34)。

8) 水平外翻缝合法　常见以下两种。

(1) 间断水平褥式外翻缝合法：如松弛皮肤缝合(图 4-35)。

(2) 连续水平褥式外翻缝合法：多用于血管壁缝合(图 4-36)。

9) 皮内缝合法　可分为皮内间断法及皮内连续缝合法两种，皮内缝合法应用眼科小三角针、小持针钳及 0 号丝线。缝合要领：从切口的一端进针，然后交替经两侧切口边缘的皮内穿过，一直缝到切口的另一端穿出，最后抽紧，两端可做蝴蝶结。常用于外露皮肤切口的缝合，如颈部甲状腺手术切口。其缝合的好坏与皮下组织缝合的密度、层次对合有关。若切

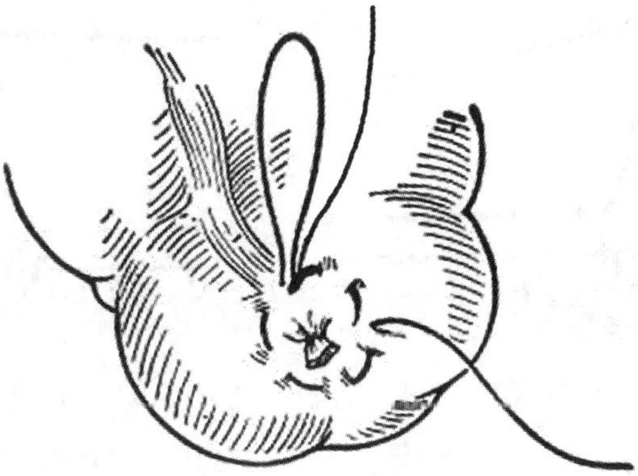

图 4-33　荷包缝合法

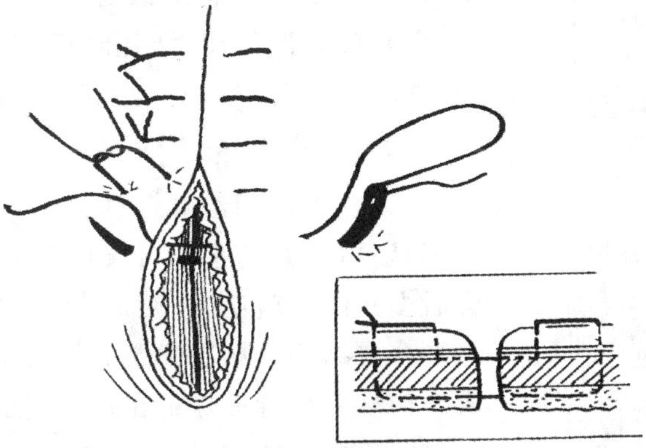

图 4-34　间断垂直褥式外翻缝合法

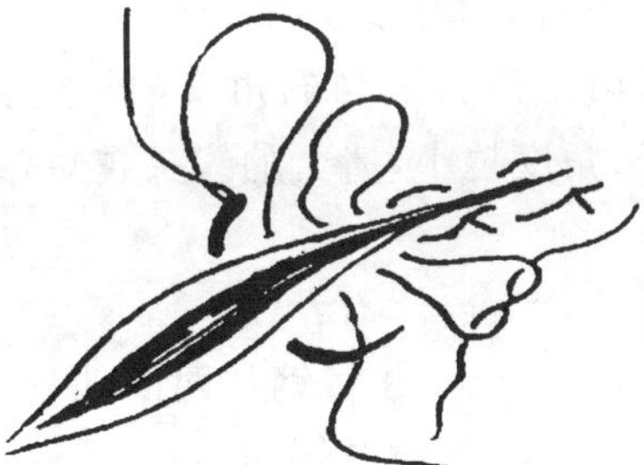

图 4-35　间断水平褥式外翻缝合法

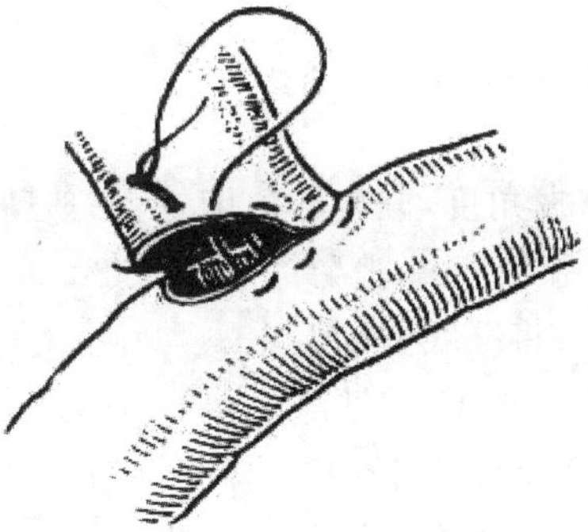

图 4-36　连续水平褥式外翻缝合法

口张力大，皮下缝合对拢欠佳，则不应采用此法。此法缝合的优点是对合好，拆线早，愈合疤痕小，美观(图 4-37、图 4-38)。

10）减张缝合法　对于缝合处组织张力大、全身身体情况较差时，为防止切口裂开可采用此法，主要用于腹壁切口的减张。缝合线选用较粗的丝线或不锈钢丝，在距离创缘 2～2.5 cm 处进针，经过腹直肌后鞘与腹膜之间均由腹内向皮外出针，以保层次的准确性，亦可避免损伤脏器。缝合间距离 3～4 cm，所缝合的腹直肌鞘或筋膜应较皮肤稍宽。使其承受更多的

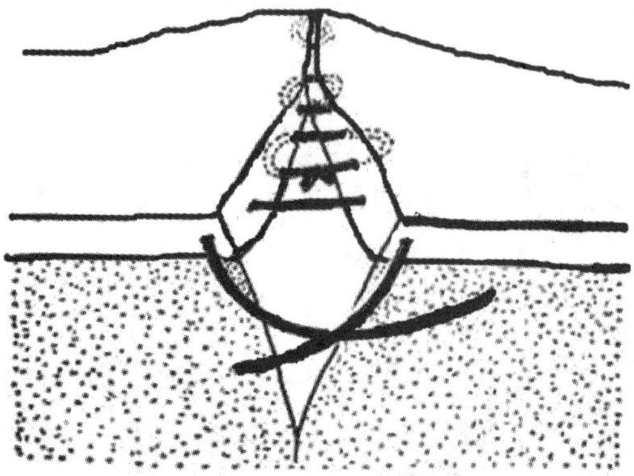

图 4-37　皮内间断缝合法

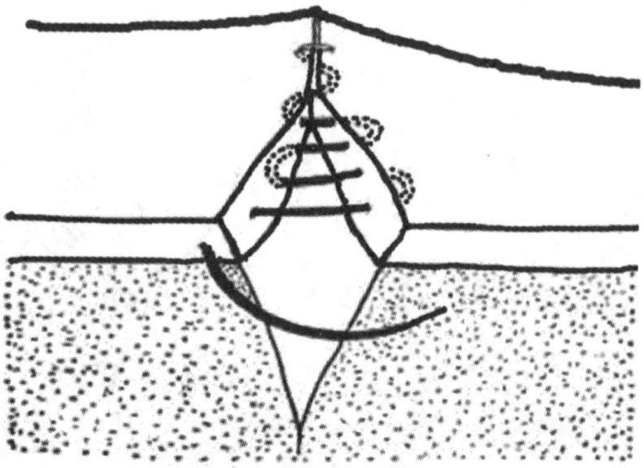

图 4-38　皮内连续缝合法

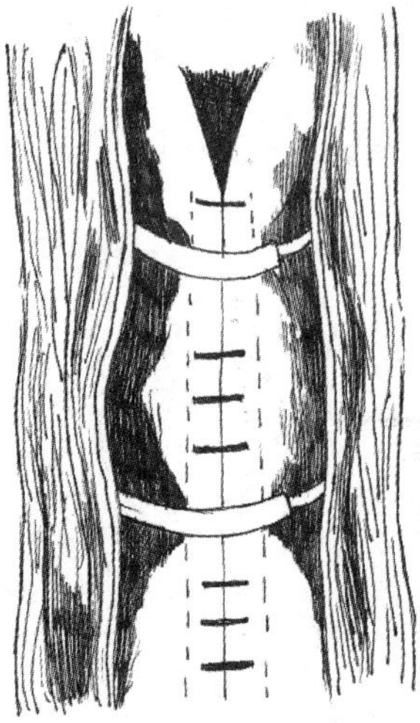

图 4-39　减张缝合法

切口张力，结扎前将缝线穿过一段橡皮管或纱布做的枕垫，以防皮肤被割裂，结扎时切勿过紧，以免影响血运（图 4-39）。

【术中剪线技术】

目前，手术用线和人体的相容性已经相对较好，但毕竟还是异物（尤其是不可吸收线），所以不能留得过多，缝合后多余的线就必须剪掉。手术进行过程中的剪线就是将缝合或结扎打结后残余的缝线剪除，一般由助手操作完成。初学剪线者最好是在打结完成后，打结者将双线尾并拢提取稍偏向左侧，助手用左手托住微微张开的线剪，按"靠、滑、斜、剪"的步骤进行。

"靠"：将剪刀近尖端刀刃靠近缝线。

"滑"：顺着缝线向下滑至线结的上缘。

"斜"：将剪刀向上倾斜适当的角度（根据所需留线的长短来掌握角度，倾斜的角度越大，遗留的线头越长；角度越小，遗留的线头越短，一般来说，倾斜 45°左右剪线，遗留的线头长 2～3 mm）。

"剪"：将缝线剪断。

留线的长短：皮肤缝线留 0.5～1 cm；钢丝线留 5～6 mm 并将钢丝两断端拧紧；体内丝线留 2～3 mm，羊肠线留 3～5 mm；一般在深部组织结扎、较大血管的结扎和肠线或尼龙线所做的结扎，线头应稍留长一些，多为 0.5～1 cm。

线头过短的线结易于滑脱，而线头过长就会导致组织对线头的异物反应。

【注意事项】

（1）严格遵守无菌操作原则。

（2）缝合前必须彻底止血和清创。

（3）两针孔间要有适当距离，以防拉穿组织。

（4）缝针刺入和穿出部位应彼此相对，针距相等。

（5）同层组织相缝合时，除非有特殊需要，否则不允许把不同类的组织缝合在一起。

(6) 缝合时不宜过紧或针距过小，否则将造成组织缺血。

(7) 创缘、创壁应互相均匀对合，创伤深部不留死腔、积血和积液。

(8) 若在手术后出现感染症状，应迅速拆除部分缝线，以便排出创液。

(9) 无论何种缝线，均为异物，因此尽可能选用较细缝线或少用缝线。一般选用线的拉力能胜过组织张力即可。为了减少缝线数量，肠线宜用连续缝合法，丝线宜用间断缝合法。

(10) 不同的组织器官有不同的缝合方法，选择适当的缝合方法是做好缝合的前提条件。无特殊需要，皮肤尽量少用连续缝合法。

(11) 增加缝合后切口抗张力的方法是增加缝线密度而不是增加粗缝线。

(12) 使用丝线缝合前应先浸湿以增加其拉力。

(13) 外科缝合线的选择如下。

①外科缝合线一般可分为可吸收缝合线和不可吸收缝合线两大类。

②可吸收缝合线根据材质及吸收程度不同又分为羊肠线、化学合成线(PGA)、纯天然胶原蛋白缝合线等。

③材料的选择。

a. 丝线：广泛适用于皮肤、胃肠道、肌肉、筋膜等。

b. 金属线：张力缝合或骨缝合。

c. 单纤维尼龙线：与无创伤针联合使用，常用于各种精细缝合(如血管吻合等)。

d. 多纤维尼龙线：常用于腹部和其他部位的减张缝合。

④粗细的选择：号越大表示线越粗(比如 4 号丝线就比 1 号丝线粗)，“0”越多表示线越细(比如 7-0 丝线就比 5-0 丝线细)。应根据不同情况选择不同型号的丝线。

评分标准

缝合评分标准

临床案例：患者，女，25 岁，发现背部脂肪瘤 2 年，拟行手术切除。患者俯卧在手术台上，已经完成手术区域皮肤消毒、皮肤切开

要求：作为住院医师，请为患者行缝合的操作

项　　目	评分细则		分值	得分	备注
操作前准备	1. 患者准备	(1) 核对患者信息	5		
		(2) 解释操作目的及必要性，告知注意事项，并签署手术知情同意书	5		
	2. 操作者准备	戴帽子、口罩，外科刷手	5		
	3. 物品准备	缝线、缝针、持针器、线剪、无菌手套、镊子	5		
具体操作流程	1. 戴无菌手套		5		
	2. 选择正确的缝针、缝线		5		
	3. 用持针器夹针位置正确、穿线方向正确		5		

续表

项　目	评 分 细 则	分值	得分	备注
具体操作流程	4. 左手持有齿镊，提起边缘组织，右手持夹有缝针的持针器垂直进针	10		
	5. 出针：缝针的前半部分穿过被缝合的组织后，用持针器沿针的弧度向外拔针，不留死腔	10		
	6. 用单手打结法打结，两个单结方向相反、松紧适度，手法正确	5		
	7. 剪线手法正确，线头通常留 0.8～1.0 cm	5		
	8. 针距、缘距适当(通常针距 1～1.2 cm，缘距 0.5 cm)	10		
	9. 皮肤对合整齐	5		
操作后处理	1. 将垃圾置入医用垃圾袋内进行处理	5		
	2. 操作后询问患者有无不适情况，并告知患者注意事项	5		
人文关怀	操作过程中动作轻柔，能够做到有效沟通，充分体现人文关怀	5		
	专心的倾听者□　仔细的观察者□ 敏锐的交谈者□　温柔的操作者□ 在符合条件的框内打钩，符合 4 项为 A 档，3 项为 B 档，2 项为 C 档，1 项及以下为 D 档	评价档次	A□　B□ C□　D□	
综合评价	无菌观念强，操作熟练、流畅	5		
	教师对此次测评满意程度： 非常满意：A　满意：B　一般：C　不满意：D	评价档次	A□　B□ C□　D□	
总分		100		

（齐鲁医药学院　胡金莲）
（新泰市人民医院　高传强）
（齐鲁医药学院　李若男）

第五章　换　　药

临床案例

患者，女，28 岁，2 天前因背部脂肪瘤行手术切除治疗，现来门诊换药。

【目的】

(1) 了解伤口愈合情况，以便酌情给予相应的治疗和处理。

(2) 清洁伤口，清除伤口内异物、渗液或脓液，减少细菌繁殖，减少分泌物对局部组织的刺激。

(3) 在伤口局部使用外用药物，可促进炎症吸收及局限，加速伤口肉芽组织生长及上皮组织扩展，促进伤口早期愈合。

(4) 对患部进行包扎固定，使局部得到充分休息，以减少患者痛苦。

(5) 保持局部适宜温度，以促进局部血液循环，改善局部环境，为伤口愈合创造有利条件。

【适应证】

(1) 无菌手术后的清洁伤口，如伤口无红肿、渗出等不良反应，可于术后 3～4 天检查伤口局部情况，进行第一次换药。

(2) 如果伤口内有出血或液体渗出，或外层敷料已被血液或渗液浸透者，需要立即检查伤口，进行止血，并进行换药。

(3) 伤口包扎后出现肿胀、疼痛加重，皮肤颜色青紫、局部有受压情况者。

(4) 伤口有引流物需要拔出或观察者。

(5) 伤口化脓，分泌物较多，需要每天换药甚至一天进行多次换药，定时清除坏死组织、脓液和异物者。

(6) 伤口敷料松脱、移位或包扎、固定失去应有作用者。

(7) 伤口愈合需要拆除切口缝合线者。

(8) 伤口需要定时局部外用药物治疗者。

(9) 手术前创面准备，需要对局部进行清洁、湿敷者。

(10) 各种瘘管渗出物过多者。

(11) 大小便污染或鼻、眼、口等分泌物污染附近伤口敷料者。

【操作前准备】

1. 患者准备

(1) 医生须告知患者换药时间、换药地点(病房或换药室)，必要时首次换药可告知换药的目的。

(2) 患者应采取最舒适且伤口暴露最好的体位，注意保护患者隐私。

(3) 注意保暖，避免着凉。

(4) 如伤口较复杂或疼痛较重，可适当给予镇痛或镇静药物以解除患者的恐惧及不安。

2. 操作者准备

(1) 了解伤口情况，帮助患者摆放体位。

(2) 换药前需要戴帽子及口罩，外科洗手，必要时可戴无菌手套。

(3) 安排换药顺序：多个患者需要换药时，应按照先简单后复杂、先清洁后感染的顺序。一个患者多个伤口也是如此，避免交叉感染。

(4) 换药地点：根据患者具体情况，可以选择在病房或换药室进行，一些需要辅以麻醉措施的复杂换药，必要时可以进入手术室进行。

3. 材料准备

(1) 换药碗 2 个、无菌镊子 2 把、适量消毒棉球、敷料。

(2) 其他物品：引流物、探针、注射器(5 mL 或 20 mL)、汽油或松节油、棉签。根据伤口需要酌情备用胸带、腹带或绷带。必要时备酒精灯、火柴、穿刺针等。

(3) 根据患者的伤口情况决定拿取敷料的数量、是否用其他药物等，需要拆线时准备拆线剪。

(4) 拿取物品时应遵循“用什么取什么；用多少取多少；先干后湿；先无刺激性后有刺激性；先用后取，后用先取”的原则。

【操作步骤】

1. 一般换药方法

(1) 暴露伤口，揭去敷料。在做好换药准备后，先用手揭去外层敷料，将沾污敷料内面向上放在换药碗中(图 5-1)。再用镊子轻轻揭取内层敷料(图 5-2)。如分泌物干结黏着，可用盐水湿润后再揭下，以免损伤肉芽组织和新生上皮。

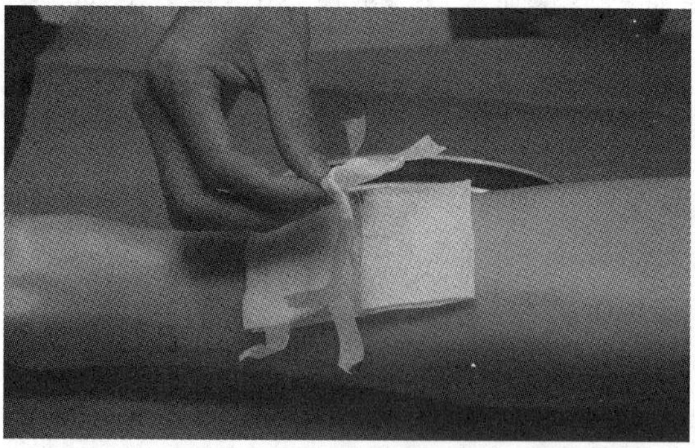

图 5-1　揭开外层敷料

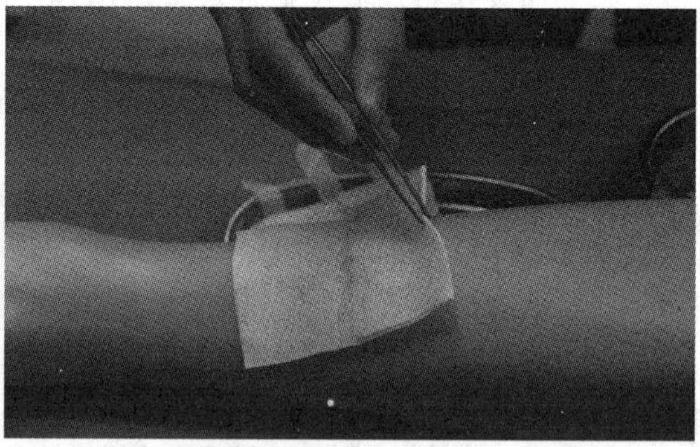

图 5-2　揭开内层敷料

(2) 观察伤口，了解渗出(图 5-3)。观察伤口有无红肿、出血，有无分泌物及其性质，注意创面皮肤、黏膜、肉芽组织的颜色变化。

(3) 清理伤口，更换引流。用双手执镊操作法。一把镊子可直接接触伤口，另一把镊子专用于从换药碗中夹取无菌物品，递给接触伤口的镊子(2 把镊子不可相碰)(图 5-4)。清洁切口以消毒棉球由内向外呈“回”字形涂擦(至少 2 次)(图 5-5)。

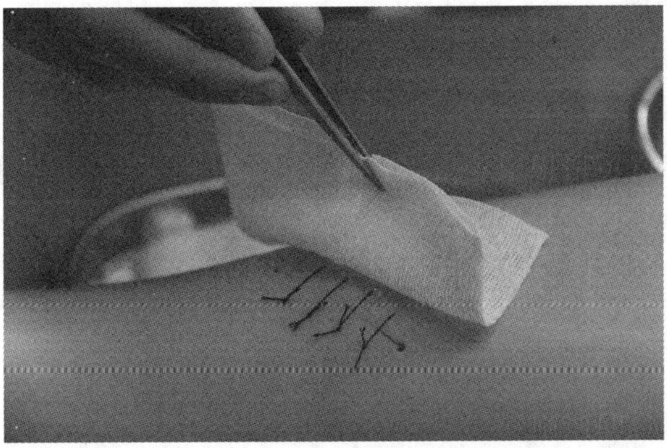

图 5-3　查看伤口

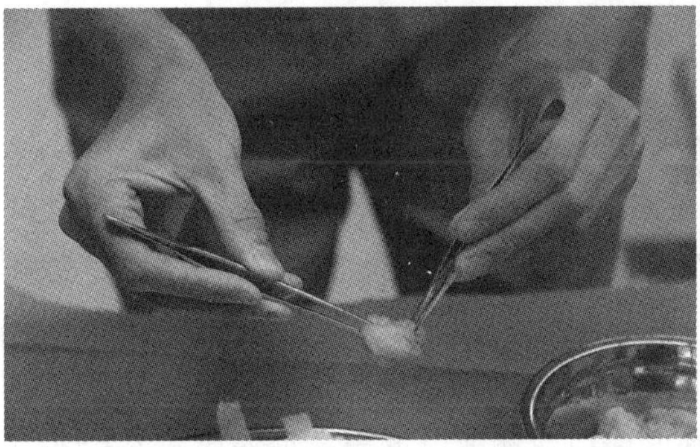

图 5-4　传递棉球

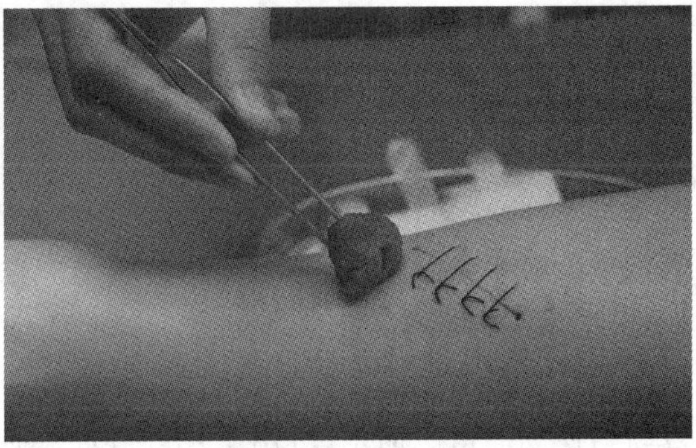

图 5-5　消毒

（4）覆盖伤口，固定敷料。盖上无菌干纱布，以胶布粘贴固定，胶布粘贴方向应与肢体或躯体长轴垂直（图 5-6）。如创面广泛、渗液多，可加用棉垫。关节部位胶布不易固定时可用绷带包扎。

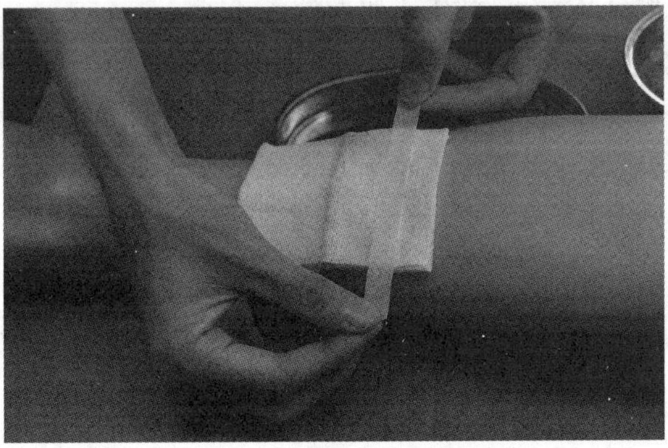

图 5-6　固定敷料

2. 缝合伤口的换药

（1）更换敷料：一般在缝合后第 3 天检查有无创面感染现象。如无感染，切口及周围皮肤消毒后用无菌纱布盖好，对缝线有脓液或缝线周围红肿者，应挑破脓头或拆除缝线，按感染伤口处理，定时换药。

（2）存在引流：对于手术中渗血较多或有污染，放置皮片或硅胶管引流的伤口，如渗血、渗液湿透纱布，应随时更换敷料。

（3）取出引流：引流物一般在手术后 24～48 h 取出，局部以 75％酒精消毒后，更换无菌敷料。

（4）伤口异常：如果患者伤口疼痛或 3～4 天后尚无发热，应用时检查伤口是否有感染可能。一般手术后 2～3 天，由于组织对缝线的反应，针眼如有红肿，可用 75％酒精湿敷；如见针眼有小水疱，应提前拆去此针缝线；如局部红肿范围大，并触到硬结，甚至波动，应提前拆除缝线，伤口敞开引流，按脓腔伤口处理。

（5）拆线：详见后面拆线部分。

3. 不同创面的换药

（1）浅、平、洁净的创面：用无菌盐水棉球拭去伤口渗液后，盖以凡士林纱布。干纱布保护，1～2 天换药 1 次。

（2）肉芽过度生长的创面：正常的肉芽色鲜红、致密、洁净、表面平坦、易出血。如发现肉芽色泽红或灰暗，表面呈粗大颗粒状，水肿发亮高于创缘，可先将其剪除，再用无菌盐水棉球拭干压迫止血。也可用 10％～20％硝酸银溶液烧灼，再用等渗盐水擦拭，若肉芽轻度水肿，可用 3％～10％高渗盐水湿敷。

（3）脓液或分泌物较多的创面：此类伤口宜用消毒溶液湿敷，以减少脓液或分泌物。湿敷药物视创面情况而定，可用 1∶5000 呋喃西林或漂白粉硼酸溶液等。每天换药 2～4 次，同时可根据创面培养的不同菌种，选用敏感的抗生素。对于有较深脓腔或窦道的伤口，可用生理盐水或各种有杀菌去腐作用的溶液进行冲洗，伤口内放置适当的引流物。

（4）慢性顽固性溃疡：此类创面由于局部循环不良、营养障碍、早期处理不当或由于特异性感染等原因，长期溃烂，久不愈合。处理此类创面时，首先找出原因，改善全身状况。不宜使用紫外线照射、高压氧治疗、局部用生肌散等方式。

（5）切口的脂肪液化：在脂肪丰富的地方易出现脂肪液化，此时广泛地敞开切口（脂肪液化的区域全部打开），进行细菌培养和药敏试验以及加强换药。这样的切口换药需较长时间，为缩短时间，在初期消毒后局部皮下注射庆大霉素，向切口中放置葡萄糖粉，每天换药，待创口渗出少量后油纱刺激肉芽生长，然后进行二期缝合。

（6）窦道的处理：

①窦道搔刮：先以探针（条）探清窦道方向及深浅后，用刮匙伸入窦道将其中的坏死组织及异物清除，再放入引流物（可用甲硝唑纱布条）并保持引流通畅，再配合适当使用抗需氧菌抗生素及甲硝唑。

②窦道切除：经多次搔刮仍经久不愈且超过 3 个月的窦道，可行手术切除。切除前须行窦道造影，以了解其深度及走行方向。手术时可先由窦道注入亚甲蓝，沿着色方向切除窦道。

【引流物的种类及使用】

1．常见引流物

(1) 凡士林纱条：用于新切开的脓腔、不宜缝合的伤口。优点是保护肉芽和上皮组织不与创面粘连，易于撕揭且不疼痛。缺点是不易吸收分泌物，不适宜渗出物较多或深部的伤口。

(2) 纱布引流条：生理盐水或药液浸湿后对脓液有稀释和吸附作用。常用于切开引流后需要湿敷的伤口。

(3) 硅胶引流条：常用于术后渗血。

(4) 烟卷引流管：将纱布卷成长形作为引流芯，然后用乳胶皮片包裹，形似香烟。主要利用管芯纱布的毛细血管作用引流，质地柔软，表面光滑，多用于腹腔引流，或肌层深部脓肿的引流。

(5) 硅胶引流管：多用于腹腔引流、深部感染引流，或预防深部感染。

(6) 双腔引流管：为平行的管，顶端均有数个侧孔，一根管进空气，另一根管用于引流。

(7) 双套引流管：将一根较细的引流管套入另一根较粗的引流管，各处的顶端也均有数个侧孔，粗管可进入空气，细管用于引流。双腔引流管和双套引流管主要用于腹腔内部位较深和分泌物持续大量产生区域的引流。

(8) 特殊管状引流物：多为适应某些空腔脏器的特点，或特殊的引流功能要求而制。如T管引流，专门用于胆道引流；蕈状导尿管引流，引流膀胱及肾盂造口，也用于胆囊造口。

2．引流物的放置与拔除

(1) 引流物的选择：

①切口内渗液少时多用硅胶引流条引流。

②脓液较多时用烟卷引流管引流。

③脏器腔内或腹腔引流用硅胶引流管、双腔引流管或双套引流管。

④脓腔引流用硅胶引流条、凡士林纱条或纱布引流条。

(2) 引流物的放置：

①脓腔应先排净脓液，清洗，吸干余液后再放引流物。

②探明伤口深度、方向、大小，将引流物一端放置于底部，向上稍拔出少许，使之与底部肉芽稍有距离，另一端放在伤口的浅面以利于肉芽由底向上生长。

③腹腔引流最好应另由戳创引出，以免影响主要切口愈合。

④纱布引流时应该去除碎边，以防异物遗留在伤口内。

⑤引流物应妥善固定。

⑥长期放置引流物时，应定期更换引流物。

(3) 引流物的拔除：

①术后预防性引流物应一次性拔除。

②脓腔引流物应逐渐拔除。

③拔除时去除固定缝线、松动、旋转，使其与周围组织充分分离。

④多条(多根)引流物应逐条(逐根)拔除。

⑤应注意拔除引流物的数量、完整性，有无残留物。

【换药常用药物】

1. 酒精 褥疮防护(50%)、皮肤及器械消毒(75%)。表皮完整的伤口可以用酒精换药,但如果表皮破损就不能使用酒精进行消毒,一般选用碘伏。经典的消毒方法是碘酒两遍酒精三遍脱碘消毒。

2. 碘伏 对黏膜刺激性小,无须用酒精脱碘,无腐蚀作用,且毒性低。碘伏无论是应用范围(黏膜、皮肤等),还是消毒效果均优于碘酒(较少出现过敏反应),不过也应在一定的适用范围使用,出血多的伤口,效果不好,创面过大也不宜应用。由于碘酒过敏反应多,需要脱碘使用,具有腐蚀作用,因此已被部分医院淘汰。碘伏是络合碘,对油腻的创口或者皮脂腺发达的部位无效或者效果不好。而酒精或者碘酒就能够脱脂,可以更好地固定细菌的蛋白,因此在皮脂腺丰富的地方更具穿透力,常应用于头皮的创口周围。

3. 0.9%氯化钠溶液(生理盐水) 创口的洗涤湿敷。一般用在血供丰富、创面分泌物较多、感染机会小且感觉敏锐的黏膜。生理盐水的应用主要是为了冲注和湿化,因为对于一个面积广泛的创口或者并不平整的创口,冲注能够去除一些杂质和感染物。

4. 高渗盐水 多用在创面水肿较重时,可使局部肿胀组织脱水。高渗盐水加凡士林纱布可刺激肉芽的生长,在临床上经常用于没有一期闭合的创口,或在感染创口清创彻底后应用。

5. 高渗葡萄糖 一种脱水药,能增强血浆渗透压而产生脱水作用,应用于感染性创口局部营养差、创口面积大、用其他药物换药后疗效差或无效者,下肢静脉曲张表面皮肤糜烂溃疡、创面愈合难者,浅Ⅱ度~深Ⅱ度小面积烧伤水肿明显、创面愈合缓慢者,及褥疮疗效较为显著者。高渗葡萄糖能均匀分布于创面,造成高渗环境,导致细菌细胞脱水,细菌失去繁殖能力,菌体死亡,并能使机体局部细胞脱水,减轻创面及肉芽组织水肿,同时能形成保护膜,防止细胞继续侵入感染,改善局部血液循环,丰富创面周围营养,促进创面愈合。此外,葡萄糖还具有生肌作用,可减轻创面疼痛,有利于创口愈合。

6. 双氧水(3%) 清洗创伤、溃疡、脓窦,松解坏死组织,去除黏附的敷料。

7. 庆大霉素溶液(0.2%~0.5%) 局部冲洗,常用于铜绿甲单胞菌、葡萄球菌感染创面。

8. 呋喃西林(0.02%)溶液 溃疡、脓性伤口等表面消毒。

9. 氧化锌明胶 经久不愈的小腿溃疡。

10. 胰岛素 主要应用于糖尿病患者的不愈合创口。

11. 红汞(2%) 皮肤黏膜的消毒,对皮肤擦伤红汞效果最好,涂上后十几分钟即会干燥,不用包扎。

12. 鱼肝油 局部涂敷,用于促进创面的上皮形成。

13. 醋酸(0.5%~2%) 烫伤、烧伤感染的创面。

14. 洗必泰(0.05%) 创面、伤口冲洗。

15. 利凡诺(雷佛奴尔 0.1%~0.2%) 对革兰阳性菌及少数革兰阴性菌有较强的杀灭

作用，对球菌尤其是链球菌的抗菌作用较强。用于各种创伤，渗出、糜烂的感染性皮肤病及伤口冲洗。本品刺激性小，一般治疗浓度对组织无损害。

16. 硫酸镁溶液(50%)　用于挫伤、蜂窝织炎、丹毒等的消炎消肿。局部湿热敷。

17. 硼酸软膏(5%)　用于烧伤、擦伤、皮肤溃疡及褥疮。

18. 高锰酸钾溶液(0.02%)　分解释放氧缓慢，但作用持久，具有清洁、除臭、防腐和杀菌作用。常用于洗涤腐烂恶臭、感染的伤口，尤其适用于疑有厌氧菌感染、肛门和会阴部伤口。

19. 纯苯酚溶液　具有腐蚀、杀菌作用。用纯苯酚溶液棉签烧灼肛裂和慢性窦道，使不健康的肉芽组织坏死脱落以促进愈合。用后需用酒精棉签擦拭以中和，再用等渗盐水棉签擦拭。

20. 硝酸银溶液(10%～20%)　用于烧灼肛裂、慢性窦道和腐蚀过度生长的肉芽组织，用后需用等渗盐水棉签擦拭。

21. 磺胺嘧啶银　多用于Ⅱ度烧伤创面。

22. 优锁(Eusol)溶液(漂白粉硼酸溶液)　清洁感染性伤口，有杀菌、去臭和分离坏死组织作用。

【注意事项】

(1) 严格执行无菌操作技术：凡接触伤口的物品，均须无菌，防止污染及交叉感染，各种无菌敷料从容器中取出后，不得放回。污染的敷料须放入弯盘或污物桶内，不得随便乱丢。

(2) 换药次序：先无菌伤口，后感染伤口，对特殊感染伤口，如气性坏疽、破伤风等，应在最后换药或指定专人负责。

(3) 特殊感染伤口的换药：如气性坏疽、破伤风、铜绿假单胞菌等感染伤口，换药时必须严格执行隔离技术，除必要物品外，不带其他物品，用过的器械要专门处理，敷料要焚毁或深埋。

(4) 在开始几天伤口的生长主要是肉芽组织的生长，它需要的是比较湿润的环境，所以开始几天敷料可以多用几层，保持创面的相对湿润。而到了后期，伤口的生长主要是角质的生长，此时创面需要相对干燥的环境，所以敷料就应该在起到隔离作用的前提下尽可能薄。敷料除了保护创口不受外界污染外，还具有一定的引流作用，所以换药时应保证敷料与创口紧密贴附，尤其是在创口较周围低凹的时候。

(5) 表面潮湿的创面有利于组织生长，这就是我们平时喜欢使用生理盐水纱布覆盖创面的主要原因，同时生理盐水纱布还有通畅引流的作用，但由于潮湿的环境也是细菌生长的温床，细菌在 6～8 h 就会进入对数增殖期，故对于感染严重的创面，要做到勤换药(最好 3～4 次/日)，可以在创面同时加用庆大霉素湿敷，有学者认为这种方法前 1～2 次效果是非常好的，长期效果不佳，且易导致耐药菌产生。

(6) 凡士林纱布可以提供潮湿的环境，以利于创面的肉芽生长，并可以减少组织液的渗出，早期的创面还可以止血，但对于感染严重的创面应慎用，因其容易引起引流不畅，常会加重感染。

(7) 任何抗菌药物的应用,都不能代替局部伤口的正确处理。

评分标准

换药评分标准

临床案例:患者,女,28 岁,2 天前因背部脂肪瘤行手术切除治疗,现来门诊换药

要求:作为住院医师,请为患者进行换药

项目	评分细则		分值	得分	备注
操作前准备	1. 患者准备	(1) 核对患者信息	5		
		(2) 解释操作目的及必要性,告知注意事项	5		
		(3) 协助患者取合适体位	5		
	2. 操作者准备	戴帽子、口罩,外科洗手	5		
	3. 物品准备	换药碗 2 个、无菌镊子 2 把、适量的消毒棉球和敷料等	5		
具体操作流程	1. 揭开胶布,用手揭去外层敷料,将敷料放入盛污物的换药碗内		5		
	2. 用一把镊子揭去内层敷料,并将敷料放入盛污物的换药碗内		5		
	3. 用刚才移除内层敷料的镊子接触伤口,另一把镊子传递换药碗中的无菌物品		5		
	4. 在操作过程中,2 把镊子不能相互接触,并且镊子前端应低于手持端以避免污染		5		
	5. 口述观察切口的情况		5		
	6. 用消毒棉球自内向外消毒切口周围皮肤 2～3 遍		5		
	7. 消毒范围距切口周围 3～5 cm		5		
	8. 用无菌纱布覆盖切口,并用胶布固定。根据患者具体情况,纱布层数合理,纱布边缘需超过切口边缘 3 cm		5		
	9. 胶布的粘贴方向与肢体纵轴垂直,长短适宜		5		
操作后处理	1. 将换下的污染敷料置入医用垃圾袋内进行处理		5		
	2. 换药结束后询问患者有无不适情况,并告知患者注意事项		5		
人文关怀	操作过程中动作轻柔,能够做到有效沟通,充分体现人文关怀		10		
	专心的倾听者□ 仔细的观察者□ 敏锐的交谈者□ 温柔的操作者□ 在符合条件的框内打钩,符合 4 项为 A 档,3 项为 B 档,2 项为 C 档,1 项及以下为 D 档		评价档次	A□ C□	B□ D□

续表

项　　目	评 分 细 则	分值	得分	备注
综合评价	无菌观念强，操作熟练，全过程中任何步骤若违反无菌操作原则，一处扣10分	10		
	教师对此次测评满意程度： 非常满意：A　满意：B　一般：C　不满意：D	评价档次	A□ C□	B□ D□
总分		100		

（新泰市人民医院　高传强）
（齐鲁医药学院　张文奇）
（桓台县人民医院　母长剑）

第六章　拆　线

临床案例

患者，女，25岁，阑尾切除术后第6天。目前已正常进食，下地活动，切口无红肿、渗液，无明显疼痛，请为患者进行切口拆线。

【目的】

(1) 不论是愈合的伤口还是感染伤口，一切皮肤缝线作为异物均需在适当的时间被剪除。

(2) 若手术切口发生某些并发症(如切口化脓性感染、皮下血肿等)，应拆除切口内缝线，以便于充分引流及线段异物的去除。

【适应证】

(1) 正常手术切口，已到拆线时间，切口愈合良好，局部及全身无异常表现者。

(2) 头面颈部4～5日；下腹部、会阴部6～7日；胸部、上腹部、背部、臀部7～9日；四肢10～12日，近关节处和减张缝线需14日。

(3) 伤口术后有红、肿、热、痛等明显感染者，应提前拆线。

【延迟拆线指征】

(1) 严重贫血、消瘦，轻度恶病质者。

(2) 严重失水或水、电解质紊乱尚未纠正者。

(3) 老年体弱及婴幼儿期伤口愈合不良者。

(4) 伴有呼吸道感染，咳嗽没有控制的胸、腹部切口。

(5) 切口局部水肿明显且持续时间较长者。

(6) 有糖尿病史者。

(7) 服用糖皮质激素者。

(8) 腹内压增高，有大量腹腔积液等。

【操作前准备】

1. 患者准备

(1) 了解拆线伤口的愈合情况，对拆线过程可能出现的状况作出评价。

(2) 告知患者拆线的目的、操作过程及可能出现的情况。

(3) 患者应采取相对舒适、适宜操作、拆线部位显露最好的体位，注意保护患者隐私。

(4) 应注意保暖，避免患者着凉。

（5）如拆线过程较复杂或有不适，操作之前需要给予充分的解释，以解除患者的恐惧并获得更好的配合。

2. 操作者准备

（1）了解情况：了解伤口情况，协助患者体位摆放。

（2）安排时间：避开患者进食及病房探视时间，操作前半小时勿清扫。

（3）决定顺序：进行多个拆线操作时，先安排清洁伤口，再处理污染伤口，避免交叉感染。

（4）无菌准备：清洁的工作衣、帽、口罩，操作者洗手、剪指甲等。

（5）拆线地点：根据拆线部位和操作的复杂程度，可以选择在病房或换药室进行。

（6）操作者手卫生：多个患者拆线时，注意操作前、后均要规范洗手，以免发生交叉污染。

3. 物品准备

（1）拆线包：内含换药碗 2 个，有齿镊、无齿镊各 1 把或止血钳 2 把，拆线剪 1 把。

（2）换药用品：2.5％碘酊和 75％酒精棉球或聚维酮碘，生理盐水棉球若干，根据伤口所选择的敷料、胶布卷，无菌手套。

【操作步骤】

1. 消毒　取下伤口上的敷料，依次用碘酊和酒精或用碘伏由内至外消毒缝合伤口及周围皮肤 5～6 cm，待干。

2. 剪线　用镊子夹起线头轻轻提起，把埋在皮内的线段拉出针眼之外 1～2 mm，将拆线剪钩插进线结下空隙，紧贴针眼，在由皮内拉出的部分将线剪断（图 6-1、图 6-2）。

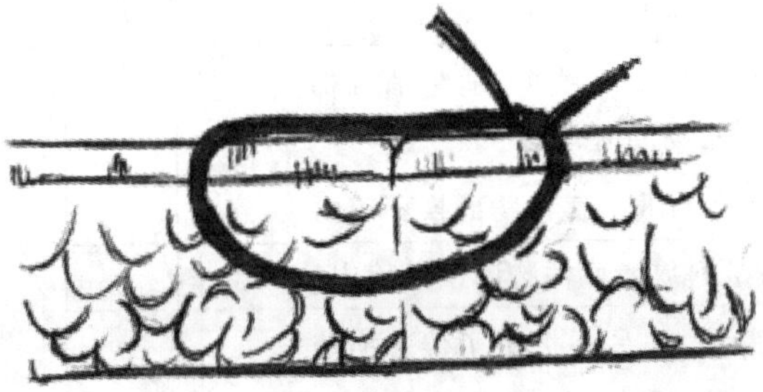

图 6-1　暴露线结

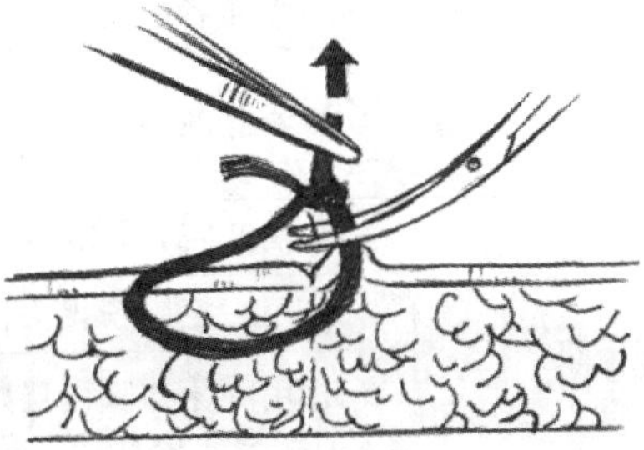

图 6-2　剪线

3. 拉线　随即将缝线向伤口的缝线剪断侧拉出，动作要轻巧。如向对侧硬拉可能因张力原因使伤口被拉开，且患者有疼痛感（图 6-3）。

4. 覆盖　75％酒精棉球或聚维酮碘再擦拭 1 次，覆盖敷料，胶布固定。

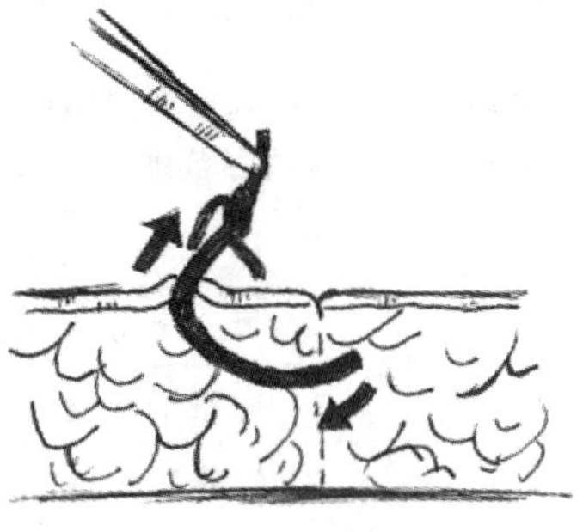

图 6-3　拉线

【注意事项】

（1）在拆线过程中应避免在皮肤外面的线段再次经过皮下组织，以防增加感染的机会。

（2）拆线后如发现愈合不良、裂开，可用蝶形胶布在酒精灯火焰上消毒后，将两侧拉合固定，包扎。

（3）间断拆线：对于切口长、局部张力高、营养情况较差以及存在其他不利于伤口愈合因素的患者，在到了常规拆线时间时，可先间断拆去一半的缝线，余下的1～2天后拆除。这样既减轻了延迟拆线造成的针眼瘢痕，也确保了伤口的安全愈合。

（4）拆线后伤口24 h内避免沾湿。

（5）短期（6～8周）内避免剧烈活动形成的张力对伤口的影响，老年、体弱和服用皮质激素者的活动更为延后。

评分标准

拆线评分标准

临床案例：患者，女，25岁，阑尾切除术后第6天。目前已正常进食，下地活动，切口无红肿、渗液，无明显疼痛

要求：作为住院医师，请为患者进行切口拆线

项目	评分细则		分值	得分	备注
操作前准备	1. 患者准备	（1）核对患者信息	5		
		（2）解释操作目的及必要性，告知注意事项	5		
		（3）协助患者取合适体位，充分暴露手术切口部位	5		
	2. 操作者准备	戴帽子、口罩，外科洗手	5		
	3. 物品准备	换药碗2个、镊子2把、拆线剪、适量消毒棉球、敷料等，注意检查物品有效期	5		
具体操作流程	1. 揭开胶布，用手揭去外层敷料，将敷料放入盛污物的换药碗内		5		
	2. 用一把镊子揭去内层敷料，并将敷料放入盛污物的换药碗内		5		
	3. 用刚才移除内层敷料的镊子接触伤口，另一把镊子传递换药碗中的无菌物品		5		
	4. 在操作过程中，2把镊子不能相互接触，并且镊子前端应低于手持端以避免污染		10		
	5. 观察切口情况，用消毒棉球自内向外消毒切口周围皮肤2～3遍，消毒范围为切口周围3～5 cm		5		
	6. 用镊子轻轻提起线结使位于皮下的缝线露出		5		
	7. 另一手持拆线剪，紧贴皮肤剪断刚才露出的缝线段		5		
	8. 用镊子将缝线抽出，抽出缝线的方向朝向切口侧		5		
	9. 拆线后检查切口愈合情况，用消毒棉球重新消毒切口一次		5		
	10. 无菌敷料覆盖切口并用胶布固定，胶布的粘贴方向应与躯干长轴垂直，并且要长度适宜		5		

续表

项　　目	评 分 细 则	分值	得分	备注
操作后处理	1. 将换下的污染敷料置入医用垃圾袋内处理	5		
	2. 换药结束后询问患者有无不适情况，并告知患者注意事项	5		
人文关怀	操作过程中动作轻柔，能够做到有效沟通，充分体现人文关怀	5		
	专心的倾听者□　仔细的观察者□ 敏锐的交谈者□　温柔的操作者□ 在符合条件的框内打钩，符合 4 项为 A 档，3 项为 B 档，2 项为 C 档，1 项及以下为 D 档	评价档次	A□　C□	B□　D□
综合评价	无菌观念强，操作熟练	5		
	教师对此次测评满意程度： 非常满意：A　满意：B　一般：C　不满意：D	评价档次	A□　C□	B□　D□
总分		100		

（齐鲁医药学院　胡金莲）
（新泰市人民医院　高传强）
（齐鲁医药学院　李若男）

第七章　常用外科器械的识别

一、手术刀

手术刀由刀柄和刀片构成，刀柄和刀片有多种型号，用于不同组织的切割和解剖（图 7-1）。

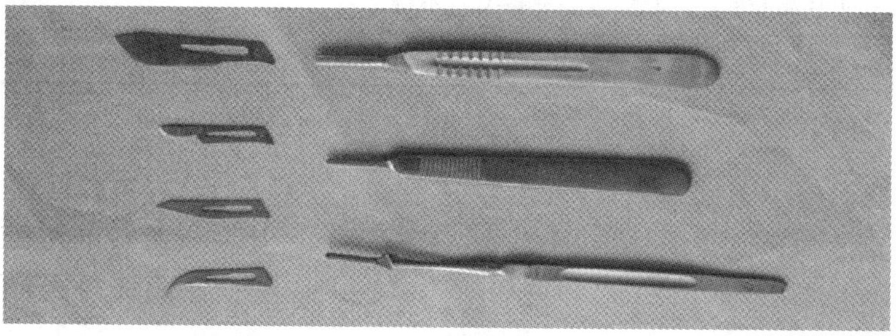

图 7-1　手术刀

1. 安装手术刀　一手用持针器夹住手术刀刀片头部（图 7-2），一手持刀柄。将手术刀刀片的卡槽卡在刀柄头部的沟槽内，向下一拉，即可将手术刀刀片卡入刀柄（图 7-3）。

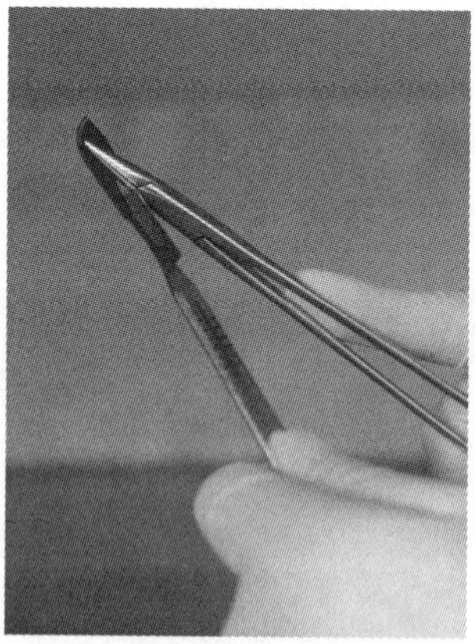

图 7-2　夹持手术刀刀片头部

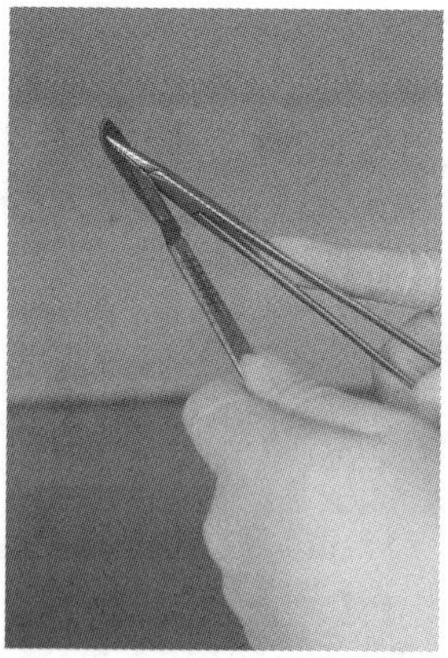

图 7-3　卡入手术刀刀柄

2. 卸手术刀片　将持针器夹住手术刀刀片尾部并使其撬起（图 7-4），向上轻推（图 7-5），即可将手术刀刀片卸下。

【临床注意】

在安装、拆卸刀片时，切勿对准其他人员。

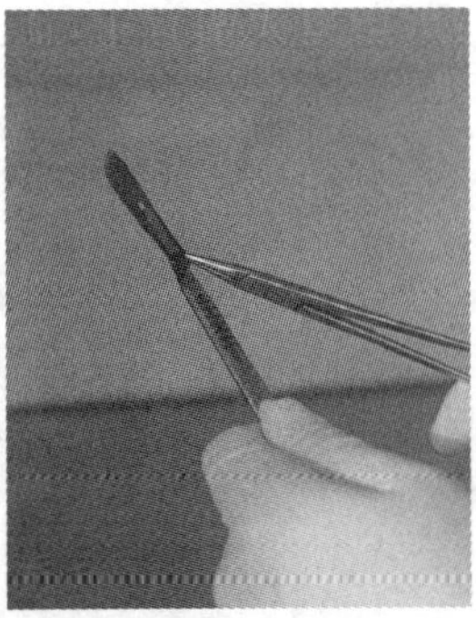

图 7-4　撬起手术刀刀片尾部

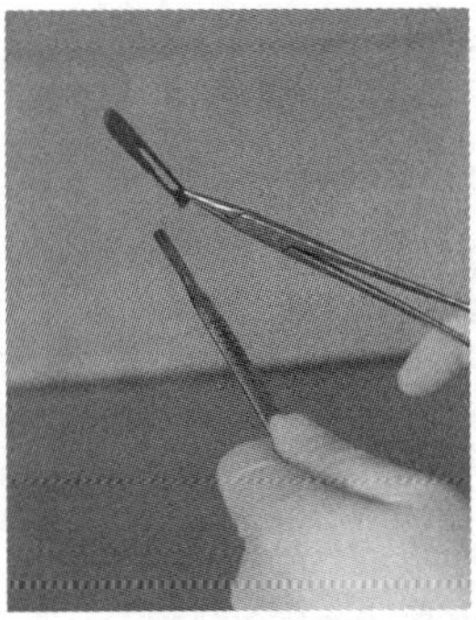

图 7-5　轻推手术刀刀片尾部

二、血管钳

血管钳也称止血钳，主要用于钳夹血管或出血点，以达到止血的目的。用于止血时尖端应与组织垂直，夹住出血血管断端，尽量少夹附近组织。血管钳有各种不同的外形和长度，以适合不同性质的手术和部位的需要。除常见的直血管钳、弯血管钳两种外，还有有齿血管钳（全齿槽）、蚊式血管钳等。

【临床注意】

正确持血管钳的方法为拇指和第四指分别插入血管钳柄的两环，中指放在第四指环的血管钳柄上，示指压在轴节处起稳定和向导作用，有利于操作（图 7-6）。

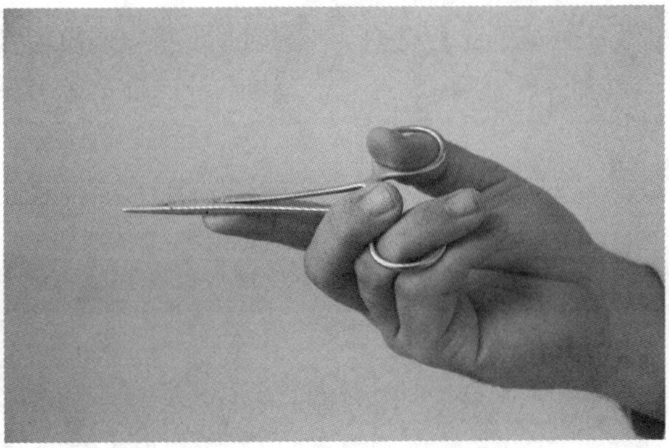

图 7-6　血管钳正确执法

1. 直血管钳　常用于夹持浅层组织出血、协助拔针等（图 7-7）。

2. 弯血管钳　常用于分离、钳夹组织或血管止血（图 7-8）。

3. 直角钳　常用于游离血管、神经、输尿管、胆道等组织及牵引物的引导（图 7-9）。

4. 有齿血管钳　有齿血管钳又称 Kocher 钳，用以夹持较厚组织及易滑脱组织内的血管出血，如肠系膜、大网膜等，前端齿可防止滑脱，但不能用于皮下止血（图 7-10）。

5. 蚊式血管钳　蚊式血管钳为细小精巧的血管钳，有直、弯两种，用于脏器、面部及整形等手术的止血，不宜做大块组织钳夹用（图 7-11）。

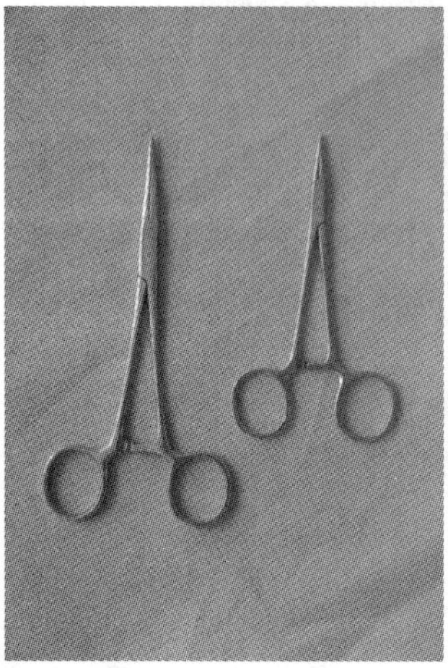

图 7-7　直血管钳

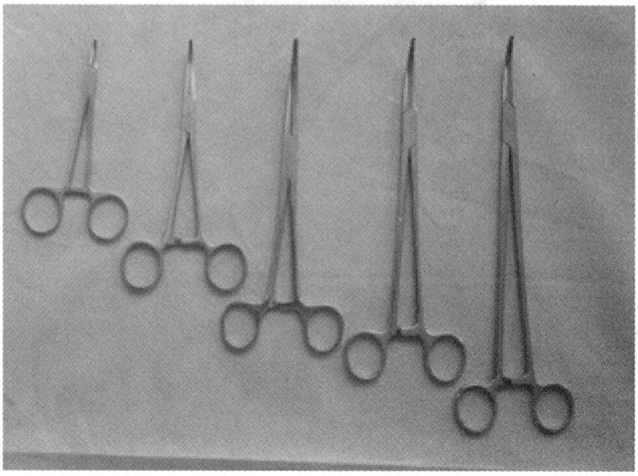

图 7-8　弯血管钳

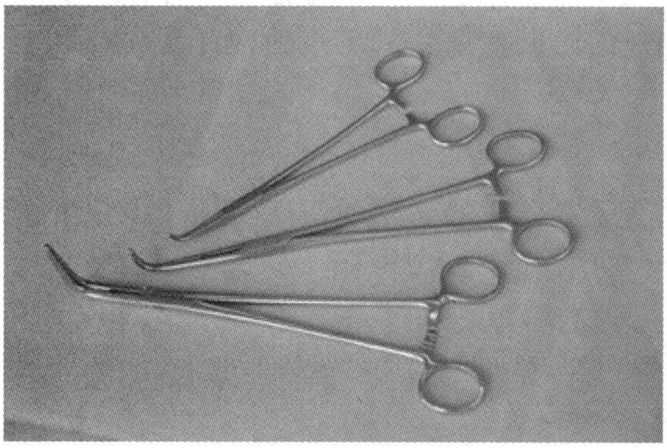

图 7-9　直角钳

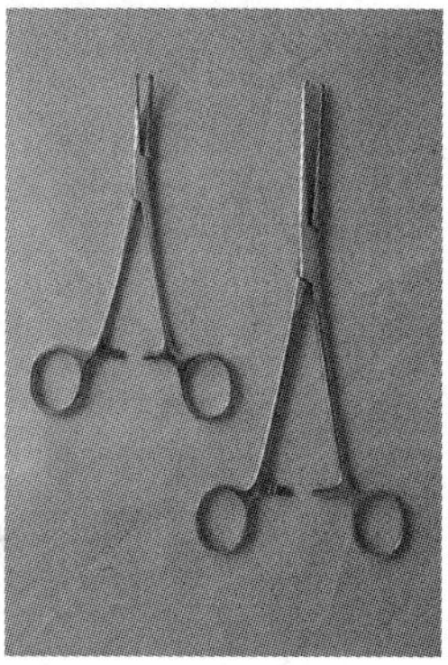

图 7-10　有齿血管钳

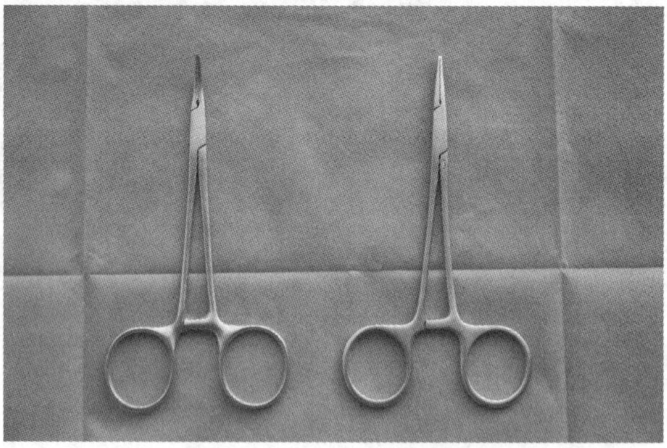

图 7-11　蚊式血管钳

三、手术剪

1. 组织剪　刃薄而锐利，用于游离、解剖或剪开浅部及深部组织（图 7-12）。

2. 线剪 多为直剪,刃较钝厚,有剪线剪和拆线剪两种,前者用于剪线、敷料等,后者用于拆除缝线(图 7-13)。

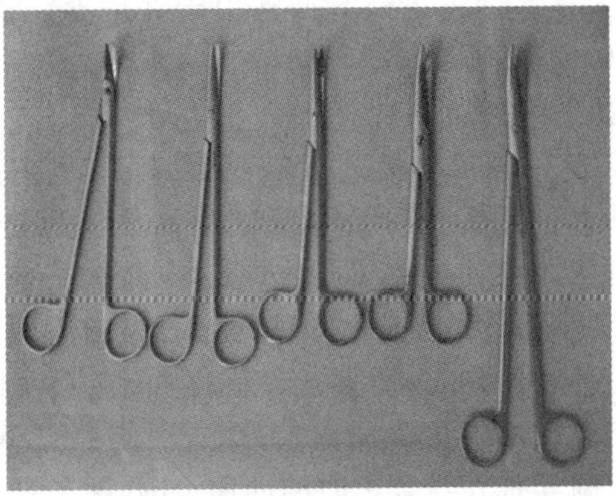

图 7-12 组织剪

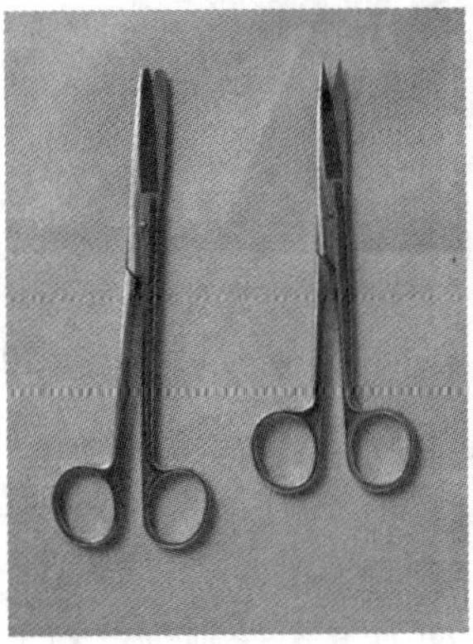

图 7-13 线剪

【临床注意】

不能用组织剪代替线剪,否则会损坏刀刃,缩短手术剪的使用寿命。正确的执剪方法同血管钳。

四、手术镊

手术镊既可用来夹持或提取组织,便于分离、剪开和缝合,也可用来夹持缝针或敷料等。常用镊的尖端可分为有齿和无齿两类,有齿镊又分为粗齿和细齿两种。粗齿镊常用于提起皮肤、皮下组织、筋膜等坚韧组织;细齿镊则常用于肌腱缝合、整形等精细手术。有齿镊夹持牢固,但对组织有一定损伤作用。无齿镊则常用于夹持组织、脏器及敷料,对组织损伤较轻,可以夹持脆弱组织、脏器等(图 7-14)。

【临床注意】

正确的持镊方法是拇指、示指和中指把持两镊脚中部,镊尖保持向下,稳而适度地夹住组织(图 7-15)。

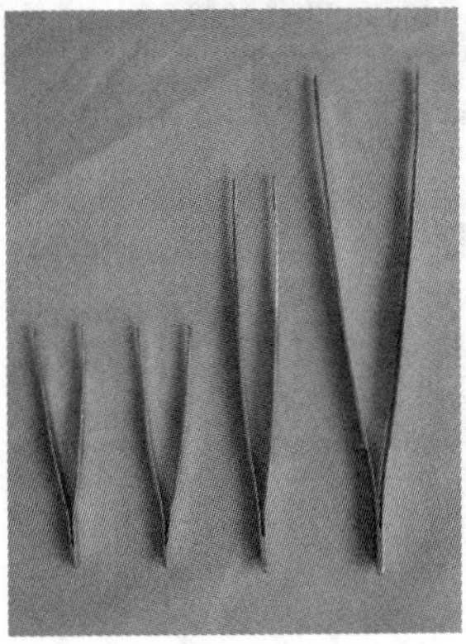

图 7-14 手术镊

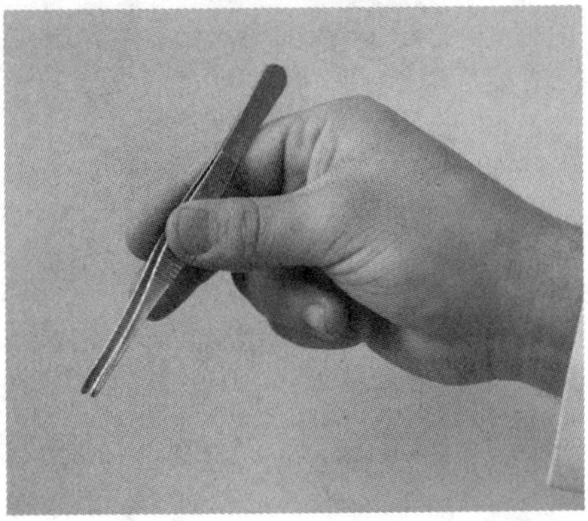

图 7-15 手术镊正确执法

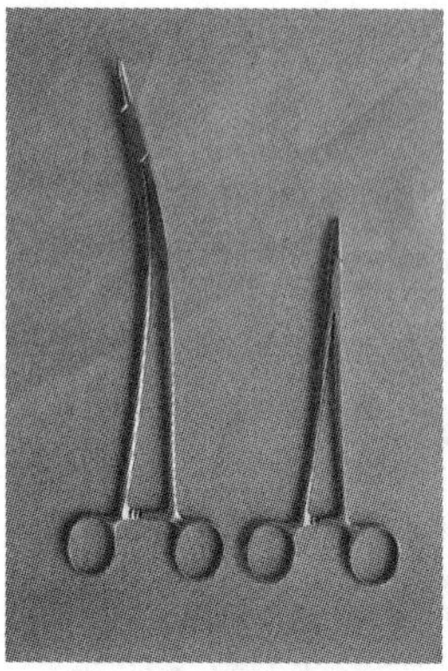

图 7-16　持针器

五、持针器

持针器又称针持钳、持针钳，常用于夹持缝针、协助缝线打结(图 7-16)。

持针器执法有以下几种。

1. 掌握法　也叫把抓式或满把握，即用手掌握拿持针器，钳环紧贴大鱼际上，拇指、中指和无名指及小指分别压在钳柄上，示指压在持针器中部近轴节处，利用拇指及大鱼际和掌指关节活动维持、张开持针器环柄上的齿扣。此法缝合稳健，容易改变缝针的方向，使得缝合顺利，操作方便(图7-17)。

2. 指套法　为传统执法。用拇指、无名指套入钳环内，以手指活动力量来控制持针钳的开闭，并控制其张开与合拢时的动作范围(图 7-18)。

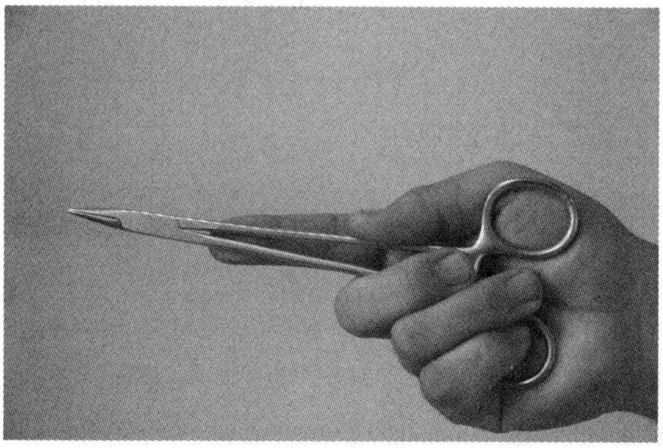

图 7-17　掌握法

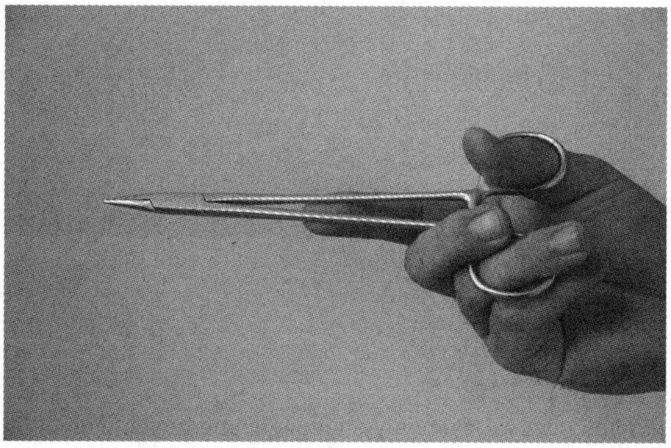

图 7-18　指套法

3. 掌指法　拇指套入钳环内，示指压在钳的前半部做支撑引导，其余三指压钳环固定于手掌中，拇指可上下开闭活动，控制持针钳张开与合拢(图 7-19)。

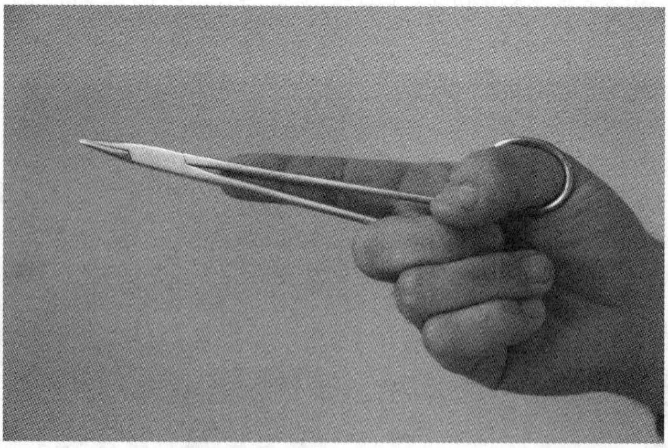

图 7-19　掌指法

【临床注意】

在缝合时持针器必须完全关闭钳扣，夹紧缝针。

六、其他钳类

1. 布巾钳　常用于固定小单，保护切口（图 7-20）。

2. 组织钳　组织钳又称鼠齿钳、Allis 钳，其前端稍宽，有一排细齿似小耙，闭合时互相嵌合弹性好，对组织的压榨相对血管钳轻，故创伤小，一般用于夹持组织或皮瓣，也用于夹持纱巾垫与切口边缘的皮下组织（图 7-21）。

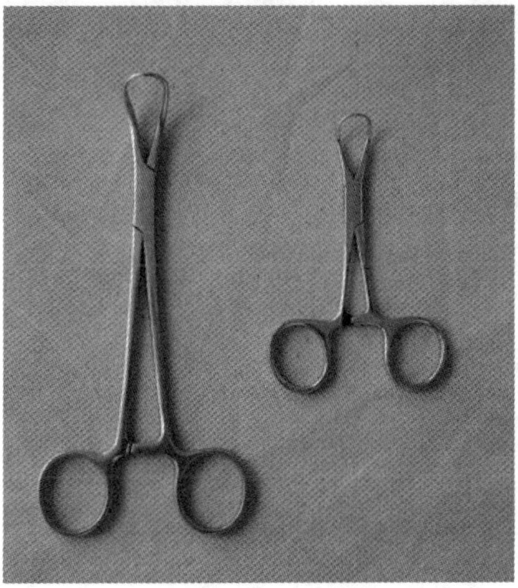

图 7-20　布巾钳

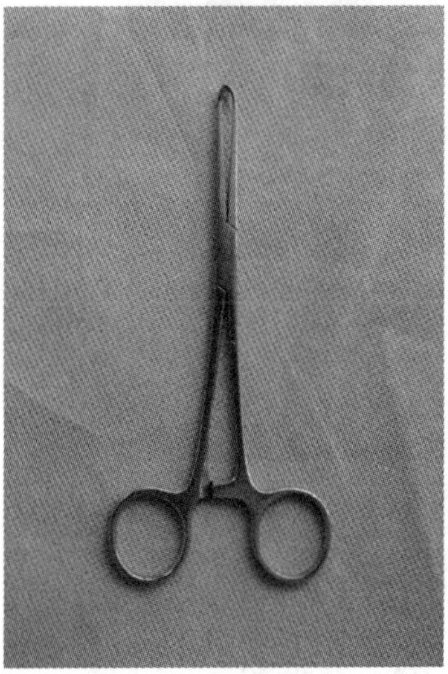

图 7-21　组织钳

3. 阑尾钳　常用于夹提、固定阑尾或输尿管等组织（图 7-22）。

4. 胃钳　常用于钳夹胃或结肠残端。轴为多关节，力量大、压榨力强，组织不易脱落（图 7-23）。

5. 肠钳　可分为直钳和弯钳两种，常用于夹持肠管，齿槽薄而细，对组织压榨作用小（图 7-24）。在夹持肠管时，一般不必完全关闭钳扣，仅关闭一两扣即可，以免损伤肠管。

6. 持物钳　持物钳又称卵圆钳（图 7-25），钳的前部呈环形，分为有齿和无齿两种。前者主要用于夹持、传递已消毒的器械、缝线、缝针及引流管等，也用于夹持敷料做手术区域皮肤消毒；后者主要用于夹提肠管、阑尾、网膜等器官组织。注意在夹持组织时，一般不必关闭钳扣，以免损伤组织。注意：使用持物钳时，钳的前部要向下，以免发生污染（图 7-26）。

七、缝针

缝针又称缝合针，由针尖、针体、针眼三部分组成。按针体弧度不同缝针可分为直针、1/4 弧、1/2 弧、3/8弧和 5/8 弧（图 7-27）。按针尖不同缝针又可分为圆针、三角针和铲针，临床上常用圆针和三角针。

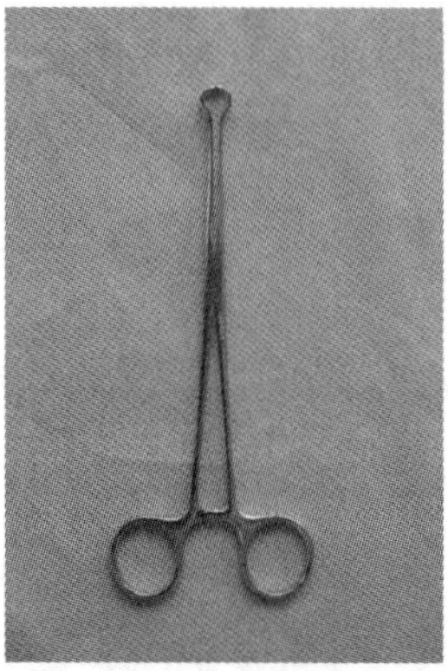

图 7-22　阑尾钳

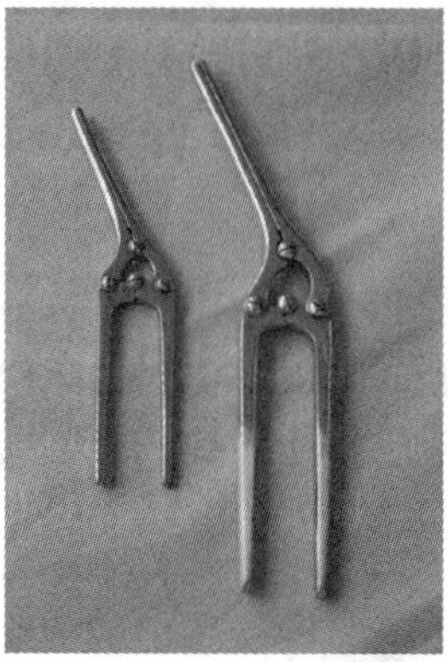

图 7-23　胃钳

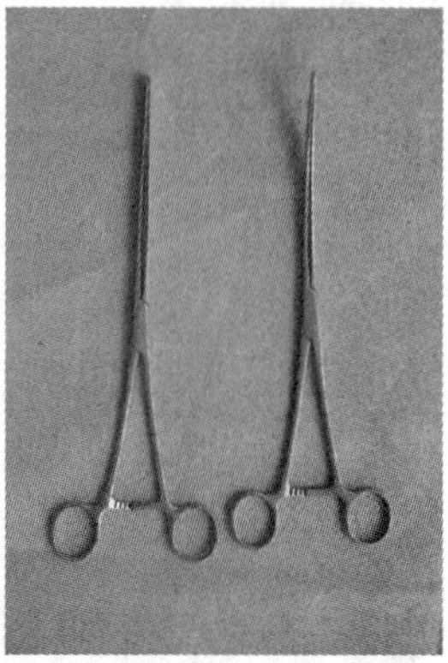

图 7-24　肠钳

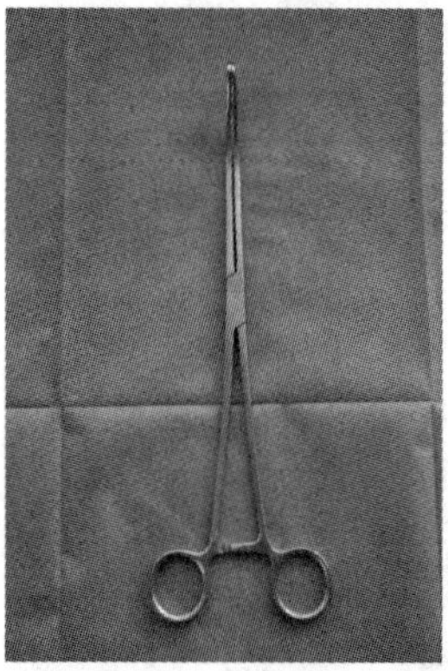

图 7-25　持物钳

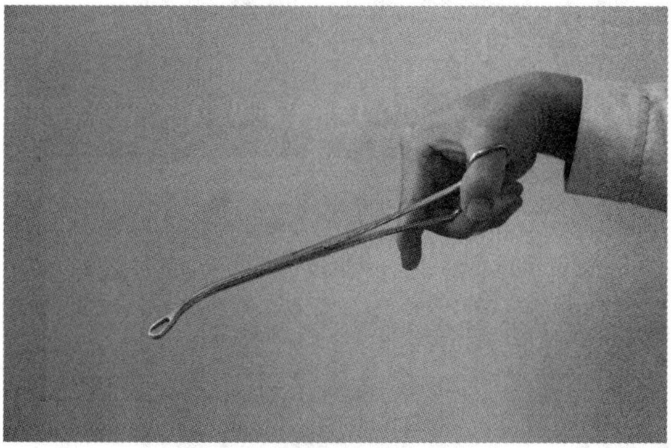

图 7-26　持物钳正确执法

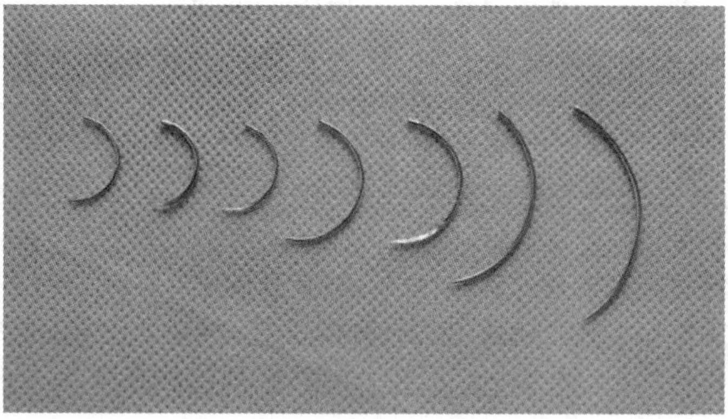

图 7-27　缝针

1. 三角针　针尖截面呈三角形，锐利而穿透力强，能穿透较硬的组织，故常用来缝合皮肤、韧带、软骨和瘢痕组织等，但不宜缝合颜面部皮肤。

2. 圆针　针尖截面呈圆形，用于缝合一般组织如胃肠壁、血管、筋膜、腹膜和神经等。

八、吸引器头

常用于吸引手术野的出血、渗出物、脓液、空腔脏器的内容物、冲洗液等，保持手术野清晰。吸引器头可有不同长度、弯度及口径（图 7-28）。

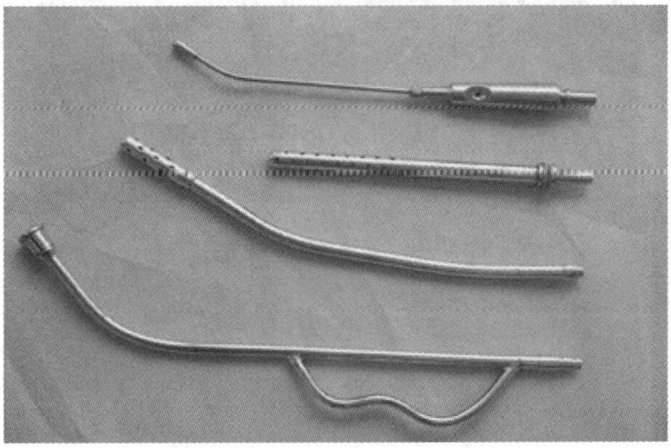

图 7-28　吸引器头

九、拉钩

拉钩又称牵开器，用于牵开切口、显露手术野，以便于手术操作。拉钩种类繁多，大小形状不一，可根据手术部位、深浅进行选择（图 7-29）。

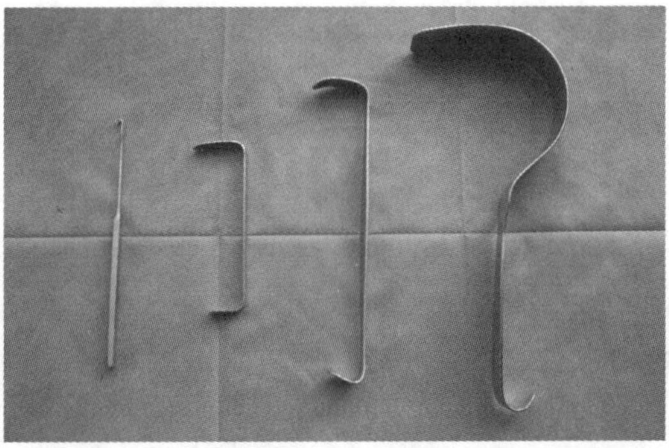

图 7-29　拉钩

常用的有以下几种。

1. 甲状腺拉钩　甲状腺拉钩又称直角拉钩，用于甲状腺部牵拉暴露，也用于牵开皮肤、皮下组织、肌肉和筋膜等。

2. 皮肤拉钩　皮肤拉钩又称爪形拉钩，用于浅部手术的皮肤牵开。

3. 腹部拉钩　常用于牵开腹壁部分，以便于手术野清晰。

4. 阑尾拉钩　常用于牵开腹壁及腹腔脏器部分，以便于手术野清晰。

5. S 拉钩　常用于深部切口牵开显露。注意其正确的使用方法（图 7-30）。

6. 输尿管拉钩　常用于牵开输尿管、血管等。

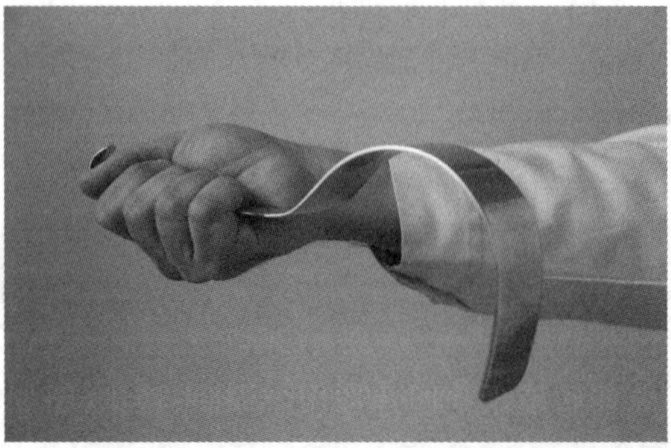

图 7-30　S 拉钩正确执法

（北大医疗淄博医院　刘鲁山）
（齐鲁医药学院　李若男）
（齐鲁医药学院　赵亚男）

第八章　成人基础生命支持

临床案例

患者，男，57 岁，冠心病 10 年，今日起床后突然猝倒，呼之不应。作为一名急救人员，请速为患者行心肺复苏术。

【目的】

(1) 及时发现心搏骤停患者。

(2) 维持患者的循环和呼吸，阻止人体从临床死亡向生物学死亡进展。

(3) 恢复患者的生命体征。

【适应证】

各种原因(如溺水、触电、药物中毒、疾病等)导致的心搏骤停。

【禁忌证】

(1) 已书写过不接受复苏的遗嘱。

(2) 患者死亡时间过长，出现尸斑和尸僵。

(3) 有断头、心脏压塞或胸部严重损伤，如胸壁开放性损伤及肋骨骨折等。

【操作前准备】

判断现场安全应注意以下几点。

(1) 确认现场非车祸现场。

(2) 确认现场非灾难现场，如地震、海啸、瓦斯爆炸等。

(3) 确认患者没有接触带电的电线。

(4) 对于落水者，施救人员需具备水下救护的专业训练基础。

【操作步骤】

1. 环境评估(图 8-1)　确定现场环境安全，具备急救的环境条件。

2. 意识判断(图 8-2)

(1) 双手轻拍患者的双肩。

(2) 大声呼叫患者，施救者应当在患者两侧耳边呼叫，如知其名，则可直呼其名。

3. 颈动脉搏动及呼吸判断(图 8-3)

(1) 触摸颈动脉，检查位置在施救者同侧的颈动脉，如图 8-4 所示。①一只手的示指与中指并拢，摸到喉结。②向施救者同侧滑动 1.5～2 cm 的肌肉间隙。

(2) 触摸颈动脉的同时应观察呼吸。①施救者的耳朵靠近患者的鼻孔，听有无气体流

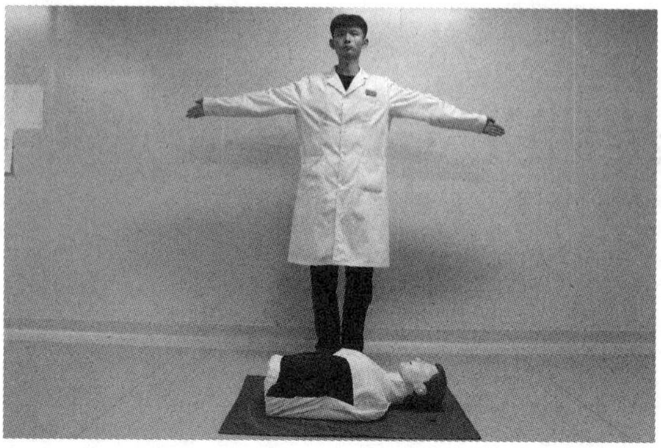

图 8-1 评估环境

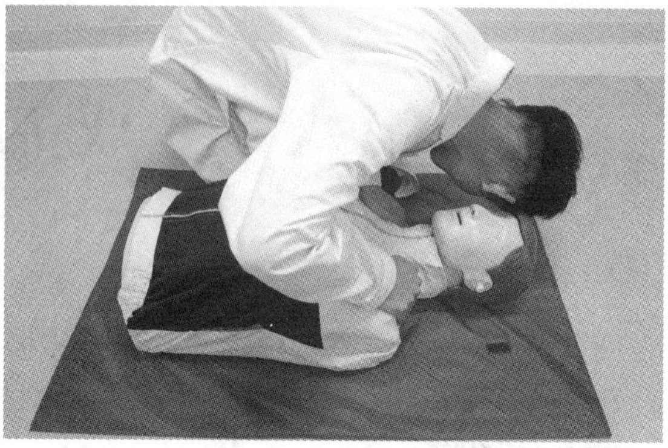

图 8-2 判断意识

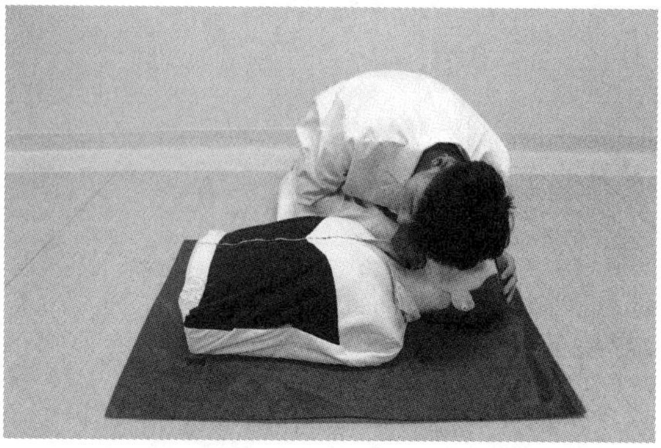

图 8-3 判断呼吸、脉搏

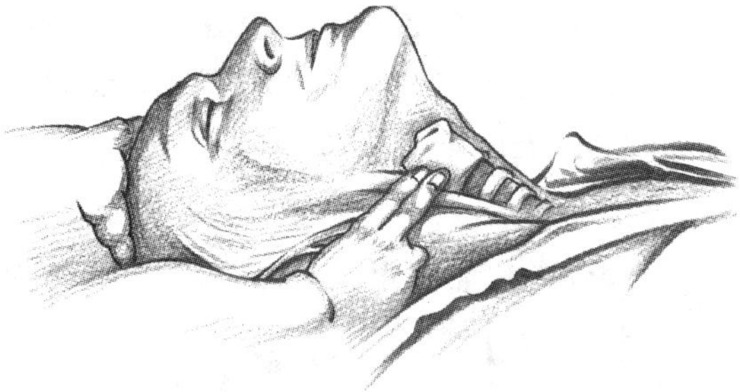

图 8-4 触摸颈动脉

动的声音，如图 8-5 所示。②眼睛观察患者的胸部，确定是否有胸廓的起伏。

(3) 检查颈动脉搏动及呼吸时间为 5～10 s。

4. 启动 EMSS(急救医疗服务系统)(图 8-6) 立即叫周边的人，或亲自拨打急救电话(120 或医院内急救电话)，告知患者的数量、地点、状况，特别是应该说明患者可能出现了心搏骤停。

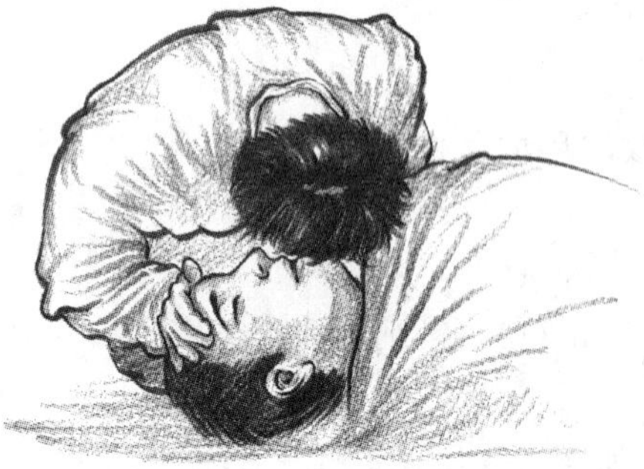

图 8-5 听呼吸

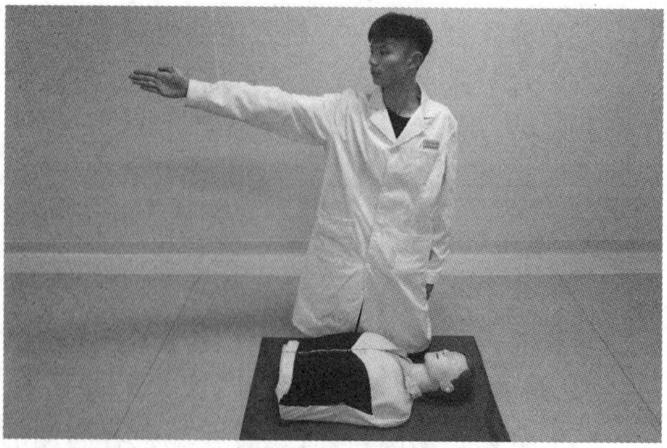

图 8-6 拨打 120

5. 患者体位　将患者平放于硬地板或硬板床上，使患者的躯干及四肢摆成一条直线，身体无扭曲，如患者呈俯卧位，需将患者改为仰卧位，如图 8-7 所示。

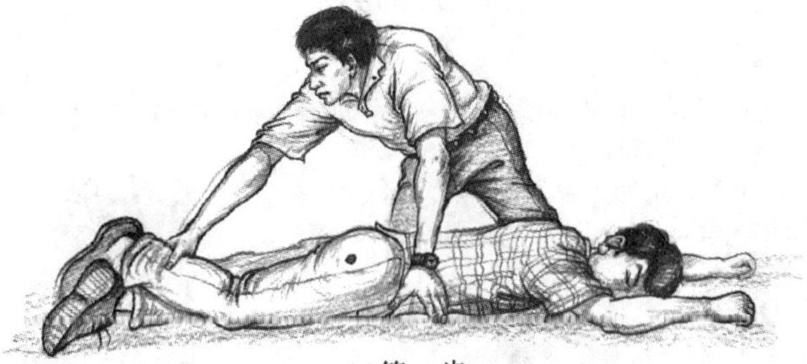

(a)第一步

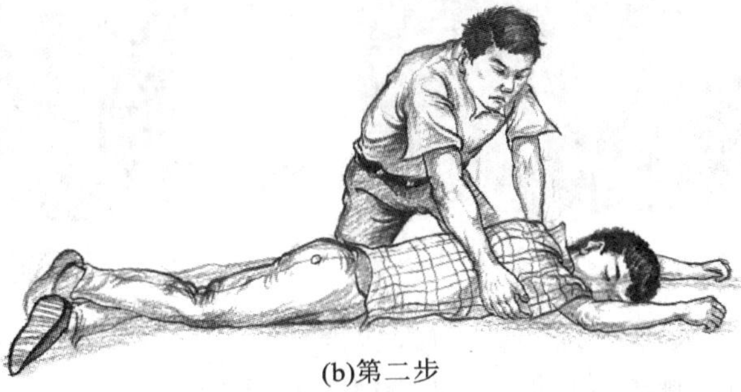

(b)第二步

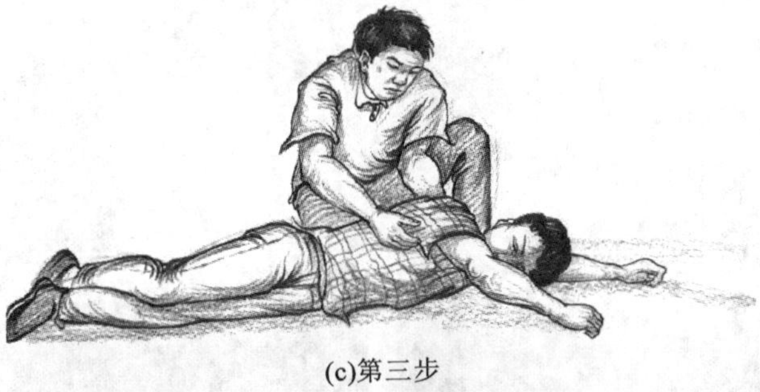

(c)第三步

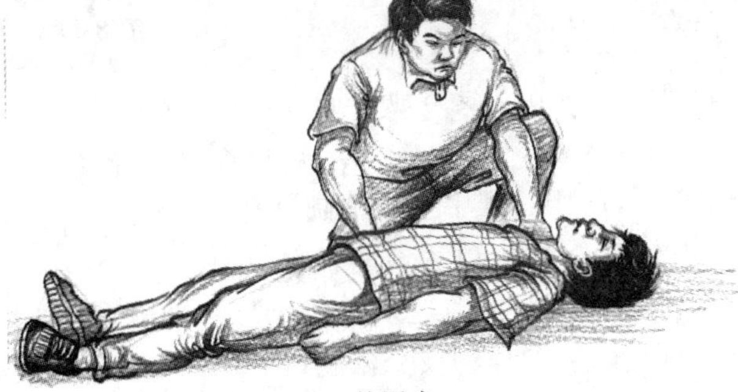

(d)第四步

图 8-7　患者体位

(1) 施救者跪于患者左侧，右手将患者右脚搭于左脚的左侧(图 8-7(a))。

（2）施救者双手扶于患者腋下（图 8-7(b)）。

（3）将患者向右侧转身后平躺呈仰卧位（图 8-7(c)）。

（4）将患者双臂置于其身体两侧（图 8-7(d)）。

6. 胸外心脏按压（图 8-8）

（1）按压部位：两乳头连线中点，胸骨下端。如图 8-9 所示定位。

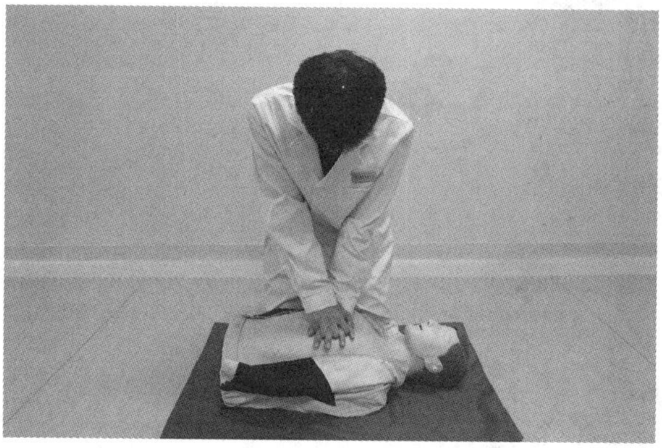

图 8-8　胸外按压

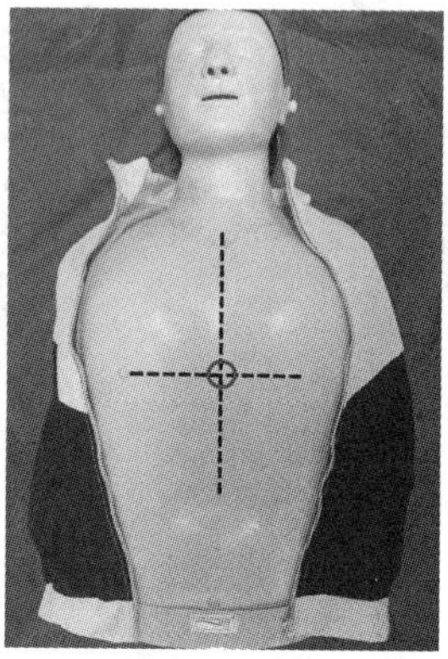

图 8-9　定位

（2）手法：一只手张开，另一只手十指交叉握住前手，将手掌根部置于按压部位（图 8-10）。需注意，仅掌根部接触患者皮肤，切勿使用图 8-11 错误姿势。

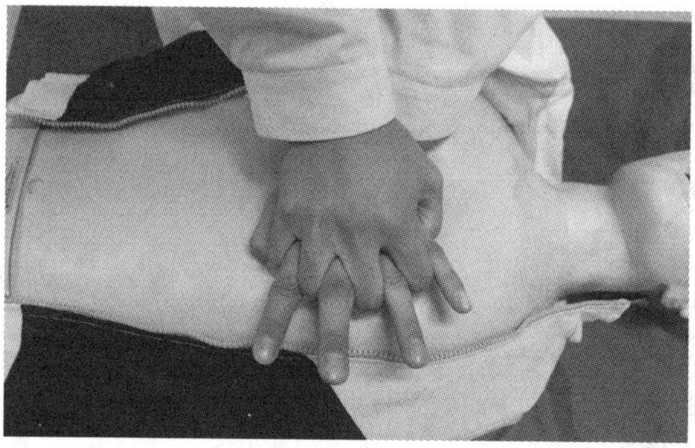

图 8-10　正确姿势

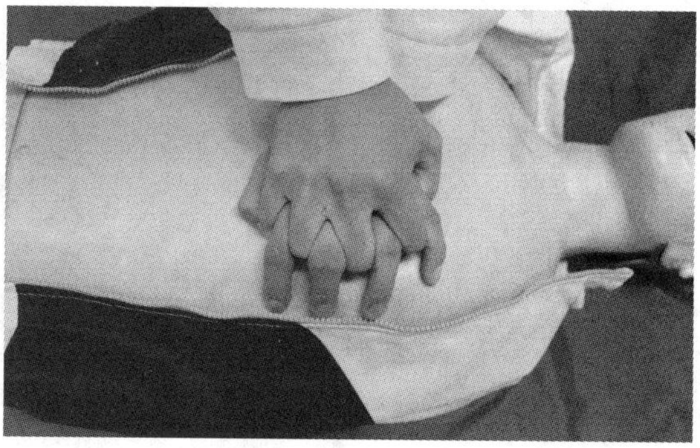

图 8-11　错误姿势

（3）双上肢伸直，肩、肘、腕关节连线与地面垂直，用上身重力下压（图 8-12）。

（4）进行按压时按压频率为 100～120 次/分，按压深度为 5～6 cm，下压与放松的时间比为 1∶1，需连续按压 30 次，按压过程中要求清晰计数。

7. 清理口腔异物（图 8-13）　检查患者颈部有无损伤。

（1）若颈部有损伤，不可移动其颈部，应双手扶于患者面颊，拇指下压患者下颏，使其打开口腔，观察患者口腔及鼻腔内有无异物及分泌物（图 8-14），用右手的示指裹纱布后将患者口腔及鼻腔内异物及分泌物移除，如有活动性义齿，也应当去除。

（2）若颈部无损伤，双手应扶于患者面颊，拇指下压患者下颏观察有无异物后，将患者头部偏向右侧，左手拇指打开口腔，右手拨出异物（图 8-15），异物拨出后，将患者头部归正。

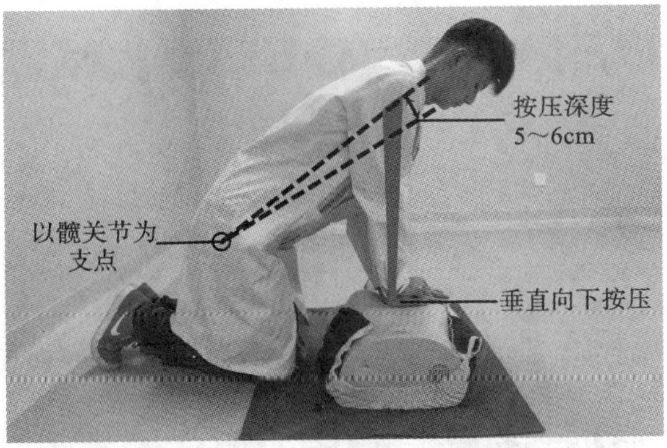

图 8-12 按压

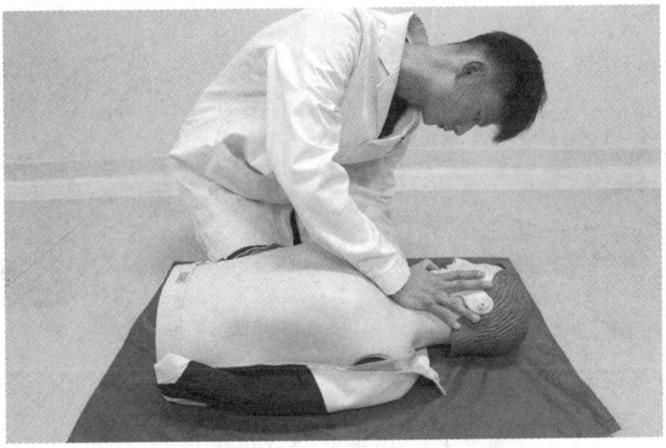

图 8-13 清理口腔异物

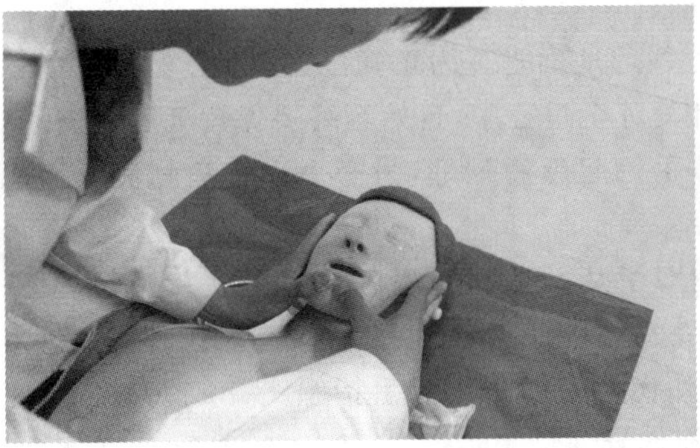

图 8-14 打开口腔

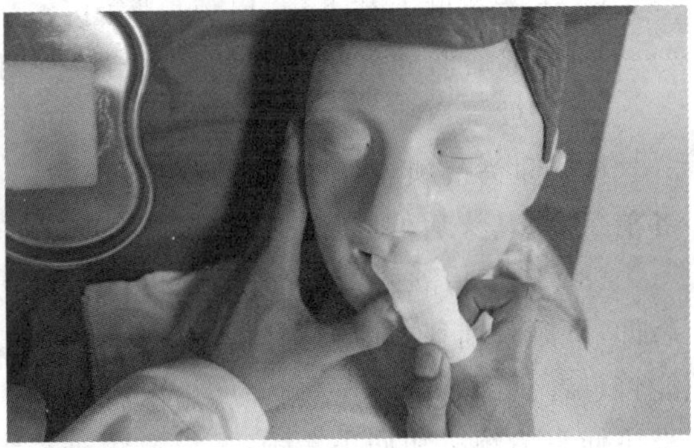

图 8-15 清理异物

8. 开放气道(图 8-16) 开放气道以保持呼吸道通畅，是进行人工呼吸的首要步骤。不开放气道与开放气道的区别如图 8-17 所示，具体方法有三种，即仰头抬颏法、仰头抬颈法和双手抬颌法。

(1) 仰头抬颏法：临床中最常用的一种方法。施救者将一手掌小鱼际(小拇指侧)置于患者前额，下压使其头部后仰，另一手的示指和中指置于靠近颏部的下颌骨下方，将颏部向前抬起，帮助头部后仰，气道开放。必要时拇指可轻牵下唇，使口微微张开(图 8-18)。

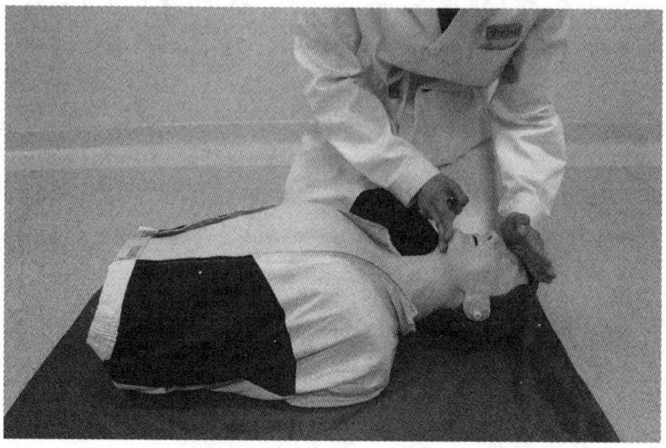

图 8-16　开放气道

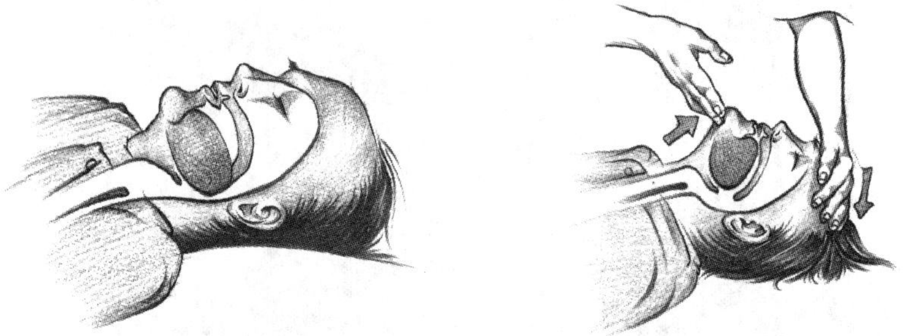

(a) 气道未开放　　(b) 气道已开放

图 8-17　气道是否开放的区别

a. 示指和中指尖不要深压颏下软组织，以免阻塞气道。

b. 不能过度上举下颏，以免口腔闭合。

c. 头部后仰的程度是以下颌角与耳垂间连线与地面垂直为正确位置。

d. 开放气道要在 3～5 s 完成，而且在心肺复苏全过程中，自始至终要保持气道通畅。

(2) 仰头抬颈法：患者取仰卧位，施救者一手抬起患者颈部，另一手以小鱼际侧下压患者前额，使其头后仰，气道开放(图 8-19)。

(3) 双手抬颌法：患者取平卧位，施救者用双手从两侧抓紧患者的双下颌并托起，使头后仰，下颌骨前移，即可打开气道(图 8-20)。此法适用于颈部有外伤者，以下颌上提为主，不能将患者头部后仰及左右转动。注意，颈部有外伤者只能采用双手抬颌法开放气道。不宜采用仰头抬颏法和仰头抬颈法，以避免进一步损伤脊髓。

9. 口对口人工呼吸(图 8-21)

(1) 保持气道开放，并用按压前额手的拇指和示指捏紧患者的鼻翼，关闭鼻孔。

(2) 施救者自然吸气，用口包住患者的口，缓慢吹气。

(3) 吹气的同时观察胸部，使胸部能够明显起伏。

(4) 将口离开患者口部，同时放开捏紧的鼻翼，令患者呼气。

(5) 吹气时间不小于 1 s。吹气完毕需观察胸廓恢复至正常后再进行第 2 轮吹气(图 8-21(b))。

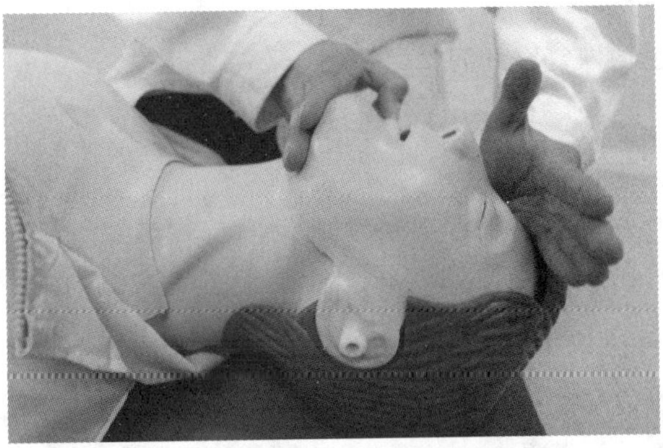

图 8-18　仰头抬颏法

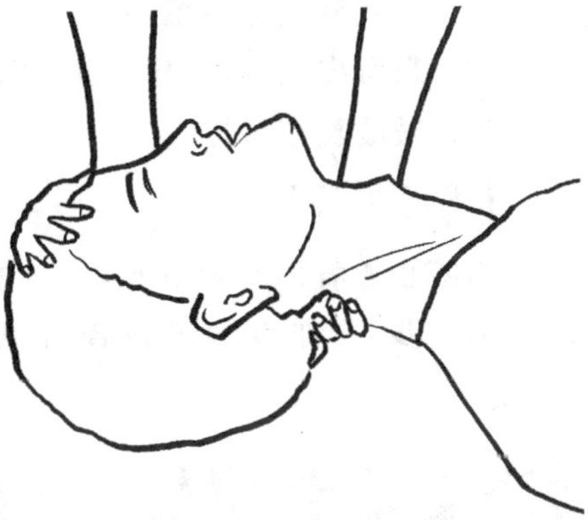

图 8-19　仰头抬颈法

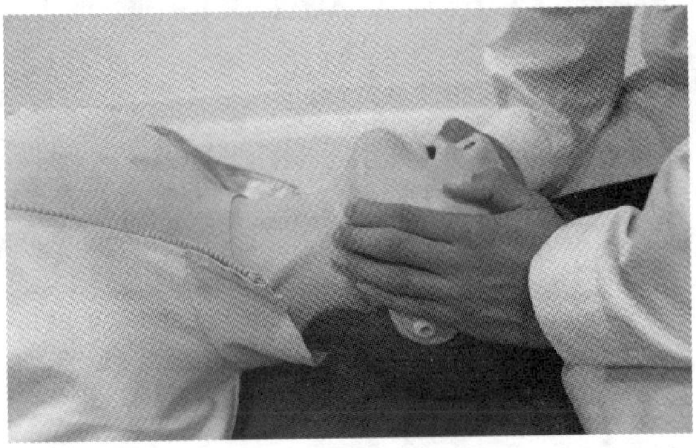

(a)

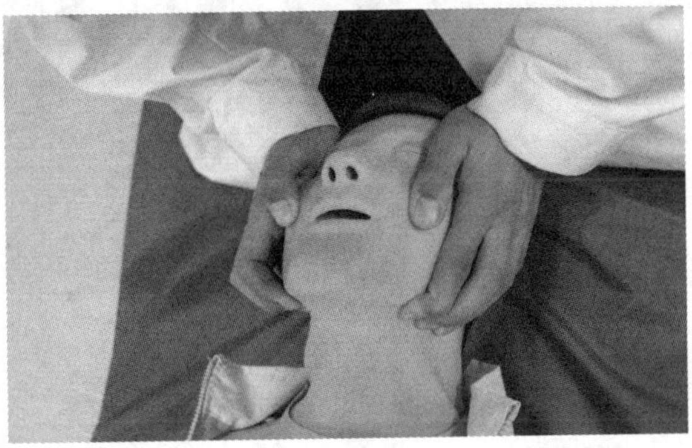

(b)

图 8-20　双手抬颌法

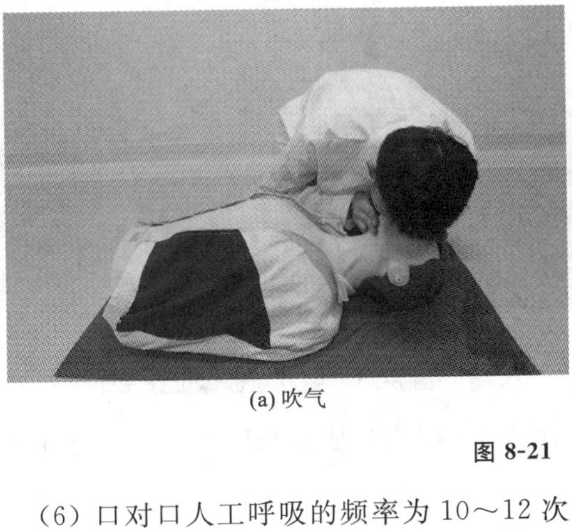

(a) 吹气

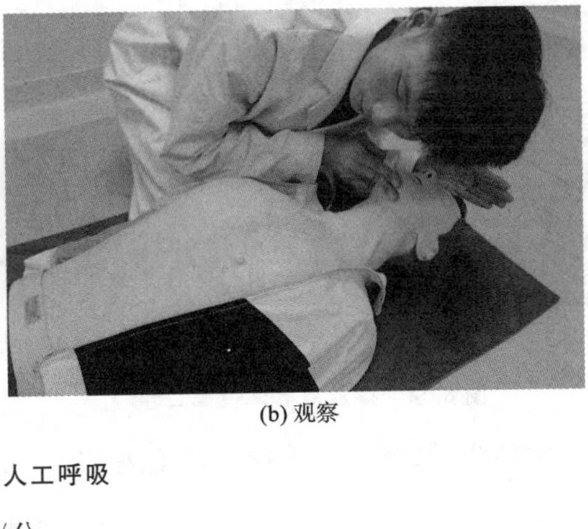

(b) 观察

图 8-21　人工呼吸

(6) 口对口人工呼吸的频率为 10～12 次/分。

(7) 进行 2 次有效的人工呼吸后继续进行胸外按压。

10. 判断复苏结果　抢救成功的标志有以下几点(图 8-22)。

(1) 患者恢复自主呼吸和脉搏跳动。

(2) 患者瞳孔大小恢复到正常,存在对光反射。

（3）患者恢复自主意识。

（4）患者皮肤颜色、指甲颜色及口唇颜色均恢复至红润。

11. 摆放复苏体位

【术后处理】

为防止患者出现舌后坠，心肺复苏抢救成功后需将患者摆放为复苏体位。

第一步：操作者跪于患者右侧，将患者右手臂曲肘，掌心向上，放于患者右侧（图 8-23）。

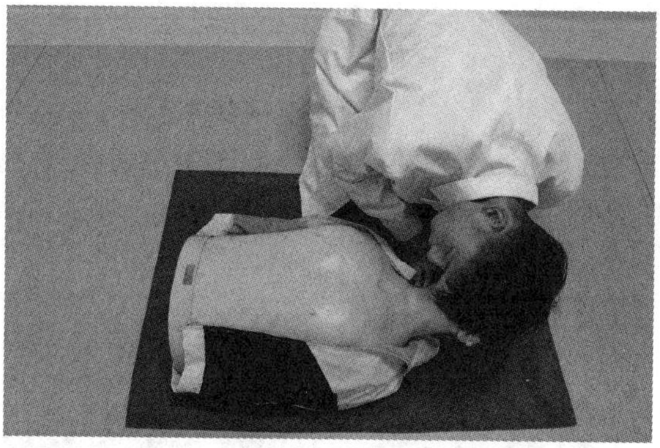

图 8-22　检查生命体征

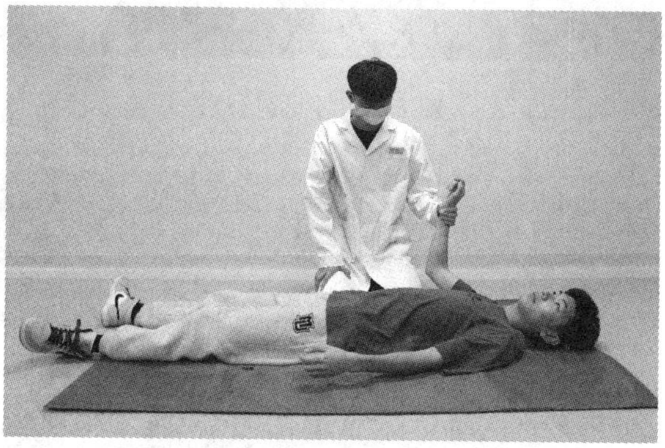

图 8-23　摆放复苏体位第一步

第二步：将患者左手臂曲肘，掌心向下，放于患者胸前（图 8-24）。

第三步：协助患者左腿屈膝，左脚掌踩地（图 8-25）。

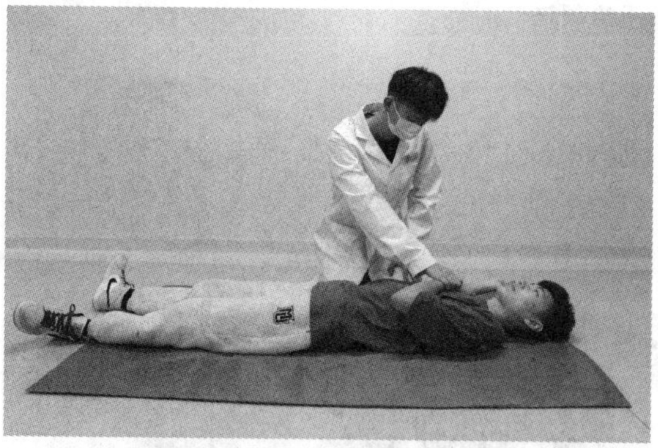

图 8-24　摆放复苏体位第二步

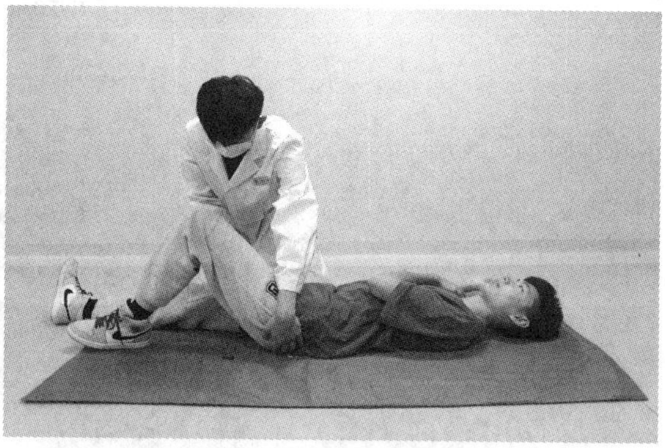

图 8-25　摆放复苏体位第三步

第四步：操作者一手扶于患者左肩，一手扶于左侧膝部，协助患者缓慢朝右侧卧（图 8-26）。

复苏体位摆放完成，如图 8-27 所示。

【注意事项】

（1）在判断呼吸时应当注意的是，患者有下颌呼吸、顿挫呼吸等都视为没有呼吸。

（2）检查脉搏时，一定检查施救者同侧的颈动脉。不得检查施救者对侧颈动脉，避免造

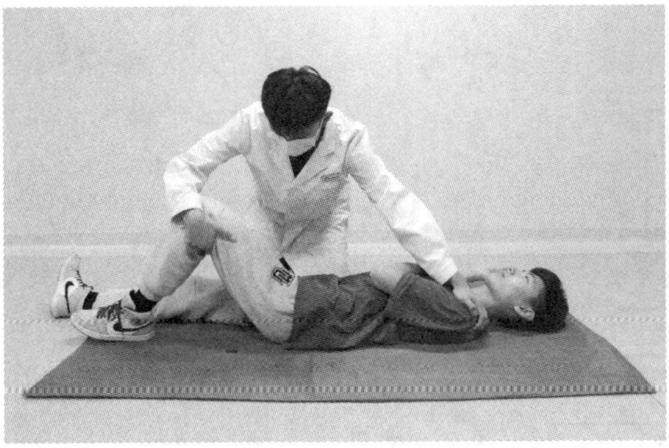

图 8-26　摆放复苏体位第四步

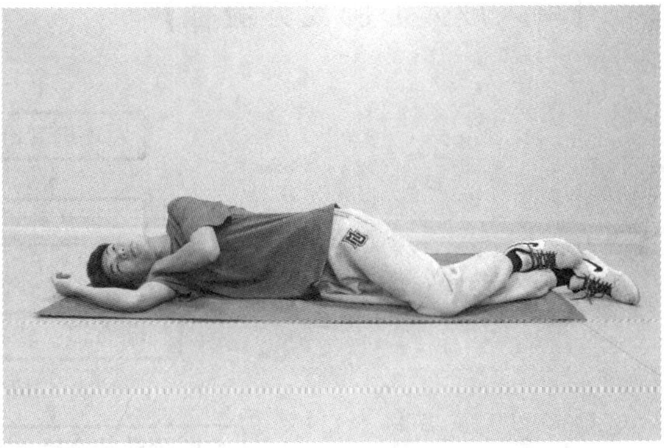

图 8-27　复苏体位

成掐捏患者颈部的错觉。

(3) 在心脏按压时,要做到“快速按压、用力按压以及完全放松”。但要注意不可以冲击按压,手掌不能离开患者胸壁,按压时上肢不能弯曲。

(4) 在进行人工呼吸时,需要保证气道的开放。

(5) 进行口对口人工呼吸时可以使用介质(如棉布、呼吸面膜等)防止交叉感染。

(6) 双人操作时,一人胸外心脏按压,一人开放气道并做人工呼吸,可同时进行。

(7) 黄金抢救时间为 4 min,要求操作迅速准确,不慌乱,操作结束后向患者家属告知急救结果以及下一步处理意见。

(8) 如遇溺水患者,需先清理口腔异物,后行胸外心脏按压。

【体外电除颤】

如现场备有全自动体外除颤仪(AED,图 8-28),则应立即尝试进行除颤。

打开 AED,根据提示进行操作,电极贴放位置如图 8-29 所示。

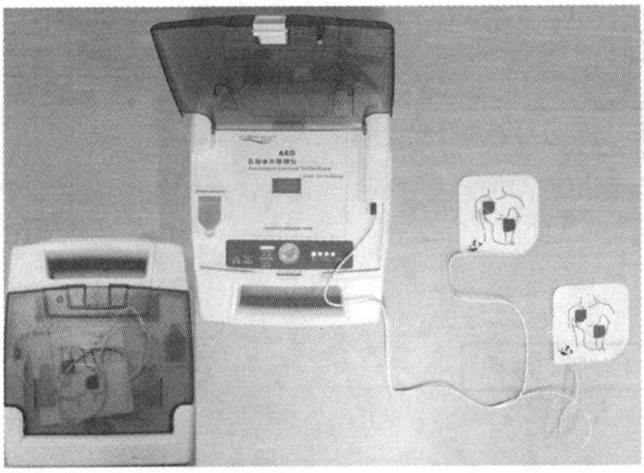

图 8-28　AED

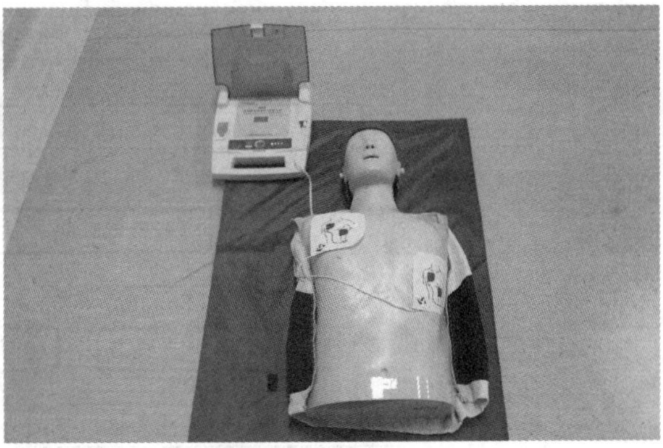

图 8-29　放置位置

除颤后给予心脏按压和人工通气(30∶2),连续 5 个周期后视心律情况判断是否再次进行除颤。

【单人成人心肺复苏流程】

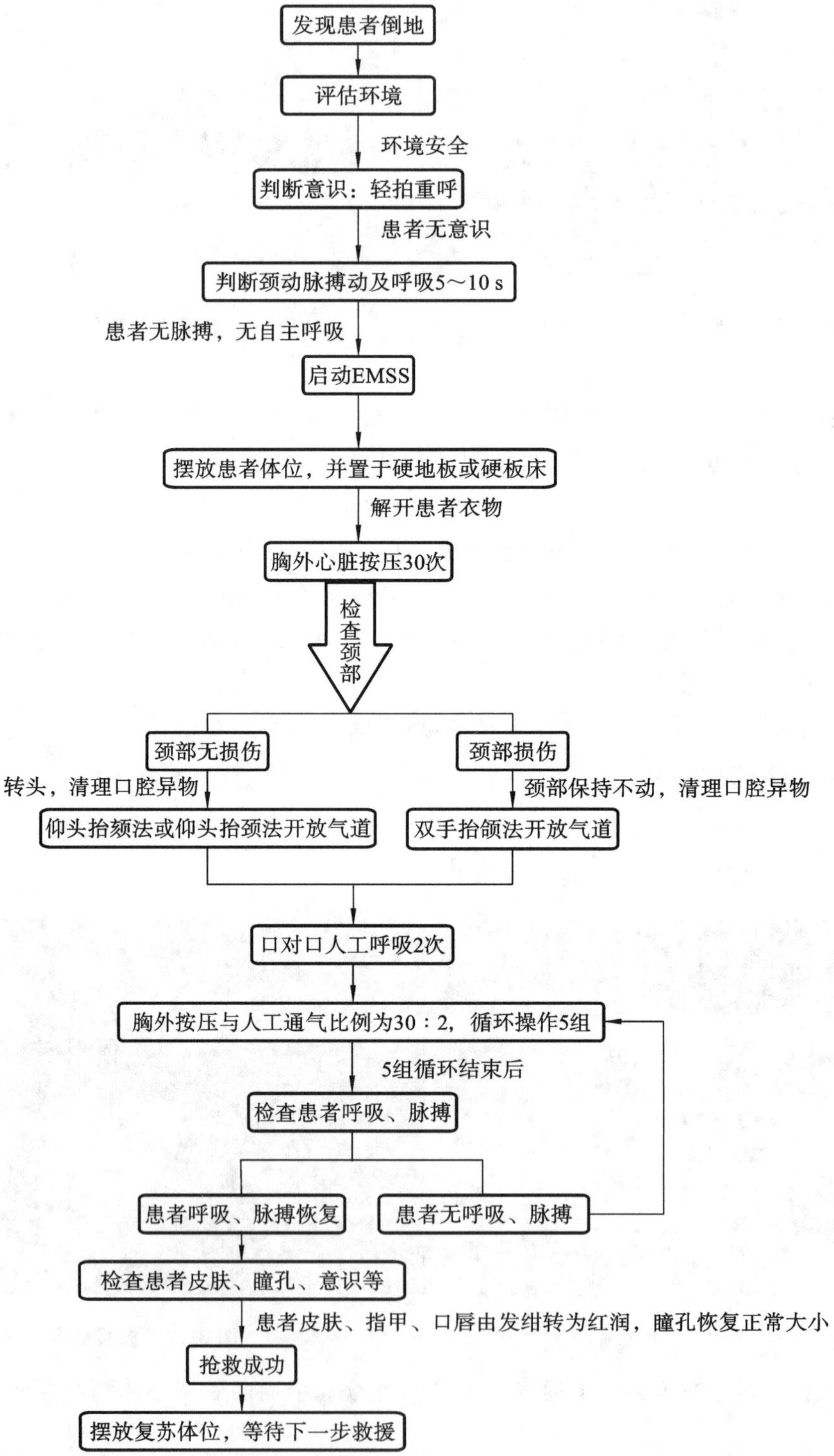
发现患者倒地
评估环境
环境安全
判断意识：轻拍重呼
患者无意识
判断颈动脉搏动及呼吸5～10 s
患者无脉搏，无自主呼吸
启动EMSS
摆放患者体位，并置于硬地板或硬板床
解开患者衣物
胸外心脏按压30次
检查颈部
颈部无损伤
颈部损伤
转头，清理口腔异物
颈部保持不动，清理口腔异物
仰头抬颏法或仰头抬颈法开放气道
双手抬颌法开放气道
口对口人工呼吸2次
胸外按压与人工通气比例为30：2，循环操作5组
5组循环结束后
检查患者呼吸、脉搏
患者呼吸、脉搏恢复
患者无呼吸、脉搏
检查患者皮肤、瞳孔、意识等
患者皮肤、指甲、口唇由发绀转为红润，瞳孔恢复正常大小
抢救成功
摆放复苏体位，等待下一步救援

【双人成人心肺复苏流程】

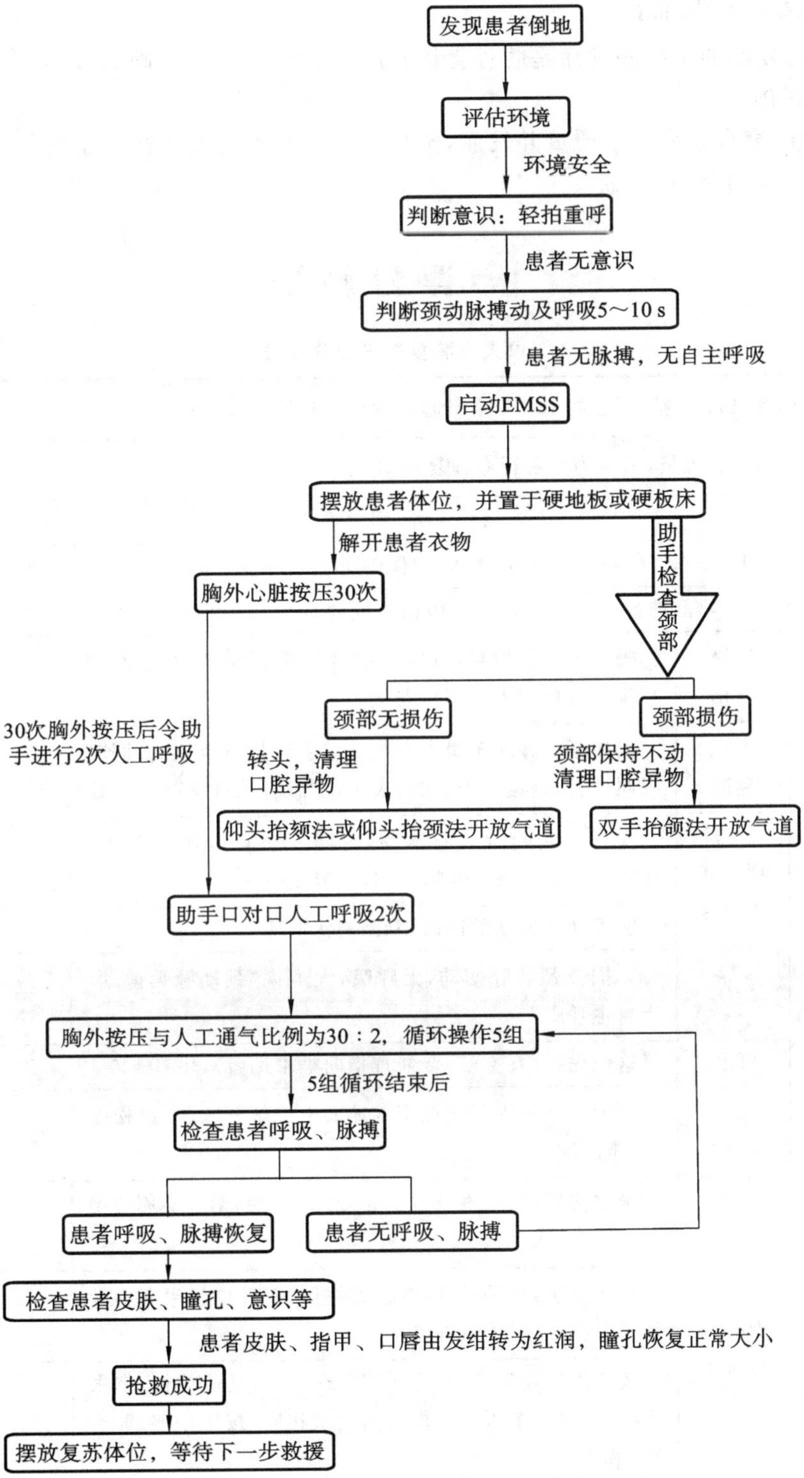
发现患者倒地
评估环境
环境安全
判断意识：轻拍重呼
患者无意识
判断颈动脉搏动及呼吸5～10 s
患者无脉搏，无自主呼吸
启动EMSS
摆放患者体位，并置于硬地板或硬板床
解开患者衣物
胸外心脏按压30次
助手检查颈部
颈部无损伤
颈部损伤
转头，清理口腔异物
颈部保持不动清理口腔异物
仰头抬颏法或仰头抬颈法开放气道
双手抬颌法开放气道
30次胸外按压后令助手进行2次人工呼吸
助手口对口人工呼吸2次
胸外按压与人工通气比例为30：2，循环操作5组
5组循环结束后
检查患者呼吸、脉搏
患者呼吸、脉搏恢复
患者无呼吸、脉搏
检查患者皮肤、瞳孔、意识等
患者皮肤、指甲、口唇由发绀转为红润，瞳孔恢复正常大小
抢救成功
摆放复苏体位，等待下一步救援

备注：当除颤器到达，立即安排进行除颤。除颤后立即进行心脏按压和人工通气（30：2），直至患者自主循环恢复或急救专业人员到场。

【不良反应及处理】

（1）心肺复苏的主要并发症是肋骨骨折及胸骨骨折。采用正确的按压手法是防止出现骨折的重要措施。

（2）呕吐、窒息是另一个严重并发症，预防和处理措施是在进行人工通气时一定保证气道开放以及避免过量、过快通气。

评分标准

单人心肺复苏术评分标准

临床案例：患者，男，57 岁，冠心病 10 年，今日起床后突然猝倒，呼之不应

要求：作为一名急救人员，请速为患者行心肺复苏术

项目	评分细则		分值	得分	备注
操作前准备	1. 操作者准备	着装整洁，动作迅速	2		
	2. 物品准备	一次性呼吸面膜或纱布等	3		
具体操作流程	环境评估	操作者扫视现场，判断周围环境是否安全，双手两侧平举，大声说“现场环境安全”	5		
	意识判断	操作者双膝跪于患者右侧。双手轻拍患者双肩，同时呼叫患者，确定意识丧失，大声说“患者无意识”	5		
	颈动脉搏动及呼吸判断	操作者判断颈动脉搏动，时间 5～10 s，计时 1001，1002，1003，1004，1005，1006，1007……	5		
		触摸动脉搏动的同时，判断有无呼吸	5		
		未扪及颈动脉搏动，无呼吸，大声说“颈动脉无搏动，无自主呼吸”	5		
	呼救	这位先生/女士（手臂伸直指向被求助者），快打 120	5		
	患者体位	患者去枕平卧于硬板床或地面上。解开衣领，放松腰带，暴露胸部	5		
	胸外心脏按压	确定按压部位：胸骨下 1/3。定位方法：两乳头连线中点	5		
		按压方法：双手重叠，掌根处按压，双臂位于患者胸骨的正上方，双肘关节伸直	5		
		按压深度及频率：胸骨下陷 5～6 cm，迅速放松，掌根不离开胸骨，按压与放松时间大致相同，按压频率 100～120 次/分	5		
		按压注意事项：30 次为一组，按压的同时清晰计数	5		

续表

项　　目	评分细则		分值	得分	备注
具体操作流程	开放气道	检查颈部有无损伤	2		
		清理呼吸道：检查口腔，头偏向一侧，清除异物及分泌物	3		
		使用仰头举颏法开放气道：左手小鱼际肌置于患者前额上用力后压；右手示指和中指放于患者下颌骨下缘，将颏部向上向前抬起。患者头部后仰程度：需使患者下颌角与耳垂连线与地面成90°角	5		
	口对口人工呼吸	施救者左手拇指与示指捏紧患者鼻孔，正常吸气后将嘴唇紧密包住患者口部吹气	5		
		吹气2次，持续1 s，可见胸廓明显起伏。吹气毕，放开鼻孔，让气体自然由口鼻逸出	5		
	循环操作	重复胸外心脏按压与人工呼吸操作，完成5个循环，胸外心脏按压与人工呼吸次数比例为30∶2，每组循环按压开始时必须重新定位	5		
	再次判断	全部操作完成后，判断复苏是否有效（动脉搏动、呼吸、瞳孔、皮肤颜色）。如已恢复，大声报告判断结果	2		
	整理用物	摆复苏体位，整理患者衣服及用物	2		
	报告评委	操作者大声报告评委“操作完毕”	1		
人文关怀	着装规范、仪态大方、精神饱满、爱伤观念强		5		
	专心的倾听者□　仔细的观察者□ 敏锐的交谈者□　温柔的操作者□ 在符合条件的框内打钩，符合4项为A档，3项为B档，2项为C档，1项及以下为D档		评价档次	A□　B□ C□　D□	
综合评价	操作熟练流畅		5		
	教师对此次测评满意程度： 非常满意：A　满意：B　一般：C　不满意：D		评价档次	A□　B□ C□　D□	
总分			100		

双人心肺复苏术评分标准

临床案例：患者，男，57岁，冠心病10年，今日起床后突然猝倒，呼之不应

要求：作为急救人员，与助手合作，速为患者行心肺复苏术

项　目	评分细则		分值	得分	备注
操作前准备	1. 操作者准备	着装整洁，动作迅速	2		
	2. 物品准备	一次性呼吸面膜或纱布等	3		
具体操作流程	环境评估	主操作者扫视现场，判断周围环境是否安全，双手两侧平举，大声说“现场环境安全”	5		
	意识判断	主操作者双膝跪于患者右侧。双手轻拍患者双肩，同时呼叫患者，确定意识丧失，大声说“患者无意识”	5		
具体操作流程	颈动脉搏动及呼吸判断	主操作者判断颈动脉搏动，时间5～10 s，计时1001，1002，1003，1004，1005，1006，1007……	5		
		触摸动脉搏动的同时，判断有无呼吸	5		
		未扪及颈动脉搏动，无呼吸，大声说“颈动脉无搏动，无自主呼吸”	5		
	呼救	这位先生/女士（手臂伸直指向被求助者），快打120	5		
	患者体位	2名医务人员协助患者去枕平卧于硬板床或地面上。解开衣领，放松腰带，暴露胸部	5		
	主操作者胸外心脏按压	确定按压部位：胸骨下1/3。定位方法：两乳头连线中点	5		
		按压方法：双手重叠，掌根处按压，双臂位于患者胸骨的正上方，双肘关节伸直	5		
		按压深度及频率：胸骨下陷5～6 cm，迅速放松，掌根不离开胸骨，按压与放松时间大致相同，按压频率100～120次/分	5		
		按压时应注意30次为一组，按压的同时清晰计数	5		
	助手开放气道，与胸外按压同时进行	嘱助手检查颈部有无损伤	2		
		嘱助手清理呼吸道：检查口腔，头偏向一侧，清除异物及分泌物	3		
		令助手采用仰头举颏法开放气道：左手小鱼际肌置于患者前额上用力后压；右手示指和中指放于患者下颌骨下缘，将颏部向上向前抬起。患者头部后仰程度：需使患者下颌角与耳垂连线与地面成90°角	5		
	助手口对口人工呼吸	主操作者按压30次后，嘱助手进行人工呼吸：左手拇指与示指捏紧患者鼻孔，正常吸气后将嘴唇紧密包住患者口部吹气	5		
		吹气2次，持续1 s，可见胸廓明显抬起。吹气毕，放开鼻孔，让气体自然由口鼻逸出	5		

续表

项　　目		评分细则	分值	得分	备注
具体操作流程	循环操作	操作者与助手重复胸外心脏按压与人工呼吸操作，完成5个循环，胸外心脏按压与人工呼吸次数比例为30∶2，每组循环按压开始时必须重新定位	5		
	再次判断	全部操作完成后，主操作者判断复苏是否有效(动脉搏动、呼吸、瞳孔、皮肤颜色)。如已恢复，大声报告判断结果	2		
	整理用物	摆复苏体位，整理患者衣服及用物	2		
	报告评委	操作者大声报告评委“操作完毕”	1		
人文关怀	着装规范、仪态大方、精神饱满、爱伤观念强		5		
	专心的倾听者□　仔细的观察者□ 敏锐的交谈者□　温柔的操作者□ 在符合条件的框内打钩，符合4项为A档，3项为B档，2项为C档，1项及以下为D档		评价档次	A□ C□	B□ D□
综合评价	操作熟练流畅		5		
	教师对此次测评满意程度： 非常满意：A　满意：B　一般：C　不满意：D		评价档次	A□ C□	B□ D□
总分			100		

附：简易呼吸器(球囊面罩)的使用

球囊面罩是最常使用的进行人工通气的工具。可以维持和增加患者的通气量，纠正低氧血症。

【适应证】

(1) 各种原因导致的呼吸停止或呼吸抑制，如心搏骤停，中毒，神经、肌肉疾病导致的呼吸肌麻痹，各种电解质紊乱导致的呼吸抑制。

(2) 呼吸衰竭的抢救。

(3) 麻醉期间的呼吸管理。

(4) 在运送患者前往手术室过程中使用。

(5) 当呼吸机故障或停电时，可应用简易呼吸机代替。

【禁忌证】

气胸患者。

【操作前准备】

(1) 告知患者及家属操作的目的,以取得配合。

(2) 将呼吸气囊连接面罩和吸氧管。

(3) 交接氧流量为 8~10 L/min。

【操作步骤】

(1) 患者取仰卧位,操作者位于患者头侧。

(2) 清除患者口腔异物及分泌物,开放气道。

(3) 单人使用,采用"EC"手法,如图 8-30 所示,双人使用,一人双手按住面罩,另一人挤压球囊。

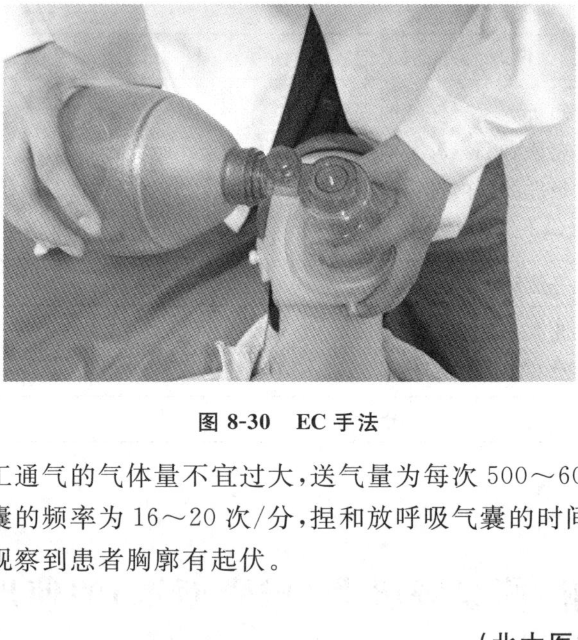

图 8-30　EC 手法

(4) 应当注意人工通气的气体量不宜过大,送气量为每次 500~600 mL。

(5) 捏放呼吸气囊的频率为 16~20 次/分,捏和放呼吸气囊的时间为 1∶1.5~1∶1.2。

(6) 每次送气需观察到患者胸廓有起伏。

(北大医疗淄博医院　刘鲁山)
(齐鲁医药学院　张文奇)
(齐鲁医药学院　朱　晨)

第九章 电 除 颤

临床案例

患者，男，53 岁，心搏骤停，在胸外心脏按压的同时，急需行电除颤急救。作为 120 急救人员，请速为患者进行电除颤操作。

【目的】

非同步电除颤是通过瞬间高能量的电脉冲对心脏进行紧急非同步电击，纠正和治疗心室颤动和无脉搏室性心动过速，恢复窦性心律，维持血流动力学稳定。

【适应证】

(1) 心室颤动(简称室颤)。心电图如图 9-1 所示。

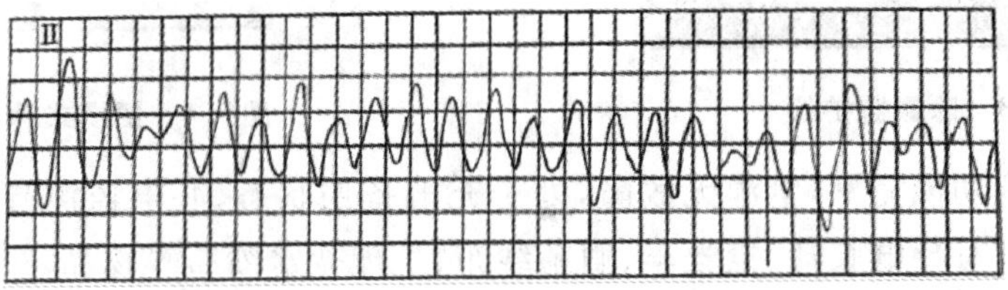

图 9-1 室颤

(2) 无脉搏室性心动过速(简称室速)。心电图如图 9-2 所示。

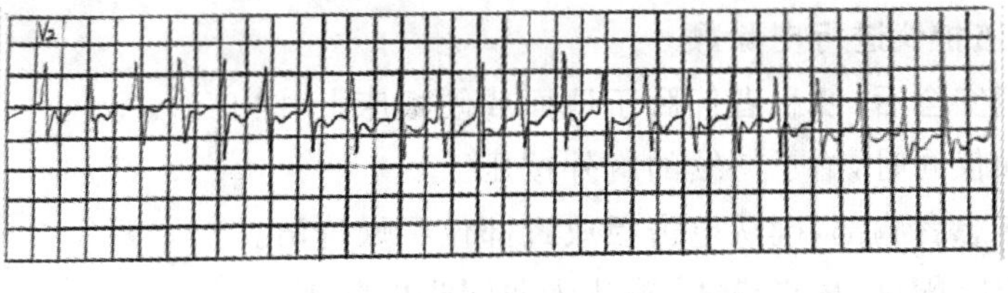

图 9-2 室速

【禁忌证】

(1) 心室静止(心电图示呈直线)无脉电活动。

(2) 肺动脉内膜剥脱术患者。

【操作前准备】

（1）评估与观察患者。

①是否为突然发生意识丧失、其大动脉搏动消失，以及是否合并抽搐、发绀。

②如有心电监测，快速判断心律失常类型，是否为心室颤动或室性心动过速。

（2）操作环境和用品。

①环境整洁，安全，设有电源、电插座及吸氧、吸痰装置；患者平卧于绝缘的硬板床上，去除义齿、饰品及导电物，暴露局部皮肤（不要中断当前的心肺复苏术直至实施电除颤术）。

②除颤仪：常见种类有除颤监护仪、便携式除颤仪、自动除颤器（AED）等（图 9-3、图 9-4）。

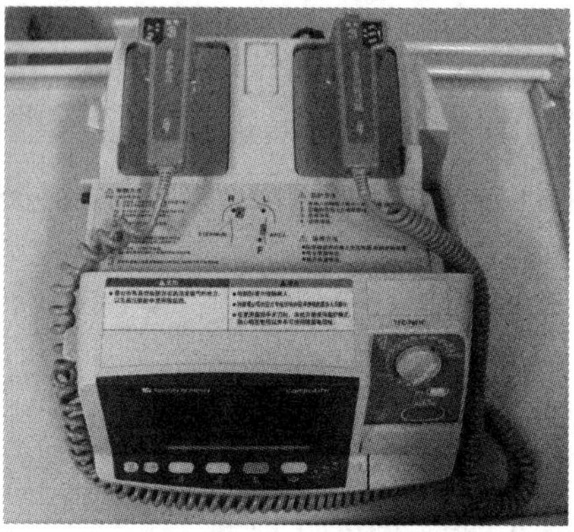

图 9-3　除颤监护仪

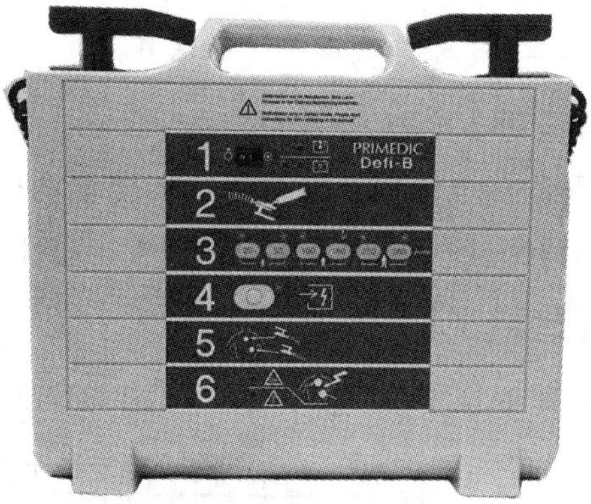

图 9-4　便携式除颤仪

需保证除颤仪功能完好，电源无故障，处于充电备用状态、心电监测导联线无接触不良情况，电极完好，备有导电胶膏、抢救车、酒精纱布、生理盐水纱布等物品。

（3）患者取仰卧位。

（4）对于病情可预测者应预先签署知情同意书。

【操作步骤】

1．应用除颤监护仪进行电除颤

（1）确认环境安全后，使患者仰卧于地面或硬板床上（图 9-5）。

（2）准备除颤仪同时，给予持续的胸外按压。

（3）充分暴露患者胸部，确认电击板放置部位干燥清洁。

（4）正确开启除颤仪，选择模式，确认为非同步电除颤。

（5）两个电击板涂匀导电膏，或用生理盐水纱布 4～6 层包裹（不要滴水），禁止直接电击以免导致灼伤（图 9-6）。

（6）选择能量：成人除颤一般单相波型选择电量为 360 J；双相波型选择电量为 200 J。

（7）充电点击除颤仪上的“充电”（CHARGE）按钮充电，或按压手柄上的充电按键，电量充到所需能量剂量后将发出提示音。

（8）放置电击板：负极电击板（STERNAL）放置在心底部，患者的右锁骨中心第 2 肋间

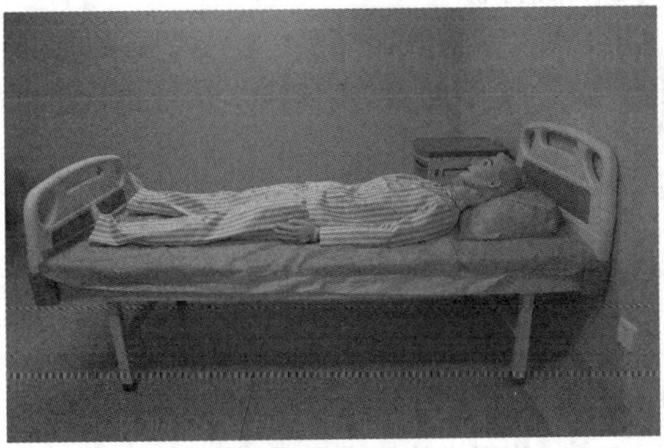

图 9-5　患者体位

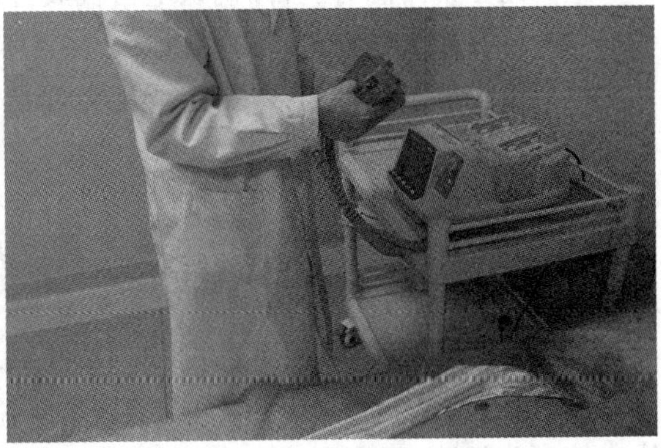

图 9-6　术者涂抹导电膏

隙，避开内置起搏器位置；正极电击板(APEX)中心放置在心尖部，即患者的左乳头下腋前线内第 5 肋间隙，两电击板放置位置应至少相距 10 cm，并用力按压电击板，使其与患者皮肤紧贴，以免放电时灼伤患者皮肤(图 9-7)。

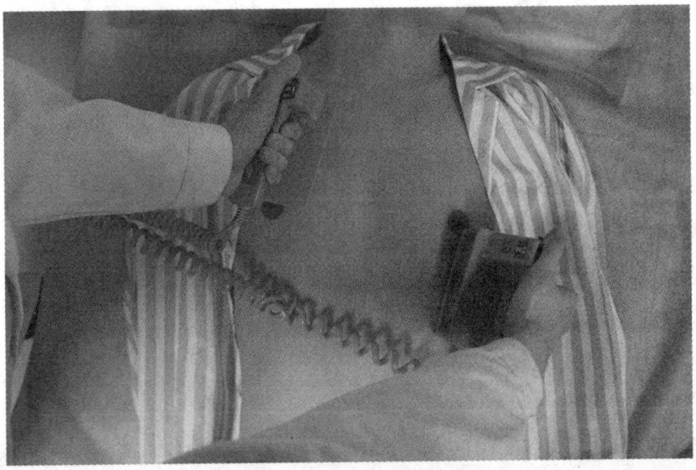

图 9-7　放置电极

(9) 嘱周围人员离开床沿，不要与患者身体接触，并环顾四周确认。

(10) 放电再次确认将电击板紧贴胸壁无空隙，并垂直施加压力(10～12 kg)贴紧皮肤，再次确认患者心律，两手拇指同时按压手柄上电击按键进行除颤，或助手点击除颤器上“电击”(SHOCK)按钮放电。当观察到除颤仪放电结束后放开按钮。

(11) 评估心律如仍为心室颤动和无脉搏室性心动过速，可给予再次电击，两次电击间隔时间应不短于 2 min，其间持续心肺复苏 5 组；如转为窦性心律，继续其他的生命支持治疗。

(12) 除颤过程中和除颤成功后均应监测并记录心率、心律、呼吸、血压和神志等变化。

2. 应用便携式除颤仪进行电除颤

(1) 确认环境安全后，使患者仰卧于地面或硬板床上。

(2) 准备除颤仪同时，给予持续的胸外按压。

(3) 充分暴露患者胸部，确认电击板放置部位干燥清洁。

(4) 打开除颤仪开关，等待自检。

(5) 两个电击板涂匀导电膏，或用生理盐水纱布4～6层包裹(不要滴水)，禁止直接电击以免导致灼伤。

(6) 选择能量：成人除颤一般单相波型选择电量为360 J；双相波型选择电量为200 J。

(7) 充电时点击除颤仪上的“充电”按钮进行充电，电量充到所需能量剂量后将发出提示音。

(8) 放置电击板：负极电击板(STERNAL)放置在心底部，患者的右锁骨中心第2肋间隙，避开内置起搏器位置；正极电击板(APEX)中心放置在心尖部，即患者的左乳头下腋前线内第5肋间隙，两电击板放置位置应至少相距10 cm，并用力按压电击板，使其与患者皮肤紧贴，以免放电时灼伤患者皮肤。

(9) 嘱周围人员离开床沿，与患者无身体接触，并环顾四周确认。

(10) 放电时应再次确认将电击板紧贴胸壁无空隙，并垂直施加压力(10～12 kg)贴紧皮肤，两手拇指同时按压手柄上电击按键进行除颤，当观察到除颤仪放电结束后即可放开按键。

(11) 评估心律如仍为心室颤动和无脉搏室性心动过速，可给予再次电击，两次电击间隔时间不短于2 min，其间持续心肺复苏5组；如转为窦性心律，继续其他的生命支持治疗。

(12) 除颤过程中和除颤成功后均应监测并记录心率、心律、呼吸、血压和神志等变化。

3. 应用自动除颤器(AED)进行电除颤

(1) 确认环境安全后，使患者仰卧于地面或硬板床上。

(2) 准备AED的同时，给予持续的胸外按压。

(3) 充分暴露患者胸部，确认电击板放置部位干燥清洁。

(4) 打开AED，等待指示。

(5) 粘贴电极：负极电极贴于心底部，即患者的右锁骨中心第2肋间隙，避开内置起搏器位置；正极电极贴于心尖部，即患者的左乳头下腋前线内第5肋间隙，两电极贴放置位置应至少相距10 cm，使电极贴与患者皮肤紧贴，以免放电时灼伤患者皮肤。

(6) AED自行分析患者心律，如需除颤，将自行充电。

(7) 充电结束，AED提示点击仪器上的红色闪烁按钮，进行放电。

(8) 放电前嘱周围人员离开床沿，与患者无身体接触，并环顾四周确认。

(9) 放电时再次确认将电极贴紧贴胸壁无空隙，点击红色闪烁按钮进行放电。

(10) 给予5组30∶2心肺复苏。5组结束后，AED继续分析患者心律，是否需要除颤。

(11) 除颤过程中和除颤成功后均应监测并记录心率、心律、呼吸、血压和神志等变化。

【电除颤流程】

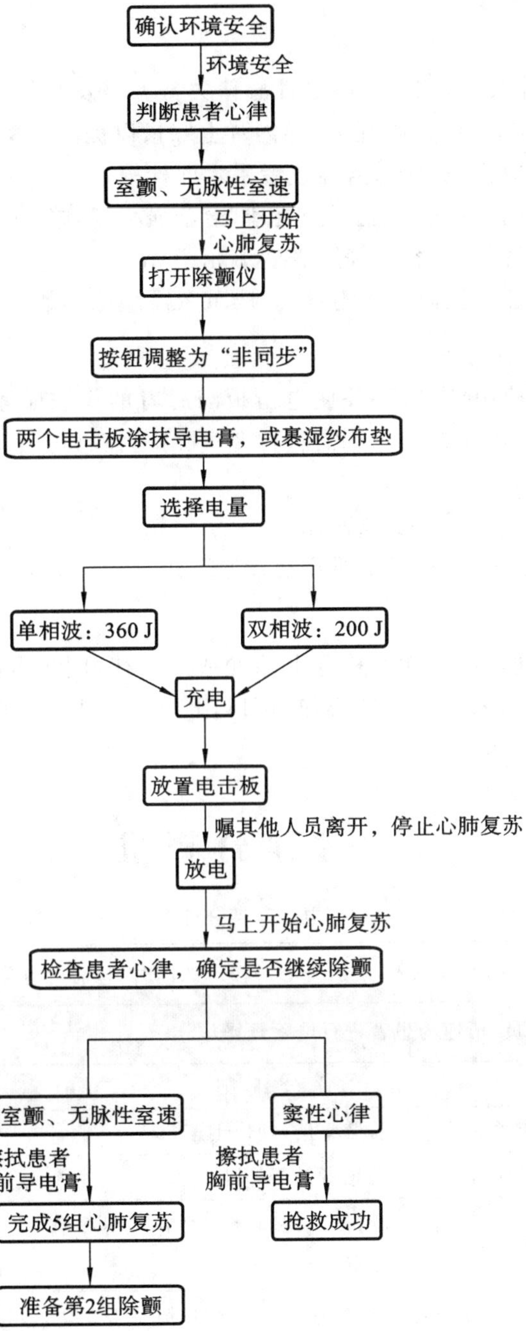

【操作后处理】

(1) 爱护体贴患者，局部皮肤清洁干净。

(2) 整理物品，清洁电击板，归位，将 AED 连接电源充电，补充用物。

(3) 记录除颤时间、模式、能量、效果、局部皮肤及有无并发症。

（4）观察其他并发症，包括心肌损伤、心律失常、急性肺水肿、体循环栓塞。

【不良反应及处理】

电除颤常见的不良反应如下。

（1）诱发各种心律失常，往往为一过性心律失常。需及时纠正电解质紊乱及酸碱平衡，如发生缓慢性心律失常，可给予阿托品、异丙肾上腺素以提高心率。

（2）动脉栓塞后，应积极抗凝、溶栓或者手术取栓等。

（3）急性肺水肿，同急性心功能不全处理，给予强心、利尿、扩血管。

（4）持续低血压者需给予药物静脉滴注治疗。

（5）若皮肤灼伤，症状轻微者无需处理，严重者需涂抹药物治疗。

【注意事项】

（1）在除颤时，要使用导电膏，并使电击板与患者的皮肤贴紧。除颤部位皮肤应干燥，如有汗渍等液体应用干纱布擦拭。如需进行 2 次除颤，需将患者胸前导电膏擦拭干净，再进行除颤，以免灼伤皮肤。

（2）除颤时，任何人不可以接触患者。

（3）除颤后不进行判断，应当立即开始心肺复苏。

【同步电除颤】

同步电除颤与非同步电除颤均称为电除颤或电复律，同步电除颤是需使电流在心动周期的绝对不应期时发放，来恢复窦性心律，可以用于除室颤之外的各类快速性心律失常，如房颤、房扑、室速及室上速等。

评分标准

电除颤评分标准

临床案例：患者，男，53 岁，心搏骤停，在胸外心脏按压的同时，急需行电除颤急救

要求：作为 120 急救人员，请速为患者进行电除颤操作

项目	评分细则		分值	得分	备注
操作前准备	1. 操作者准备	着装整洁，动作迅速	5		
	2. 患者准备	使患者处于仰卧位	5		
	3. 物品准备	除颤仪（保持完好备用）、导电膏、生理盐水纱布等	5		
具体操作流程	环境评估	操作者扫视现场，判断周围环境是否安全，口述：环境安全，适宜抢救	5		
	心率判断	心电监护为室颤，呼叫其他医务人员，看时间	5		
	心肺复苏	患者平卧于硬板床，嘱助手马上进行心肺复苏，并评估除颤部位皮肤情况，用干纱布擦拭	5		

续表

<table>
<tr><th colspan="2">项 目</th><th>评分细则</th><th>分值</th><th>得分</th><th>备注</th></tr>
<tr><td rowspan="11">具体操作流程</td><td rowspan="2">打开除颤仪</td><td>打开除颤仪电源并调至非同步，再次判断室颤指征</td><td>5</td><td></td><td></td></tr>
<tr><td>两电击板均匀涂抹导电膏</td><td>5</td><td></td><td></td></tr>
<tr><td>选择电量</td><td>单相波选择 360 J，双相波选择 200 J</td><td>5</td><td></td><td></td></tr>
<tr><td>充电</td><td>点击除颤仪上的“充电”按钮</td><td>5</td><td></td><td></td></tr>
<tr><td rowspan="3">放置电击板</td><td>负极电击板（STERNAL）在心底部：右锁骨中线第 2 肋间隙</td><td>5</td><td></td><td></td></tr>
<tr><td>正极电击板（APEX）在心尖部：左乳头下腋前线内第 5 肋间隙</td><td>5</td><td></td><td></td></tr>
<tr><td>电击板紧贴患者皮肤，施加压力下压</td><td>5</td><td></td><td></td></tr>
<tr><td>放电</td><td>警示他人离开床旁，操作者身体不能与患者及床接触。同时按压放电按钮，电击除颤</td><td>5</td><td></td><td></td></tr>
<tr><td>放电完毕</td><td>嘱助手马上进行 5 组心肺复苏</td><td>5</td><td></td><td></td></tr>
<tr><td>操作后处理</td><td>检查心电图，除颤成功，看时间，检查有无皮肤灼伤。协助整理患者床单，取舒适体位。整理用物，按废物分类正确处理</td><td>5</td><td></td><td></td></tr>
<tr><td colspan="2">着装规范、仪态大方、精神饱满、爱伤观念强</td><td>10</td><td></td><td></td></tr>
<tr><td>人文关怀</td><td colspan="2">专心的倾听者□ 仔细的观察者□
敏锐的交谈者□ 温柔的操作者□
在符合条件的框内打钩，符合 4 项为 A 档，3 项为 B 档，2 项为 C 档，1 项及以下为 D 档</td><td>评价档次</td><td>A□
C□</td><td>B□
D□</td></tr>
<tr><td rowspan="2">综合评价</td><td colspan="2">操作熟练流畅</td><td>10</td><td></td><td></td></tr>
<tr><td colspan="2">教师对此次测评满意程度：
非常满意：A 满意：B 一般：C 不满意：D</td><td>评价档次</td><td>A□
C□</td><td>B□
D□</td></tr>
<tr><td colspan="3">总分</td><td>100</td><td></td><td></td></tr>
</table>

（齐鲁医药学院 苏 丽）
（齐鲁医药学院 张文奇）
（齐鲁医药学院 朱 晨）

第十章　气管插管术

临床案例

患者，女，65岁，慢性支气管炎急性发作并伴随肺部感染，间断咳嗽、咳痰伴喘息10年，复发加重3天，经药物、氧疗等无效，需行气管插管术。

【目的】

(1) 开放气道，保证患者有效的人工通气或机械通气。

(2) 快速及时吸出气道内分泌物或血液等物体，防止气道梗阻。

(3) 保护气道，防止手术时胃内容物误吸，堵塞气道。

(4) 麻醉和抢救患者时，提供气管内给药的途径。

【适应证】

(1) 窒息及心搏骤停的患者。

(2) 需要进行全身麻醉或静脉复合麻醉的患者。

(3) 需要进行机械通气的患者。

(4) 呼吸道梗阻、狭窄及发生呼吸道损伤的患者

(5) 呼吸道分泌物过多，需要吸出的患者。

(6) 咳嗽或吞咽反射等呼吸保护反射迟钝或消失的患者。

【禁忌证】

(1) 喉头水肿的患者。

(2) 有急性喉炎的患者。

(3) 颌面外伤严重无法暴露声门的患者。

(4) 喉头黏膜下出血或有血肿的患者。

(5) 插管创伤引起严重出血的患者。

(6) 部分患者伴有相对禁忌证，如咽喉部烧灼伤、呼吸道不全梗阻等情况。

【操作前准备】

1. 器材及用物(图10-1至图10-4)

(1) 吸氧和通气装置：简易呼吸球囊、面罩、氧气、呼吸机、麻醉机、口咽通气道。

①气管导管的准备：准备不同规格的气管导管3根。一般成年男性患者多选用7.5～8.5号气管导管，而成年女性患者多选用7.0～8.0号气管导管。

②检查气管导管套囊是否有漏气的情况。

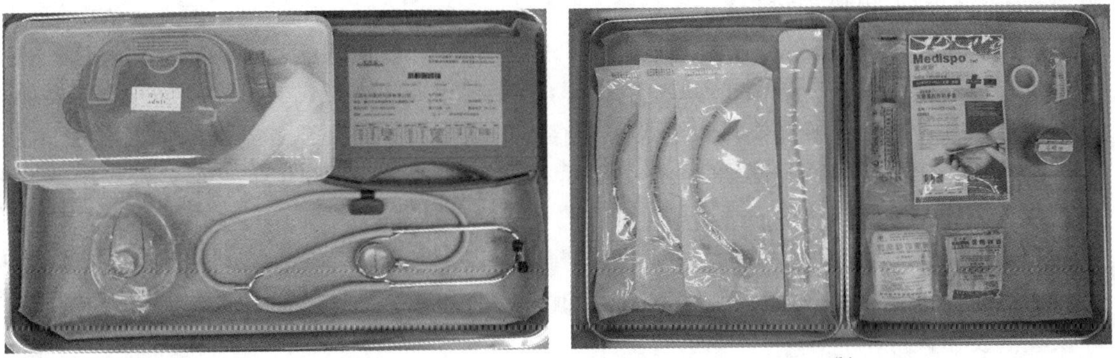

(a)　　(b)

图 10-1　物品准备

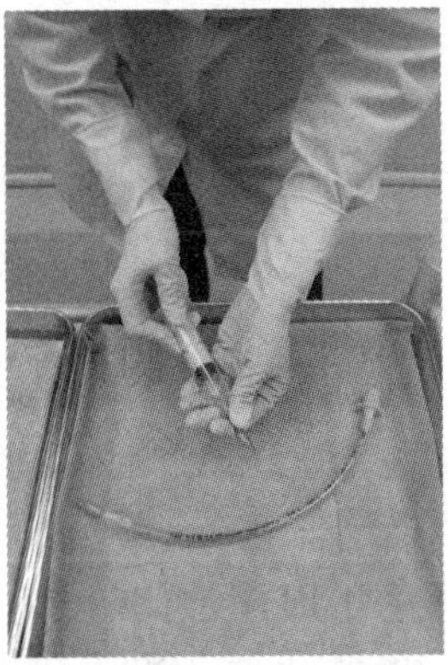

图 10-2　检查气管导管套囊

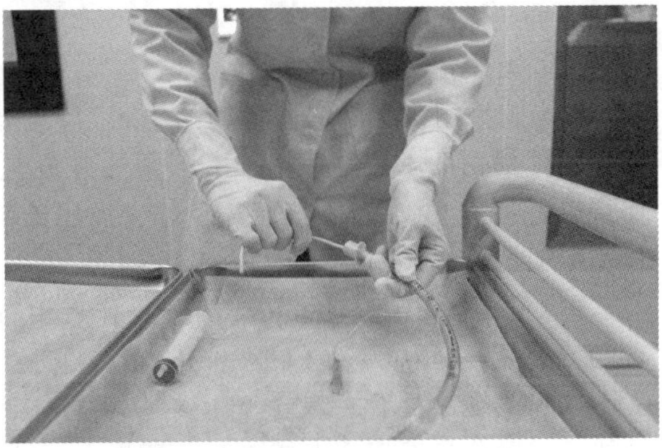

图 10-3　准备导丝

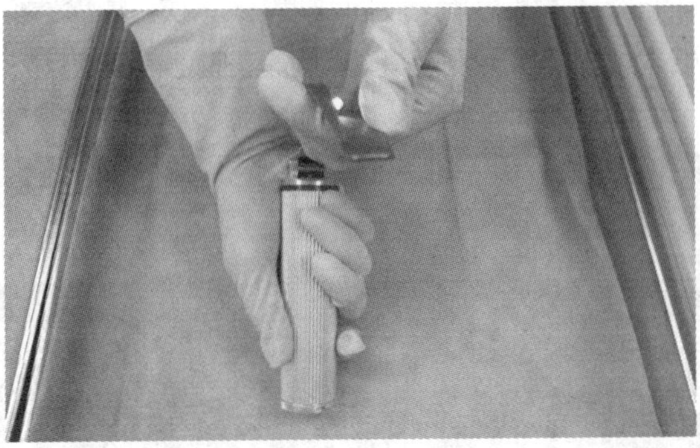

图 10-4　检查喉镜

③管芯准备：将管芯放入气管导管内进行塑形，注意管芯前面不能超过导管斜面，防止对气管造成损伤，将导丝的末端进行反折固定，防止管芯滑落。

④润滑：用润滑剂润滑气管导管的前端及套囊。

（2）药品：根据患者的情况选择镇静药、镇痛药或肌肉松弛药等。

（3）喉镜准备：将喉镜镜片与喉镜手柄连接，检查光源亮度，确保连接的稳定性。

（4）其他物品：无菌手套、医用手消毒凝胶、润滑剂、10 mL 注射器、牙垫、胶布、吸痰管、吸引器、听诊器、心电监护设备。

2. 操作者准备

(1) 外科洗手，戴口罩、帽子，戴无菌手套，必要时穿隔离衣，戴防护眼镜、防护面罩等。

(2) 向患者或家属解释操作过程及可能存在的风险、并发症等，并签署知情同意书。

(3) 清理口腔及鼻腔分泌物，检查患者是否有活动性义齿，如有活动性义齿取出，检查患者是否为困难气道。

3. 患者准备 清醒患者应做好解释、沟通工作，让患者做好心理准备。根据患者情况可适当给予镇静剂或神经-肌肉阻滞剂，帮助改善声带视野，减小插管的难度，同时预防呕吐和误吸的发生。

【操作步骤】

(1) 患者取仰卧位，在枕部后方垫一个厚 10 cm 左右的薄枕，尽量使口、咽、喉在同一条直线上。

(2) 操作者站于患者头侧。

(3) 若采用诱导麻醉法插管的患者，待患者入睡后，采用仰头抬颏法开放气道，如果怀疑有颈椎损伤的患者可采用推举下颌法开放气道，操作者左手以"EC"手法固定球囊面罩，保持患者气道开放，右手挤压呼吸球囊加压给氧，给予 100%纯氧 2～3 min，送气频率 10～12 次/分。

(4) 声门暴露满意后(图 10-5)，操作者用右手拇指和示指呈"剪刀式"交叉，拇指推开患者的下磨牙，示指抵住上门齿，打开患者口腔。

(5) 操作者左手持喉镜，将镜片从患者右侧口角送入，向左侧推开舌体，以防舌体挡住视线。请勿将口唇压在喉镜镜片与牙齿之间，避免造成损伤。继续将镜片沿中线向前推进，显露会厌，镜片前端放置在会厌和舌根连接处。

(6) 操作者向前、向上约 45°提拉喉镜，间接提起会厌，暴露声门。插入气管导管，操作者右手持气管导管，从患者右口角将导管沿镜片插入口腔，注视导管的前进方向，对准声门将导管送入气管内。当套囊进入气管后，在助手的帮助下将管芯拔出，在拔出管芯时注意固定导管。然后继续将导管向内插入，一般再插入 2～3 cm，导管的尖端距门齿 22 cm±2 cm(图 10-6)。

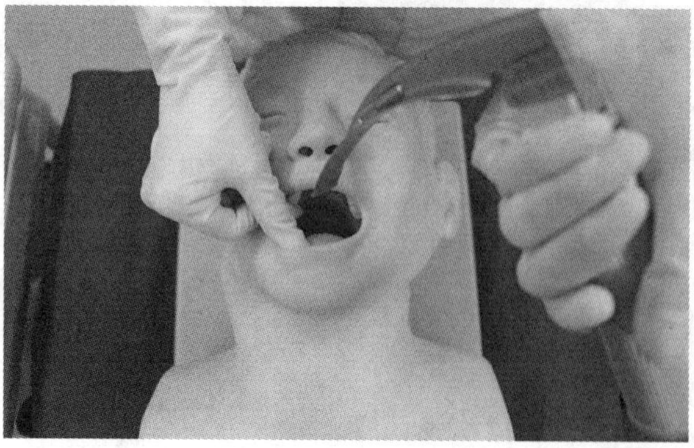

图 10-5 暴露声门

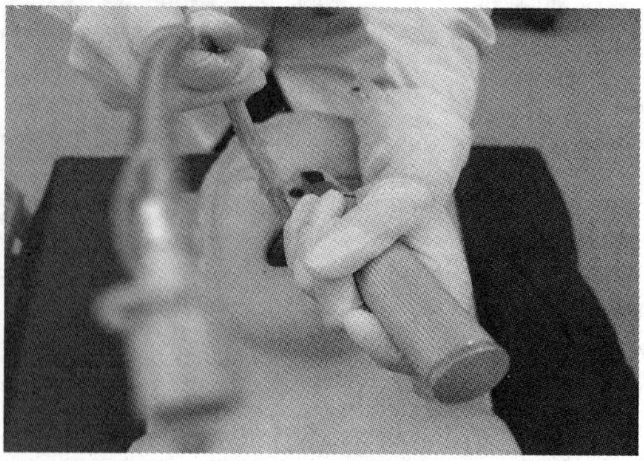

图 10-6 插入气管导管

(7) 当气管导管插入气管后，马上放置牙垫，然后缓慢退出喉镜。将牙垫的侧翼放于牙齿与口唇之间，防止牙垫掉入口腔(图 10-7)。

(8) 给气管导管的套囊充气，边充气边触摸注气端(图 10-8)；当套囊弹性似鼻尖后就可停止充气，立即连接简易呼吸器。

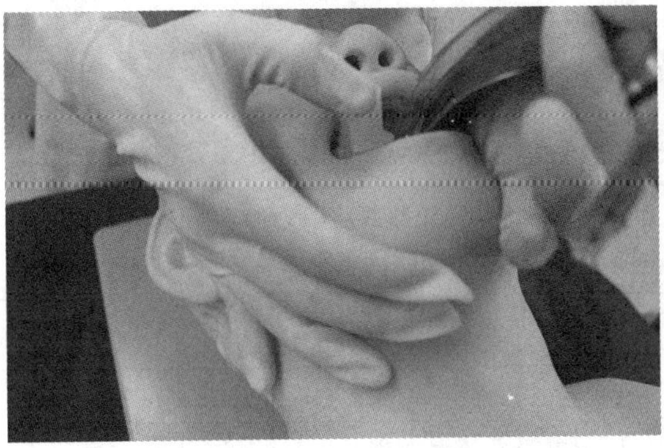

图 10-7　放置牙垫

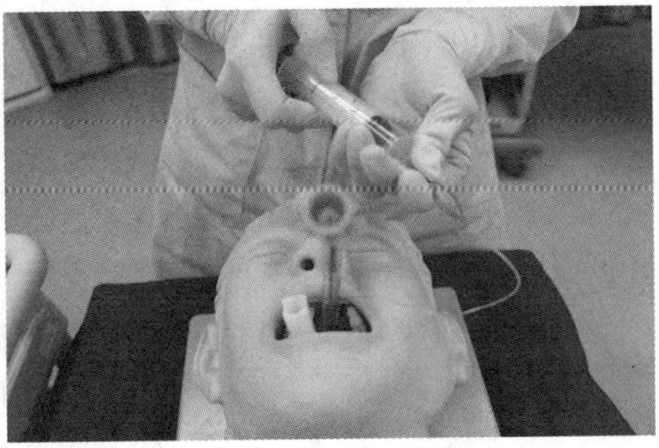

图 10-8　气管导管套囊充气

(9) 导管插入后，应立即确认导管是否在气管内。可通过以下方法确认：挤压呼吸球囊，进行人工通气时见双侧胸壁对称起伏，听诊时双肺呼吸音对比。

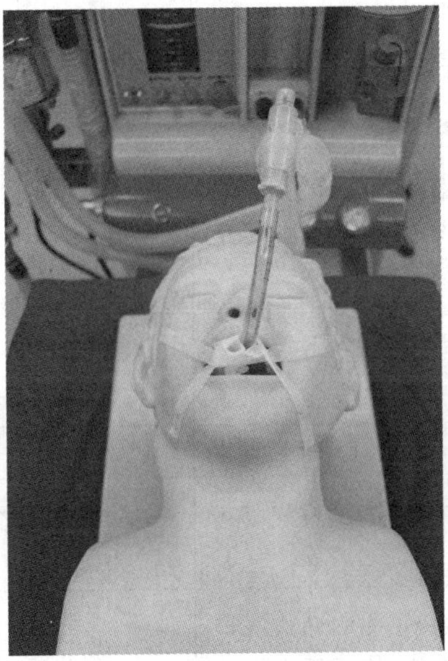

图 10-9　固定导管

(10) 用胶布将牙垫与气管导管固定于面颊，贴胶布时注意不超过下颌角，胶布粘贴要牢靠，不可粘住口唇(图 10-9)。

(11) 将患者头部复位时，动作要轻柔。

(12) 连接呼吸机进行人工机械通气。

(13) 气管插管结束，整理物品。

(14) 向患者及家属交代注意事项。

(15) 给予心电监护，有条件时可拍摄胸部 X 片，显示导管在气管内的位置，并了解患者双肺其他情况。

【并发症及处理】

(1) 气管插管时操作不规范，导致唇舌挤压伤，或导致牙齿脱落、颞下颌关节脱位等并发症。

(2) 进行气管插管时，易误入食管，从而引起肺部无通气和胃充气等严重后果。操作时，要确定导管在气管内再行通气。

(3) 在浅麻醉状态下，进行气管内插管，可导致患者剧烈呛咳、喉头痉挛或支气管痉挛；可引起患者心率增快、血压剧烈波动，从而导致心肌缺血，引起患者迷走神经反射，导致患者发生心律失常，甚至发生心搏骤停。进行气管插管时，若在良好的麻醉状态下进行，动作轻柔、规范，则可减轻反应。在操作过程中，应密切观察患者反应，一旦出现严重的并发症要及时进行处理。

(4) 气管导管内径过小，可使呼吸阻力增加；导管内径过大或质地过硬都容易损伤呼吸道黏膜。

(5) 导管插入太深可误入一侧支气管内(常发生在右侧)引起通气不足、缺氧或术后肺不张。导管插入太浅时,可因患者体位变动而意外脱出,导致严重意外发生。气管插管后应定期胸部摄片检查导管位置。

评分标准

气管插管术评分标准

<table>
<tr><td colspan="6">临床案例:患者,女,65岁,慢性支气管炎急性发作并伴随肺部感染,间断咳嗽、咳痰伴喘息10年,复发加重3天,经药物、氧疗等无效,需行气管插管术</td></tr>
<tr><td colspan="6">要求:作为住院医师,请为患者进行经口气管插管术</td></tr>
<tr><td>项 目</td><td colspan="2">评 分 细 则</td><td>分值</td><td>得分</td><td>备注</td></tr>
<tr><td rowspan="5">操作前准备</td><td rowspan="3">1. 患者准备</td><td>(1) 核对患者信息、了解患者情况</td><td>5</td><td></td><td></td></tr>
<tr><td>(2) 解释操作目的及必要性,告知注意事项</td><td>5</td><td></td><td></td></tr>
<tr><td>(3) 协助患者取合适体位</td><td>5</td><td></td><td></td></tr>
<tr><td>2. 操作者准备</td><td>仪表端庄、衣帽整齐、洗手</td><td>5</td><td></td><td></td></tr>
<tr><td>3. 物品准备</td><td>气管导管3根、导丝、10 mL注射器、喉镜1套、纱布4块、液体石蜡、牙垫1个、无菌手套、听诊器、呼吸气囊、胶布、注射器</td><td>5</td><td></td><td></td></tr>
<tr><td rowspan="8">具体操作流程</td><td colspan="2">1. 备齐用物至病床,操作者站床头</td><td>5</td><td></td><td></td></tr>
<tr><td colspan="2">2. 嘱患者取仰卧位,肩部下垫小枕,仰头举颏法使头后仰,尽量使口、咽、喉在一条直线上</td><td>5</td><td></td><td></td></tr>
<tr><td colspan="2">3. 注意检查口腔(口述取出义齿及异物、无舌后坠)及鼻腔通畅情况</td><td>5</td><td></td><td></td></tr>
<tr><td colspan="2">4. 打开无菌盘,戴手套</td><td>10</td><td></td><td></td></tr>
<tr><td colspan="2">5. 检查气囊是否漏气,插入导管芯,用液体石蜡纱布润滑导管及镜片前端</td><td>5</td><td></td><td></td></tr>
<tr><td colspan="2">6. 右手拇、示、中三指分开上下唇,左手持喉镜沿右口角进入口腔,用镜片侧翼将舌体左推,使喉镜片移至正中位,然后用力提拉暴露咽腔(切忌以牙作支点上撬,以免损伤牙齿)</td><td>10</td><td></td><td></td></tr>
<tr><td colspan="2">7. 看到咽腔后镜片继续向前,可见如小舌样会厌,用镜片前端挑起会厌,暴露声门,右手持气管导管借助喉镜插入气管(气管导管选择合适)直至套囊完全进入</td><td>10</td><td></td><td></td></tr>
<tr><td colspan="2">8. 在气管导管的气囊过声门后,将导管芯拔出,继续插至所需深度(成年女性插管深度距门齿约22 cm,男性约24 cm)</td><td>5</td><td></td><td></td></tr>
</table>

续表

项　　目	评 分 细 则	分值	得分	备注
具体操作流程	9. 放入牙垫(牙垫大小合适),退出喉镜,用简易呼吸器连接气管插管(由助手协助挤压气囊,8～10 次/分),听诊双肺,确定导管在气管内	5		
	10. 固定导管及牙垫,用注射器向气囊内注气 6～8 mL,以不漏气为准	5		
	11. 口述拔管要点(清除口腔、咽腔及导管内分泌物,放气囊,边吸引边拔管,清洁患者口唇)			
操作后处理	操作过程中动作轻柔,能够做到有效沟通,充分体现人文关怀	5		
	专心的倾听者□　仔细的观察者□ 敏锐的交谈者□　温柔的操作者□ 在符合条件的框内打钩,符合 4 项为 A 档,3 项为 B 档,2 项为 C 档,1 项及以下为 D 档	评价档次	A□ C□	B□ D□
综合评价	规定时间内完成,操作熟练	5		
	教师对此次测评满意程度: 非常满意:A　满意:B　一般:C　不满意:D	评价档次	A□ C□	B□ D□
总分		100		

(齐鲁医药学院　苏　丽)
(齐鲁医药学院　李若男)
(齐鲁医药学院　赵亚男)

第十一章　心包穿刺术

临床案例

患者，男，52岁，胸闷、呼吸困难3 h，床旁超声提示心包腔中伴有等量积液，请为患者行心包穿刺术。

【目的】

（1）引流心包腔内积液，降低心包腔内压，是急性心包压塞征的急救措施。

（2）通过穿刺抽取心包积液，做生化测定，涂片寻找细菌和病理细胞、做结核杆菌或其他细菌培养，以鉴别诊断各种性质的心包疾病。

（3）通过心包穿刺，注射抗生素等药物进行治疗。

【适应证】

（1）确定心包积液性质。

（2）解除心包压塞。

（3）心包积脓的治疗。

（4）心包开窗的术前判断。

【禁忌证】

（1）体质衰弱、病情危重难以耐受穿刺术者。

（2）对麻醉药过敏者。

（3）伴有凝血功能障碍，严重出血倾向，患者在未纠正前不宜穿刺。

（4）有精神疾病或不合作者。

（5）穿刺部位或附近有感染者。

【操作前准备】

1. 患者准备

（1）了解、熟悉患者病情，对穿刺过程可能出现的状况做出评价。

（2）与患者及家属谈话，交代操作目的、大致过程、可能出现的并发症等并签字。

（3）测量患者生命体征，嘱患者摆好适宜体位，如从心尖部进针常取坐位，如选择剑突下进针常选半卧位，腰背部垫枕，注意保护患者隐私。

（4）应注意保暖，避免患者着凉。

2. 操作者准备

（1）了解情况：行X线及（或）超声检查，仔细叩出心浊音界，以便决定穿刺部位及估计积液程度，积液量少者不宜施术，协助患者体位摆放。

(2) 安排时间：避开患者进食及病房探视时间。

(3) 无菌准备：清洁的工作衣、帽、口罩，操作者剪指甲、洗手等。

(4) 操作地点：可以选择在病房进行。

3. 材料准备　胸腔穿刺包、内有12或16号带有乳胶管的胸腔穿刺针、小镊子、血管钳、5 mL注射器及针头、50 mL注射器、纱布、孔巾和换药碗，无菌试管数只(留送常规、生化、细菌、病理标本等，必要时加抗凝剂)等。

【操作步骤】

(1) 摆好体位：多取坐位或半卧位，暴露前胸、上腹部。

(2) 穿刺点选择：仔细叩出心浊音界，选好穿刺点，常用穿刺部位有2个。

①心尖部穿刺：于左侧第5、6肋间隙心浊音界内侧2 cm进针，向后、向内指向脊柱方向刺入心包腔(图11-1)。

②剑突下穿刺：于胸骨剑突与左侧第7肋软骨交界处之下作穿刺点，穿刺方向与腹壁成45°角，针刺向上、向后、稍向左而入心包腔的后下部(图11-2)。

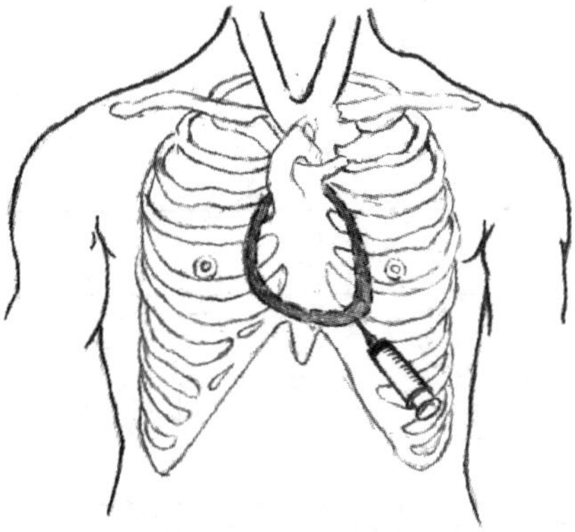

图11-1　心尖部穿刺

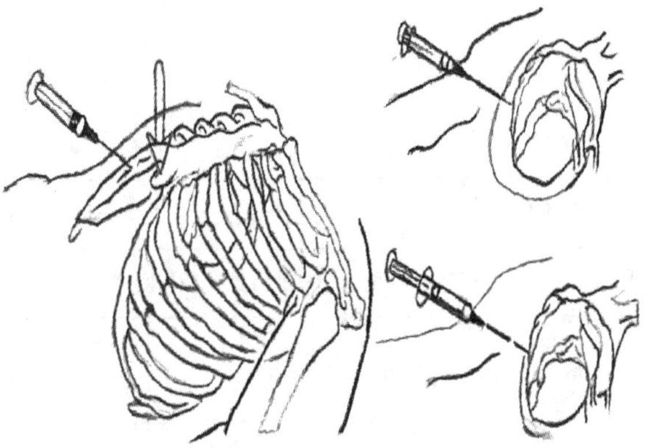

图11-2　剑突下穿刺

(3) 消毒：以穿刺点为圆心，由内向外消毒，直径15 cm以上，消毒2～3次，不留空隙，每次范围小于前1次，最后范围大于洞巾直径。

(4) 打开穿刺包：检查穿刺包有效日期及密闭性，戴无菌手套，覆盖消毒洞巾，检查穿刺包内物品，注意穿刺针与抽液用注射器连接后检查是否通畅，同时检查是否有漏气情况。

(5) 麻醉：核对麻醉药，助手协助检查并打开2%利多卡因安瓿，以5 mL注射器抽取2%利多卡因2～3 mL，在穿刺部位行皮丘注射，沿穿刺点垂直进针，边进针推药边回抽(不见血不见液体)，由表皮至心包壁层进行局部浸润麻醉。

(6) 穿刺：将连于穿刺针的橡胶皮管夹闭，穿刺针在选定且局麻后的部位进针，具体方法为：①心尖部穿刺：在左侧第5、6肋间浊音界内2 cm左右的部位进针，沿肋骨上缘向背部并稍向正中线进入心包腔，缓慢进针，待针锋抵抗感突然消失时，提示穿刺针已进入心包腔，感到心脏搏动撞击针尖时，应退针少许，以免划伤心脏，同时固定针体，若达到测量的深度，仍无液体流出可退针至皮下，略改变穿刺方向后再试，进入心包腔后，助手将注射器接于橡皮管上，放开钳夹处，缓慢抽液，当针管吸满后，取下针管前，应先用血管钳夹闭橡皮管，以防空气进入。②胸骨下穿刺：于胸骨剑突与左侧第7肋软骨交界处之下作穿刺点，穿刺方向与腹壁成45°角，针刺向上、向后、稍向左而入心包腔的后下部，其余操作同上，有条件可在超声指导下进行。

(7) 抽液完毕，拔出针头或套管，覆盖消毒纱布，压迫数分钟，并以胶布固定。

【操作后处理】

(1) 操作结束后帮助患者穿好衣服。

(2) 嘱患者术后应绝对卧床4 h，监测生命特征。

(3) 清洁器械及操作场所，做好穿刺记录。

【注意事项】

(1) 术前超声波检查明确诊断，排空小便。

(2) 消除顾虑，避免咳嗽和深呼吸，术前可口服地西泮(安定)和可待因。

(3) 穿刺时有喘憋、心悸等不适立即告诉医生，以便给予相应的处理，手术时勿剧烈咳嗽或深呼吸。

(4) 术后应绝对卧床4 h，每30 min观察心率、血压、脉搏、呼吸1次直至病情平稳。

评分标准

心包穿刺术评分标准

<table>
<tr><td colspan="6">临床案例：患者，男，52岁，胸闷、呼吸困难3 h，床旁超声提示心包腔中伴有等量积液</td></tr>
<tr><td colspan="6">要求：作为住院医师，请为患者行心包穿刺术</td></tr>
<tr><th>项　目</th><th colspan="2">评 分 细 则</th><th>分值</th><th>得分</th><th>备注</th></tr>
<tr><td rowspan="5">操作前准备</td><td rowspan="3">1. 患者准备</td><td>(1) 核对患者信息</td><td>5</td><td></td><td></td></tr>
<tr><td>(2) 解释操作目的及必要性，告知注意事项</td><td>5</td><td></td><td></td></tr>
<tr><td>(3) 协助患者取合适体位，充分暴露穿刺部位</td><td>5</td><td></td><td></td></tr>
<tr><td>2. 操作者准备</td><td>戴口罩、帽子，洗手</td><td>5</td><td></td><td></td></tr>
<tr><td>3. 物品准备</td><td>胸腔穿刺包、内有12或16号带有乳胶管的胸腔穿刺针、小镊子、血管钳、5 mL注射器及针头、50 mL注射器、纱布、孔巾和换药碗，无菌试管数只等</td><td>5</td><td></td><td></td></tr>
<tr><td rowspan="3">具体操作流程</td><td colspan="2">1. 摆好体位：如从心尖部进针常取坐位，如选择剑突下进针常选半卧位，腰背部垫枕</td><td>5</td><td></td><td></td></tr>
<tr><td colspan="2">2. 穿刺点选择：①心尖部穿刺：于左侧第5、6肋间隙心浊音界内侧2 cm进针，向后、向内指向脊柱方向刺入心包腔。②剑突下穿刺：于胸骨剑突与左侧第7肋软骨交界处之下作穿刺点，穿刺方向与腹壁成45°角，针刺向上、向后、稍向左而入心包腔的后下部</td><td>10</td><td></td><td></td></tr>
<tr><td colspan="2">3. 消毒：以穿刺点为圆心，由内向外消毒，直径15 cm以上，消毒2～3次，不留空隙，每次范围小于前1次，最后范围大于洞巾直径</td><td>5</td><td></td><td></td></tr>
</table>

续表

项　　目	评 分 细 则	分值	得分	备注
具体操作流程	4. 打开穿刺包：检查穿刺包有效日期及密闭性，戴无菌手套，覆盖消毒洞巾，检查胸腔穿刺包内物品，注意穿刺针与抽液用注射器连接后检查是否通畅，同时检查是否有漏气情况	5		
	5. 麻醉：核对麻醉药，助手协助检查并打开 2%利多卡因安瓿，以 5 mL 注射器抽取 2%利多卡因 2～3 mL，在穿刺部位行皮丘注射，沿穿刺点垂直进针，边进针推药边回抽（不见血不见液体），由表皮至心包壁层进行局部浸润麻醉	10		
	6. 穿刺：将连于穿刺针的橡胶皮管夹闭，穿刺针在选定且局麻后的部位进针。①心尖部穿刺：在左侧第 5、6 肋间浊音界内 2 cm 左右的部位进针，沿肋骨上缘向背部并稍向正中线进入心包腔，缓慢进针，待针锋抵抗感突然消失时，提示穿刺针已进入心包腔，感到心脏搏动撞击针尖时，应退针少许，以免划伤心脏，同时固定针体，若达到测量的深度，仍无液体流出可退针至皮下，略改变穿刺方向后再试，进入心包腔后，助手将注射器接于橡皮管上，放开钳夹处，缓慢抽液，当针管吸满后，取下针管前，应先用血管钳夹闭橡皮管，以防空气进入。②胸骨下穿刺：于胸骨剑突与左侧第 7 肋软骨交界处之下作穿刺点，穿刺方向与腹壁成 45°角，针刺向上、向后、稍向左而入心包腔的后下部，其余操作同上，有条件可在超声指导下进行	15		
	7. 抽液完毕，拔出针头或套管，覆盖消毒纱布，压迫数分钟，并以胶布固定	5		
操作后处理	1. 操作结束后帮助患者穿好衣物，嘱患者术后应绝对卧床 4 h，监测生命体征	5		
	2. 清洁器械及操作场所，做好穿刺记录	5		
人文关怀	操作过程中动作轻柔，能够做到有效沟通，充分体现人文关怀	5		
	专心的倾听者□　仔细的观察者□ 敏锐的交谈者□　温柔的操作者□ 在符合条件的框内打钩，符合 4 项为 A 档，3 项为 B 档，2 项为 C 档，1 项及以下为 D 档	评价档次	A□ C□	B□ D□
综合评价	无菌观念强，操作熟练	5		
	教师对此次测评满意程度： 非常满意：A　满意：B　一般：C　不满意：D	评价档次	A□ C□	B□ D□
总分		100		

（齐鲁医药学院　苏　丽）
（齐鲁医药学院　李若男）
（齐鲁医药学院　赵亚男）

第十二章　胸腔穿刺术

临床案例

患者，男，20岁，咳嗽伴午后低热1周，呼吸困难3天，胸部CT示：右侧大量胸腔积液，右肺尖陈旧性病灶，PPD皮试(＋＋)，请为患者行胸腔穿刺术。

【目的】

(1) 抽取胸腔积液进行一般性状检测、化学检测、显微镜监测和细菌学检测，明确积液的性质，寻找引起积液的病因。

(2) 抽出胸膜腔的积液、积气，减轻液体对肺组织的压迫，使肺组织复张，缓解患者的呼吸困难等症状。

【适应证】

1. 诊断性　原因未明的胸腔积液，可做诊断性穿刺，做胸腔积液涂片、培养、细胞学和生化学检查以明确病因，并可检查肺部情况。

2. 治疗性　通过抽液、抽气或胸腔减压治疗单侧或双侧胸腔大量积液、积气产生的压迫、呼吸困难等症状；向胸腔内注射药物(抗肿瘤药或促进胸膜粘连药物等)。

【禁忌证】

(1) 体质衰弱、病情危重难以耐受穿刺术者。

(2) 对麻醉药过敏者。

(3) 凝血功能障碍，有严重出血倾向，患者在未纠正前不宜穿刺。

(4) 有精神疾病或不合作者。

(5) 疑为胸腔包虫病患者，穿刺可引起感染扩散，故不宜穿刺。

(6) 穿刺部位或附近有感染。

【操作前准备】

1. 患者准备

(1) 了解、熟悉患者病情，对穿刺过程可能出现的状况做出评价。

(2) 与患者及家属谈话，交代操作目的、大致过程、可能出现的并发症等并签字。

(3) 测量患者生命体征，嘱患者取坐位面向椅背，两前臂置于椅背上，前额伏于前臂上，不能起床患者可取半坐位，患者前臂上举抱于枕部，注意保护患者隐私。

(4) 应注意保暖，避免患者着凉。

2. 操作者准备

(1) 了解情况：复看患者影像学检查，病变部位查体定位，协助患者摆放体位。

(2) 安排时间：避开患者进食及病房探视时间。

(3) 无菌准备：清洁的工作衣、帽、口罩，操作者剪指甲、洗手等。

(4) 操作地点：可以选择在病房进行。

3. 材料准备　胸腔穿刺包(图 12-1)，络合碘，无菌棉签，2%利多卡因，手套，5 mL、20 mL 或 50 mL 注射器，纱布及胶布等，检查物品是否在有效期内，包装是否完好。

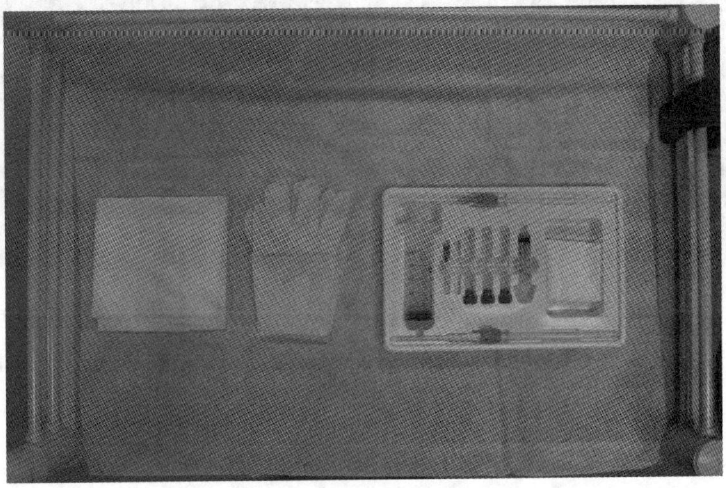

图 12-1　胸腔穿刺包

【操作步骤】

(1) 摆好体位：患者取坐位面向椅背，两前臂置于椅背上，前额伏于前臂上，不能起床患者可取半坐位，患者前臂上举抱于枕部。

(2) 穿刺点选择：复习患者胸片等资料，肺部叩诊，选在胸部叩诊浊音最明显部位进行，一般常取肩胛下角线第 7、8 肋间；有时也选腋中线第 6、7 肋间或腋前线第 5 肋间为穿刺点(图 12-2、图 12-3)。

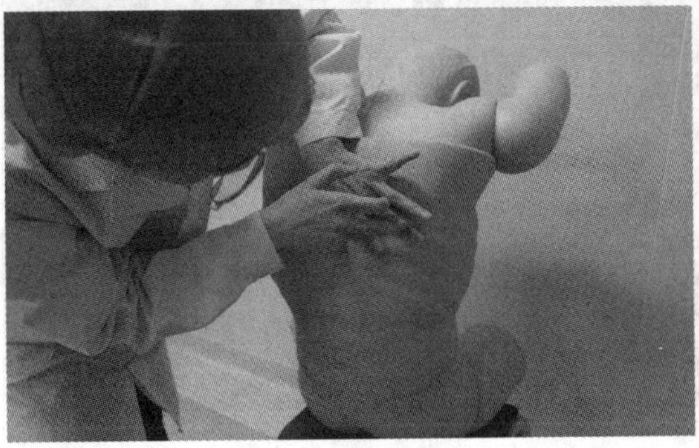

图 12-2　穿刺点定位

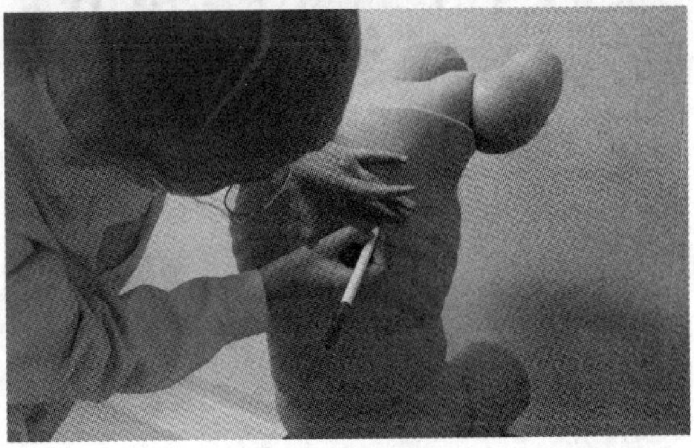

图 12-3　穿刺点标记

(3) 消毒：以穿刺点为圆心，由内向外消毒，直径 15 cm 以上，消毒 2～3 次，不留空隙，每次范围小于前1次，最后范围大于洞巾直径(图12-4)。

(4) 打开穿刺包：检查穿刺包有效日期及密闭性，戴无菌手套，覆盖消毒洞巾(图12-5)，检查胸腔穿刺包内物品，注意胸穿针与抽液用注射器连接后应检查是否通畅，同时检查是否有漏气情况。

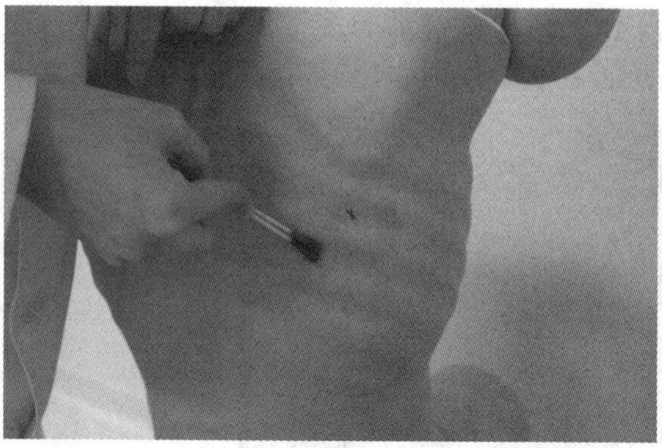

图12-4 消毒

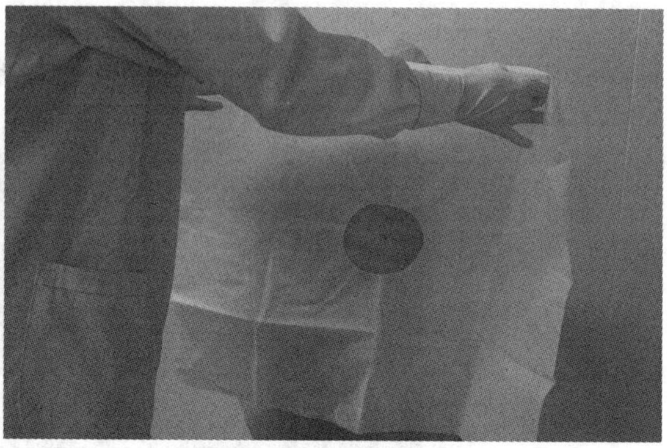

图12-5 铺无菌洞巾

(5) 麻醉：核对麻醉药，助手协助检查并打开2%利多卡因安瓿，以5 mL注射器抽取2%利多卡因2～3 mL，在穿刺部位行皮丘注射，沿穿刺点垂直进针，边进针推药边回抽(不见血不见液体)，由表皮至胸膜壁层进行局部浸润麻醉(图12-6)。

(6) 穿刺：取穿刺针，关闭穿刺针后方夹闭器开关，以一只手示指与中指固定穿刺部位皮肤，另一只手持穿刺针沿穿刺点垂直进入，有突破感后停止进针。助手用血管钳(或胸腔穿刺包的备用钳)协助固定穿刺针，以防刺入过深损伤肺组织，打开胸穿针夹闭器，连接50 mL注射器进行抽液，首次抽液量不超过600 mL，以后每次抽液量不超过1000 mL，抽液过程中询问患者有无不适，留取标本液体送检，如需要引流胸腔积液则连接引流袋，记录引流量(图12-7至图12-9)。

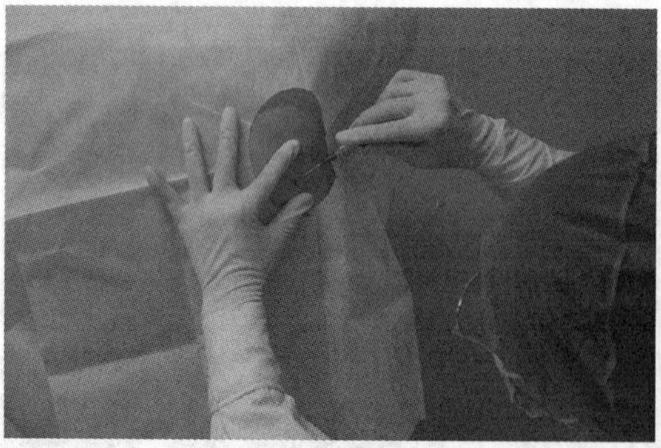

图12-6 麻醉

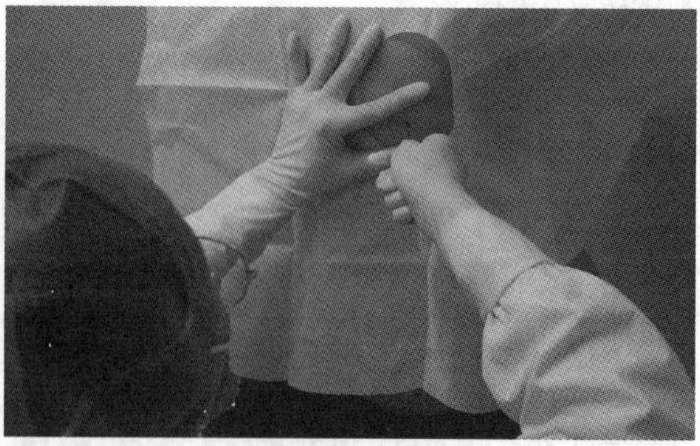

图12-7 穿刺

(7) 抽液、引流结束后，关闭胸穿针夹闭器，拔出穿刺针，局部按压1～2 min，再次消毒，覆盖无菌纱布，胶布固定(图12-10、图12-11)。

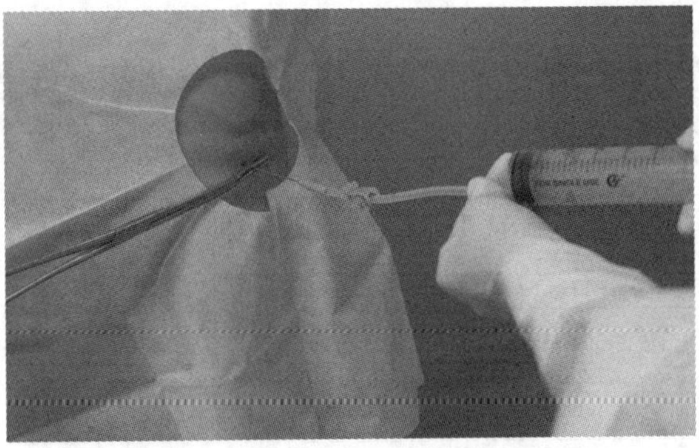

图 12-8　连接注射器,固定穿刺针

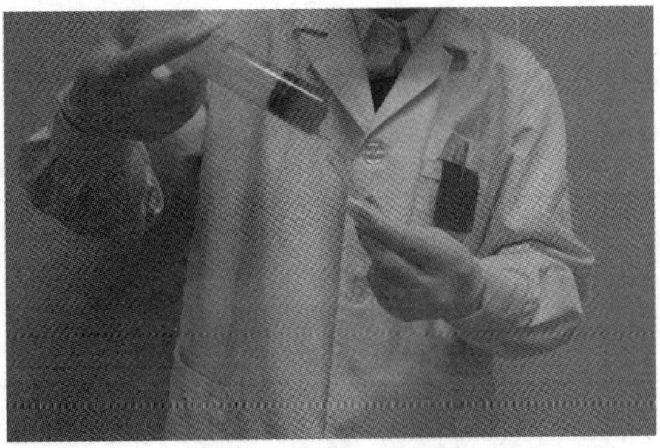

图 12-9　抽液送检

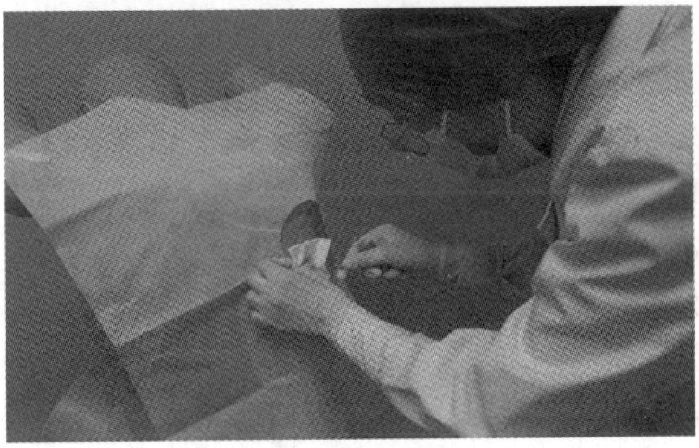

图 12-10　拔针

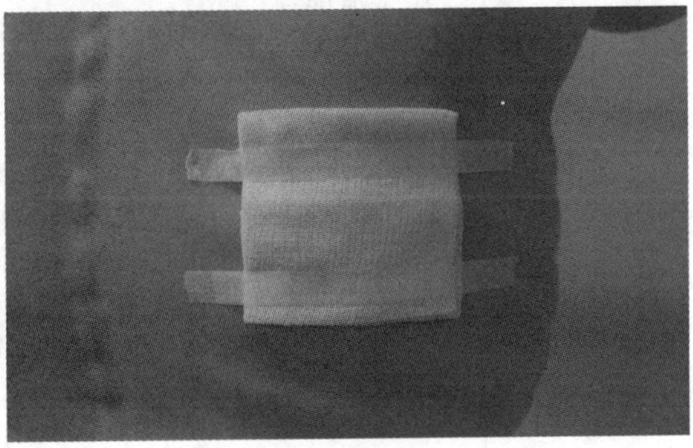

图 12-11　无菌敷料覆盖

【操作后处理】

（1）操作结束后帮助患者穿好衣物

（2）嘱患者卧位或半卧位休息半小时,监测生命特征。

（3）清洁器械及操作场所,做好穿刺记录。

【注意事项】

（1）操作前应向患者说明穿刺目的,消除顾虑,同时签好知情同意书;对精神紧张者,可于术前半小时给地西泮 10 mg,或可待因 0.03 g 以镇静止痛。

（2）操作中应密切观察患者的反应,如患者有头晕、面色苍白、出汗、心悸、胸部压迫感或剧痛、晕厥等胸膜过敏反应;或出现连续性咳嗽、气短、咳泡沫痰等现象时,立即停止抽液,并皮下注射 0.1%肾上腺素 0.3～0.5 mL,或进行其他对症处理。

（3）一次抽液不应过多、过快,诊断性抽液,50～100 mL 即可。减压抽液,首次不超过600 mL,以后每次不超过 1000 mL。

（4）严格无菌操作,操作中要始终保持胸膜负压,防止空气进入胸腔。

（5）操作前、后测量患者生命体征,操作后嘱患者休息半小时。

评分标准

胸腔穿刺术评分标准

临床案例：患者，男，20 岁，咳嗽伴午后低热 1 周，呼吸困难 3 天，胸部 CT 示：右侧大量胸腔积液，右肺尖陈旧性病灶，PPD 皮试(＋＋)

要求：作为住院医师，请为患者进行胸腔穿刺术

项　　目	评分细则		分值	得分	备注
操作前准备	1. 患者准备	（1）核对患者信息	5		
		（2）解释操作目的及必要性，告知注意事项	5		
		（3）协助患者取合适体位，充分暴露穿刺部位	5		
	2. 操作者准备	戴口罩、帽子，洗手	5		
	3. 物品准备	胸腔穿刺包，络合碘，无菌棉签，2%利多卡因，手套、5 mL、20 mL 或 50 mL 注射器，纱布及胶布等，检查物品是否在有效期内，包装是否完好	5		
具体操作流程	1. 摆好体位：患者取坐位面向椅背，两前臂置于椅背上，前额伏于前臂上，不能起床患者可取半坐位，患者前臂上举抱于枕部		10		
	2. 穿刺点选择：复习患者胸片等资料，肺部叩诊，选在胸部叩诊浊音最明显部位进行，一般常取肩胛下角线第 7、8 肋间；有时也选腋中线第 6、7 肋间或腋前线第 5 肋间为穿刺点		10		
	3. 消毒：以穿刺点为圆心，由内向外消毒，直径 15 cm 以上，消毒 2～3 次，不留空隙，每次范围小于前一次，最后范围大于洞巾直径		5		
	4. 打开穿刺包：检查穿刺包有效日期及密闭性，戴无菌手套，覆盖消毒洞巾，检查胸腔穿刺包内物品，注意胸穿针与抽液用注射器连接后检查是否通畅，同时检查是否有漏气情况		5		
	5. 麻醉：核对麻醉药，助手协助检查并打开 2%利多卡因安瓿，以 5 mL 注射器抽取 2%利多卡因 2～3 mL，在穿刺部位行皮丘注射，沿穿刺点垂直进针，边进针推药边回抽(不见血不见液体)，由表皮至胸膜壁层进行局部浸润麻醉		5		
	6. 穿刺：取穿刺针，关闭穿刺针后方夹闭器开关，以一只手示指与中指固定穿刺部位皮肤，另一只手持穿刺针沿穿刺点垂直进入，有突破感后停止进针，助手用血管钳(或胸腔穿刺包的备用钳)协助固定穿刺针，以防刺入过深损伤肺组织，打开开关，连接 50 mL 注射器进行抽液，首次抽液量不超过 600 mL，以后每次抽液量不超过 1000 mL，抽液过程中询问患者有无不适，留取标本液体送检，如需要引流胸腔积液则连接引流袋，记录引流量		15		

续表

项　目	评分细则	分值	得分	备注
具体操作流程	7. 抽液、引流结束后，关闭胸穿针夹闭器开关，拔出穿刺针，局部按压 1～2 min，再次消毒，覆盖无菌纱布，胶布固定	5		
操作后处理	1. 操作结束后帮助患者穿好衣物，嘱患者取卧位或半卧位休息半小时，监测生命体征	5		
	2. 清洁器械及操作场所，做好穿刺记录	5		
人文关怀	操作过程中动作轻柔，能够做到有效沟通，充分体现人文关怀	5		
	专心的倾听者□　仔细的观察者□ 敏锐的交谈者□　温柔的操作者□ 在符合条件的框内打钩，符合 4 项为 A 档，3 项为 B 档，2 项为 C 档，1 项及以下为 D 档	评价档次	A□ C□	B□ D□
综合评价	无菌观念强，操作熟练	5		
	教师对此次测评满意程度： 非常满意：A　满意：B　一般：C　不满意：D	评价档次	A□ C□	B□ D□
总分		100		

（齐鲁医药学院　苏　丽）
（新泰市人民医院　高传强）
（齐鲁医药学院　赵亚男）

第十三章　胸腔闭式引流术

临床案例

患者，女，25 岁，突发右侧胸痛、胸闷 8 h。查体：气管偏左，右侧胸廓饱满，肋间隙增宽，叩诊呈鼓音，听诊呼吸音消失。胸部 X 线片示：右侧气胸，肺部压缩 70%，请为患者做合适的处理。

【目的】

（1）引流胸腔内的气体和液体，如血液、脓液等，恢复胸膜腔内负压状态，促进肺复张。

（2）通过对引流物性质、数量的观察，判断胸腔内脏器的病理改变和治疗效果。

【适应证】

（1）自发性气胸漏气量大，经反复穿刺抽气，气体仍明显增加者。

（2）开放性气胸清创术后缝合伤口者。

（3）创伤性张力性气胸。

（4）中等量血胸（超过第 4 前肋水平）。

（5）气胸患者经过胸膜腔穿刺抽气后，肺脏仍然不能复张者。

（6）急性脓胸、脓气胸、乳糜胸。

（7）胸腔积液量较大或持续胸腔积液，以便诊断和治疗。

（8）各种胸部手术、心脏手术或胸腔镜手术后。

（9）在机械通气治疗中出现气胸，但仍需进行机械辅助呼吸者。

（10）恶性肿瘤转移到胸膜或顽固性气胸患者，需胸腔内注药行抗肿瘤或胸膜固定术。

【禁忌证】

（1）肝脏疾病引起的胸腔积液，持续胸膜腔引流可引起大量蛋白质的丢失，进行胸腔闭式引流需慎重。

（2）结核性胸腔积液。

（3）有凝血功能障碍的患者。

（4）重症血小板减少有出血倾向的患者。

（5）正在接受抗凝治疗的患者。

【操作前准备】

1. 患者准备

（1）监测患者基本生命体征，如血压、脉搏、呼吸、心率等。

(2) 向患者解释胸腔闭式引流术的目的、具体操作过程及患者需要配合的注意事项。

(3) 告知手术中可能出现的风险，并取得患者的理解和信任。

(4) 签署手术知情同意书。

2. 操作者准备

(1) 胸腔闭式引流术需要两名术者配合操作。

(2) 操作者戴帽子、口罩，外科刷手，戴无菌手套。

(3) 根据查体结果，结合胸部 X 片、B 超等影像学资料协助定位。

3. 材料准备

(1) 胸腔闭式引流手术包：含刀柄、刀片、血管钳、持针器、缝针、丝线、剪刀等。

(2) 碘伏、利多卡因、注射器、胸腔闭式引流装置 1 个、胸腔闭式引流连接配套管 1 套、胸腔闭式引流管 1 根、无菌生理盐水 1000 mL、胶布、无菌手套等。

【操作步骤】

(1) 核对患者信息。

(2) 胸腔积液患者取健侧半卧位或斜坡仰卧位，气胸患者取坐位或斜坡仰卧位。

(3) 结合叩诊、胸部 X 线片确定切口部位，积液(或积血)引流选腋中线与腋后线间第 6～8肋进针，气胸引流选锁骨中线第 2 肋间。

(4) 术野皮肤常规消毒，铺无菌手术巾。

(5) 局部浸润麻醉切口区胸壁各层，直至胸膜。

(6) 沿肋间走行切开皮肤 2～3 cm，沿肋骨上缘伸入血管钳，分开肋间肌肉各层直至胸膜腔；随即置入已用血管钳夹闭的引流管。引流管伸入胸腔深度不宜超过 5 cm，以 7 号丝线缝合胸壁皮肤切口，并固定引流管，敷盖无菌纱布；纱布外再以长胶布环绕引流管后粘贴于胸壁。引流管末端连接于无菌水封瓶的长玻璃管，长玻璃管的下端应插入水封瓶液面下 3～4 cm。引流瓶置于病床下不易被碰倒的地方(图 13-1)。

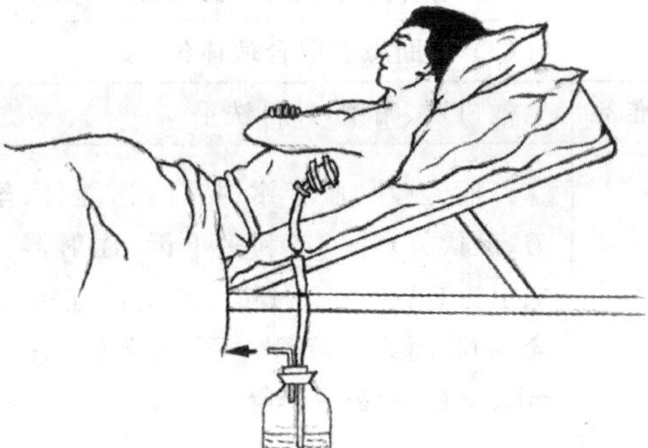

图 13-1　胸腔闭式引流

【操作后处理】

(1) 操作结束后帮助患者穿好衣物。

(2) 密切观察患者生命体征。

(3) 清洁器械及操作场所，做好操作记录。

【注意事项】

（1）穿刺后注意患者有无气促、胸痛、头晕、心悸等症状。

（2）如为大量积血（或积液），初放引流时应密切监测血压，以防患者突然休克或虚脱，必要时间断释放，以免突发危险。

（3）注意保持引流管畅通，不使其受压、折叠或扭曲，定时挤压近端引流管，以防血凝块、纤维素块或脓栓块堵塞。引流管通畅的标志是长玻璃管水柱液面高于瓶内液面，并随呼吸而波动。

（4）每日帮助患者适当变动体位，或鼓励患者做深呼吸，使之达到充分引流。

（5）记录每天引流量（伤后早期或怀疑进行性血胸的，应记录每小时引流量）及其性状变化，并酌情 X 线透视或摄片复查。

（6）每 24 h 更换水封瓶 1 次。更换无菌水封瓶时，应先用血管钳夹住引流管近端，临时阻断引流管，待更换完毕后再重新放开引流管，以防止空气被胸腔负压吸入。

（7）如发现引流液性状有改变，为排除继发感染，可进行引流液细菌培养及药敏试验。

评分标准

胸腔闭式引流术评分标准

临床案例：患者，女，25 岁，突发右侧胸痛、胸闷 8 h。查体：气管偏左，右侧胸廓饱满，肋间隙增宽，叩诊呈鼓音，听诊呼吸音消失。胸部 X 线片示：右侧气胸，肺部压缩 70%

要求：作为住院医师，请为患者做合适的处理

项目	评分细则		分值	得分	备注
操作前准备	1. 患者准备	（1）核对患者信息	2		
		（2）解释操作目的及必要性，告知注意事项	5		
		（3）协助患者取合适体位	3		
	2. 操作者准备	戴口罩、帽子，外科洗手	5		
	3. 物品准备	刀柄、刀片、血管钳、持针器、缝针、丝线、剪刀、碘伏、1%～2%利多卡因、注射器、胸腔闭式引流装置 1 个、胸腔闭式引流连接配套管 1 套、胸腔闭式引流管 1 根、无菌生理盐水 1000 mL、胶布、无菌手套等	5		
具体操作流程	1. 检查物品是否备全，并检查是否在有效期之内		5		
	2. 结合叩诊和影像学结果确定引流位置，并标记引流位置		5		
	3. 外科洗手，戴手套		5		
	4. 消毒（按外科原则，由内向外，消毒范围为切口周围 15 cm）		5		
	5. 1%～2%利多卡因局部浸润麻醉		5		
	6. 穿刺抽气，确定抽出气体位置无误		5		

续表

项　目	评分细则	分值	得分	备注
具体操作流程	7．切开皮肤，钝性分离皮下，肌层直至进入胸膜腔	5		
	8．置入胸腔闭式引流管	5		
	9．接胸腔闭式引流瓶	5		
	10．胸腔闭式引流管深度正确（水柱波动良好）	5		
	11．固定引流管	5		
	12．覆盖敷料、用胶布固定	5		
操作后处理	1．将垃圾置入医疗垃圾箱	5		
	2．换药结束后询问患者有无不适情况，并告知患者注意事项	5		
人文关怀	操作过程中动作轻柔，能够做到有效沟通，充分体现人文关怀	5		
	专心的倾听者□　仔细的观察者□ 敏锐的交谈者□　温柔的操作者□ 在符合条件的框内打钩，符合4项为A档，3项为B档，2项为C档，1项及以下为D档	评价档次	A□　C□	B□　D□
综合评价	无菌观念强，操作熟练	5		
	教师对此次测评满意程度： 非常满意：A　满意：B　一般：C　不满意：D	评价档次	A□　C□	B□　D□
总分		100		

（齐鲁医药学院　胡金莲）
（齐鲁医药学院　李若男）
（齐鲁医药学院　赵亚男）

第十四章　胸腔闭式引流管的拔除

临床案例

患者，女，20 岁，右侧气胸行胸腔闭式引流术后第 5 天，咳嗽时无气泡排出，负压波动较弱，患侧呼吸音稍弱。胸部 X 片显示，左肺复张良好，未见明显积气、积液，请为患者做合适的处理。

【目的】

胸腔闭式引流管可引流胸腔内积气、积液，待积气、积液引流干净，肺完全复张后，拔除引流管，恢复胸膜腔内负压环境。

【适应证】

气胸、血胸、血气胸及脓胸时都可置入胸腔闭式引流管，针对不同情况，可引流气体或液体，当其治疗、观察的目的达到后，即可将胸腔闭式引流管拔除。一般满足以下条件可拔除。

(1) 引流气体时，引流管通畅，嘱患者咳嗽时有液面波动，无气体逸出，证实无活动性漏气。

(2) 引流液体时，液体颜色清亮，每日引流量<200 mL。

(3) X 线胸片显示肺膨胀良好，无明显积气与积液。

(4) 如患者具有特殊情况，拔管时还需满足以下条件：

①如为脓胸患者，胸腔内感染已控制；

②如为食管胸膜瘘、支气管胸膜瘘引起的脓胸，需经造影检查证实瘘口已闭合，且患者临床症状、体征消失；

③如为机械通气患者气胸，则须停止机械通气，并且气胸已完全吸收。

【禁忌证】

(1) 胸腔内积气或积液没有完全排出，肺复张不全。

(2) 胸腔内的感染还没有完全控制。

(3) 嘱患者咳嗽时有大量气泡逸出，说明胸腔内依然有漏气。

(4) 每日引流量较大或引流的液体颜色较深。

(5) 体格检查时症状体征未消失，造影显示支气管胸膜瘘未愈合。

(6) 气胸或血气胸患者依然需要机械通气的。

【操作前准备】

1. 患者准备

(1) 监测生命体征，包括心率、血压、呼吸、体温等。

(2) 向患者解释胸腔闭式引流管拔除的目的、具体操作过程及需要患者配合的事项。

（3）告知患者胸腔闭式引流管拔除后气胸和胸腔积液复发等风险。

2. 操作者准备

（1）胸腔闭式引流管的拔除需要双人操作。

（2）操作者戴帽子、口罩、洗手，戴无菌手套。

（3）进行详细胸部体格检查，结合 X 线胸片等影像学资料，再次确认已达拔管指征。

3. 材料准备　血管钳 1 把、镊子 1 把、剪刀 1 把、棉球 10 个、纱布 2 块、油纱 6 块、消毒杯 2 个、弯盘 2 个、0.5%聚维酮碘、胶布 1 卷、无菌手套等。

【操作步骤】

（1）协助患者取斜坡仰卧位或立位，双手抱头。

（2）皮肤消毒。

（3）剪断固定引流管的缝线，将引流管轻轻转动，确认引流管未被缝线缝住，嘱患者屏气，迅速将引流管拔出。

（4）迅速用纱布覆盖住伤口，如有必要可采用不透气的无菌贴膜封闭伤口，或缝合伤口，然后对伤口进行加压包扎。

【操作后处理】

（1）密切观察患者生命体征。

（2）需继续观察：

①患者有无突发气促、胸闷症状。

②有无面色苍白、呼吸音减弱。

③患者拔管贴膜处有无液体、气体逸出体征。

（3）清洁器械及操作场所，做好操作记录。

【注意事项】

（1）严格无菌操作。

（2）在拔管过程中应注意患者的反应。

（3）操作者拔管时需要患者及助手较好配合，拔管时患者屏气，助手迅速打结，关闭切口。

（4）全肺切除术后患者，一侧胸腔空虚，经调整引流管开放及关闭，已保持纵隔中立位，此时拔除引流管时需保持引流管夹闭状态，以防引流出大量积液、积气或屏气时纵隔再次移位。

（5）若是气胸患者拔管，一般在拔管前先夹闭引流管 12～24 h，观察模拟拔管状态下患者的耐受情况、开放后是否有漏气，再决定是否拔除引流管。

【并发症及处理】

（1）气胸患者拔管后再次出现胸闷、气促等症状，查体发现患侧呼吸音减弱，叩诊呈鼓音，复查 X 线胸片显示：患侧肺部再次被压缩。出现此情况一般是由于拔管时患者配合不好、未能完全屏气，导致气体自切口进入，或肺破口未能完全愈合，气胸再次发作导致。气胸量较少时可进行密切观察，或进行胸膜腔穿刺排气，当气胸量较大时，则需要再次置管引流。

（2）如拔管口有鲜血流出，进行胸片复查时见肋膈角变钝、消失，胸腔积血，甚至患者出现失血性休克表现。这多是由于拔管时伤及肺内粘连带或切口处肋间血管出血。此种情况需要输血、输液，甚至经胸腔镜或开胸探查止血。

（3）如引流口有少许积液自切口溢出，无须特殊处理，给予加压包扎即可。同时纠正肝肾功能不全等可能引起胸腔积液的原因。

（4）引流管折断多因内部缝线切断所致。折断处距离切口较近者，可自体外拔出残留的引流管，如引流管调入胸腔者，需再次经胸腔镜或开胸探查取出引流管。

（5）其他并发症包括伤口感染、愈合不佳、窦道形成等，可进行清创等对症处理。

评分标准

胸腔闭式引流管拔管评分标准

临床案例：患者，女，20 岁，右侧气胸行胸腔闭式引流术后第 5 天，咳嗽时无气泡排出，负压波动较弱，患侧呼吸音稍弱。胸部 X 片显示，左肺复张良好，未见明显积气、积液

要求：作为住院医师，请为患者做合适的处理

项目	评分细则		分值	得分	备注
操作前准备	1. 患者准备	（1）核对患者信息	5		
		（2）解释操作目的及必要性，告知注意事项	5		
		（3）协助患者取合适体位	5		
	2. 操作者准备	戴口罩、帽子，外科洗手	5		
	3. 物品准备	剪刀、镊子、碘伏、纱布、油纱、胶布、弯盘、无菌手套等	5		
具体操作流程	1. 检查物品是否备全，并检查是否在有效期之内		5		
	2. 结合叩诊和影像学结果再次确定是否拔管		5		
	3. 外科洗手，戴手套		5		
	4. 暴露引流管，用手揭去外层敷料，用镊子揭去内层敷料，将敷料放于弯盘内		5		
	5. 观察引流管情况		5		
	6. 消毒引流管及引流管周围 5 cm 范围内皮肤		5		
	7. 剪断固定引流管的缝线		5		
	8. 拔管：轻轻转动引流管、取 2～3 块无菌纱布，加凡士林油纱，嘱患者深吸气时屏气，迅速拔除胸腔引流管，同时迅速封闭引流管口		5		
	9. 用胶布固定纱布，胶布固定方向应与躯干长轴垂直		5		
	10. 整理患者衣服，观察患者有无异常反应		5		
	11. 操作过程中，2 把镊子不可混用，一把镊子用来接触伤口，另一把镊子用来传递物品		5		

续表

项　目	评 分 细 则	分值	得分	备注
操作后处理	1. 将垃圾置入医疗垃圾箱	5		
	2. 换药结束后询问患者有无不适情况，并告知患者注意事项	5		
人文关怀	操作过程中动作轻柔，能够做到有效沟通，充分体现人文关怀	5		
	专心的倾听者□　仔细的观察者□ 敏锐的交谈者□　温柔的操作者□ 在符合条件的框内打钩，符合 4 项为 A 档，3 项为 B 档，2 项为 C 档，1 项及以下为 D 档	评价档次	A□ C□	B□ D□
综合评价	无菌观念强，操作熟练	5		
	教师对此次测评满意程度： 非常满意：A　满意：B　一般：C　不满意：D	评价档次	A□ C□	B□ D□
总分		100		

（齐鲁医药学院　胡金莲）
（齐鲁医药学院　赵亚男）
（桓台县人民医院　母长剑）

第十五章　动脉穿刺技术

临床案例

孙某，男，80岁，咳嗽、咳痰20余年，加重伴发热、呼吸困难3天。诊断为慢性阻塞性肺疾病、肺部感染。为进一步了解疾病，需做血气分析。作为医务人员，请为患者行股动脉穿刺采血。

【目的】

建立动脉通道，以便于各项诊断与治疗措施的实施。

【适应证】

(1) 施行特殊检查或治疗，如血气分析，介入治疗，选择性血管造影和治疗，心导管置入，血液透析治疗等。

(2) 严重休克需急救的患者，经静脉快速输血后情况未见好转，可经动脉提高冠状动脉灌注量来增加有效血容量。

(3) 麻醉或手术期以及危重患者持续监测动脉血压。

【禁忌证】

(1) 慢性严重心、肺或肾脏疾病、晚期肿瘤。

(2) 周围皮肤炎症或动脉痉挛以及血栓形成者。

(3) 有凝血功能异常，有出血倾向者。

(4) 桡、尺动脉供血障碍者，Allen试验阴性患者(Allen试验如图15-1所示，用于评价穿刺侧掌心是否存在双重供血及其供血程度。同时用双手的拇指按压患者的一手尺动脉及桡动脉，嘱患者握拳，30～60 s后可观察到患者手掌因无血供而变苍白，此时松开尺动脉，并嘱患者伸开手掌，10 s内可观察到患者掌心颜色恢复正常，此为Allen试验阳性，若10 s内患者掌心未恢复至正常，则为Allen试验阴性)不能进行桡动脉穿刺置管。

【操作前准备】

1. 穿刺前准备

(1) 操作者戴口罩(头发、口鼻不外露)、帽子，洗手。

(2) 核对患者姓名、性别、床位、所采血量。

(3) 告知患者及家属穿刺的操作目的以取得合作。

(4) 用肝素生理盐水或枸橼酸钠生理盐水冲洗注射器。

2. 物品准备　穿刺包1个，包括弯盘1个，无菌手套，肝素化注射器、局部麻醉药、动脉穿刺针、加压装置等。

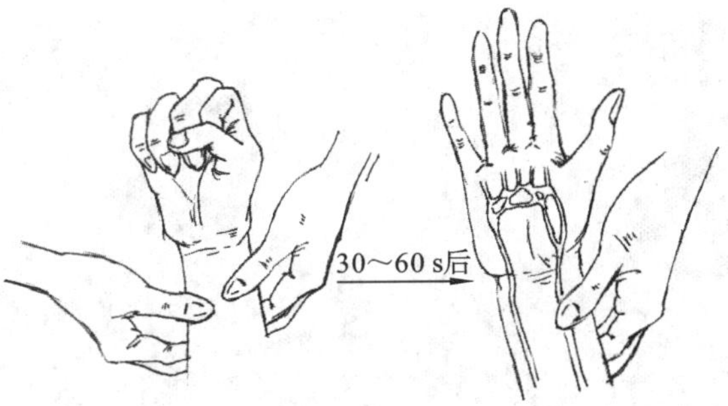

图 15-1　Allen 试验

【操作步骤】

1. 股动脉穿刺

(1) 操作者备齐物品携至床旁，协助患者取仰卧位，下肢屈曲略外旋。

(2) 检查注射器是否在有效期内，检查包装有无破损。

(3) 触诊股动脉(图 15-2)，用消毒棉签在腹股沟区股动脉处由内向外消毒 2～3 遍(图 15-3)。

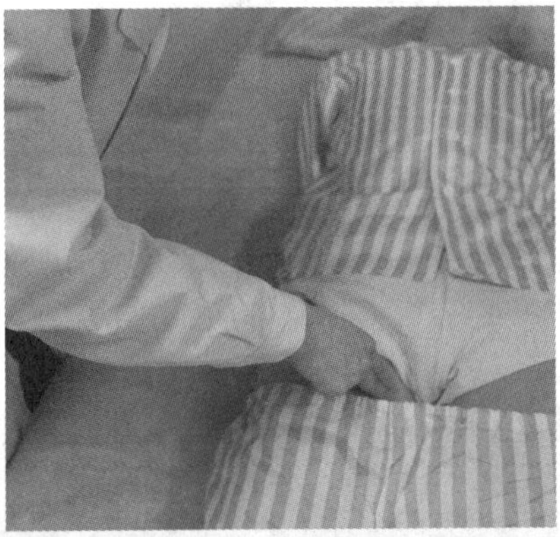

图 15-2　触诊股动脉

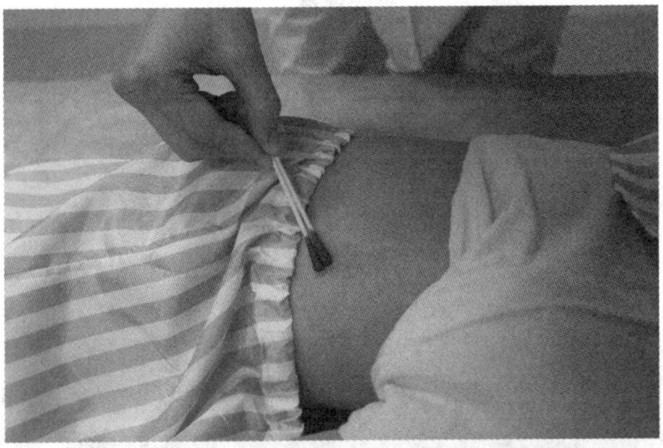

图 15-3　消毒

(4) 操作者戴无菌手套(图 15-4)。

(5) 确定穿刺点部位：左手示指、中指在腹股沟区股动脉搏动明显处(腹股沟韧带中点下方 1～3 cm)定位(图 15-5)。

(6) 右手持肝素化注射器，在两指之间垂直刺入或与动脉走向成 40°角刺入(图 15-6)，刺入过程中，需经常抽吸，如无回血可缓慢后撤，边抽边退，或稍变方向及深度，如抽得鲜红色血即为动脉血。

(7) 右手固定注射器，左手抽动活塞，抽取使用量的动脉血(图 15-7)，如抽出暗红色血液则提示针穿入股静脉，应立即拔出针头，并按压穿刺点处约 5 min，直至无出血为止。

(8) 快速拔出注射器(图 15-8)，针头立即插入橡皮塞，压迫穿刺点 8～10 min(图15-9)后覆盖敷料并固定，令助手立即进行标本送检(图 15-10)。

(9) 协助患者取舒适体位，整理用物，洗手消毒，告知患者相关注意事项。

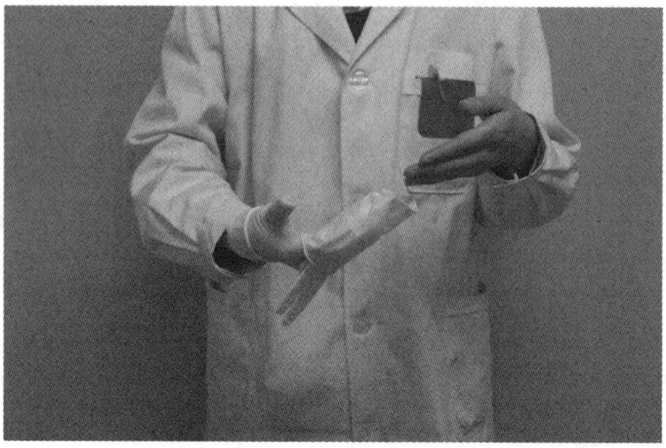

图 15-4 戴手套

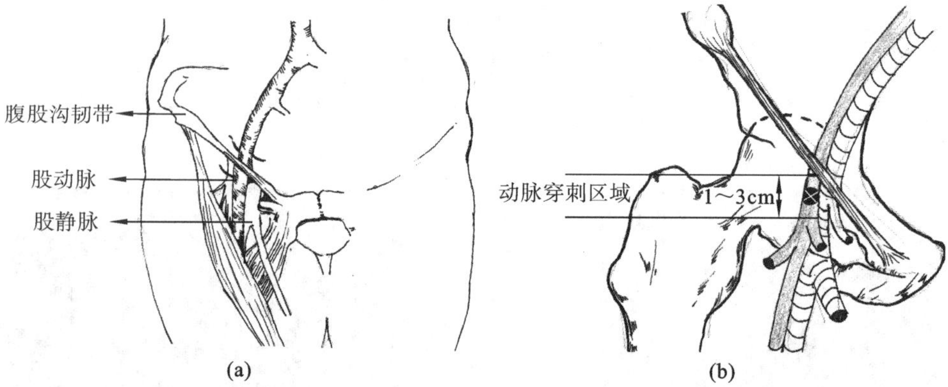

图 15-5 定位

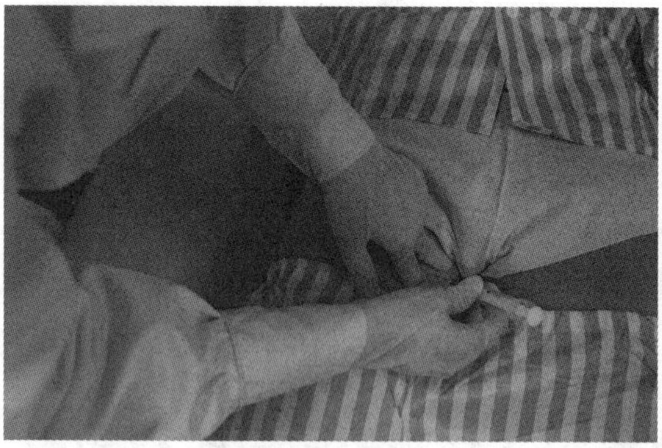

图 15-6 穿刺

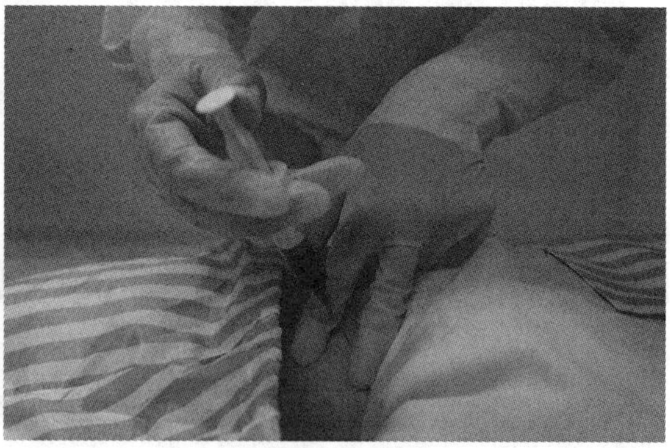

图 15-7 抽取

2. 桡动脉穿刺置管

(1) 操作者备齐物品携至床旁,协助患者取仰卧位,上肢外展,掌面朝上,腕背部垫一小枕,使腕部呈背曲抬高 45°～60°。

(2) 检查注射器是否在有效期内,检查包装有无破损。

(3) 确定穿刺点部位:以左手示指、中指触及桡动脉搏动明显处,选其远端约 0.5 cm 处

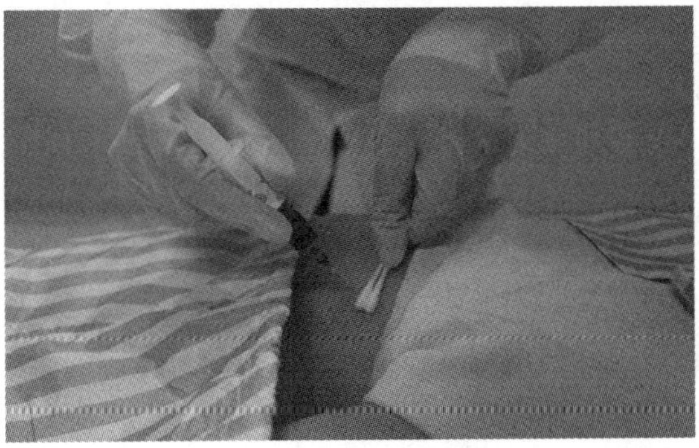

图 15-8　拔针

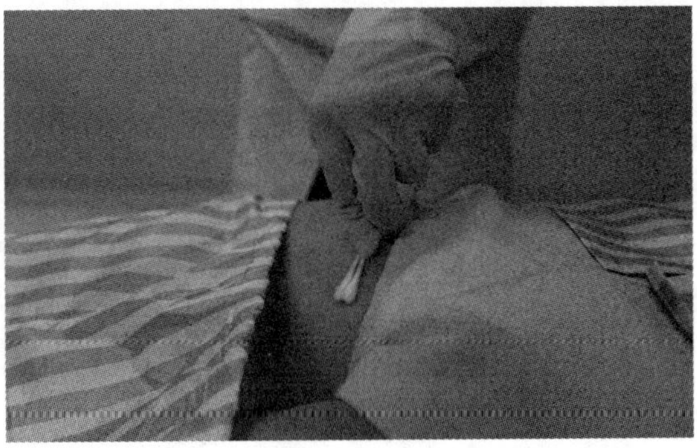

图 15-9　按压

为穿刺点。

(4) 用消毒棉签在桡动脉处由内向外消毒 2～3 遍。

(5) 操作者戴无菌手套,铺洞巾。

(6) 用 1%～2%利多卡因 0.5～1 mL 在穿刺点部位注射一个直径为 1 cm 的小皮疹,进针时需平行进针,并保证针尖的斜面朝上,以免刺到浅表静脉。

(7) 穿刺:右手持针从穿刺点沿动脉走行逆血流方向刺入,针与皮肤成 30°～45°角(图 15-11)。

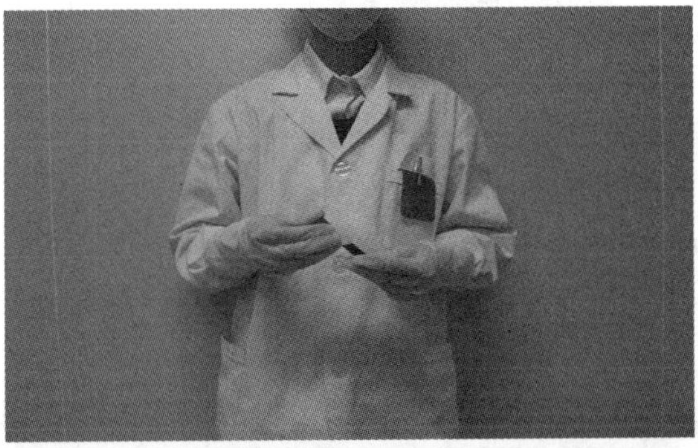

图 15-10　标本送检

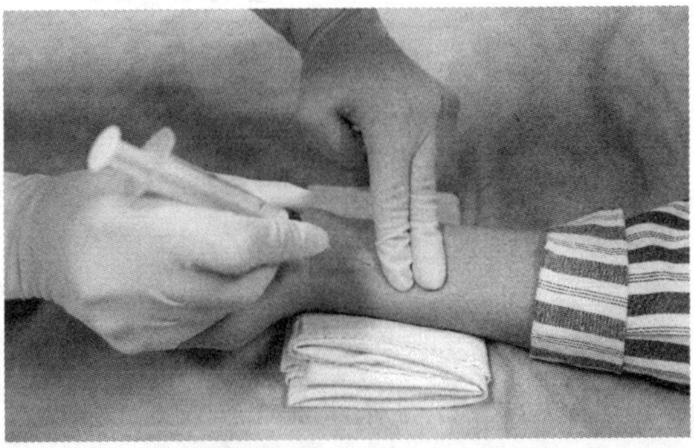

图 15-11　桡动脉穿刺

(8) 穿刺方法:

①直接穿刺法(图 15-12):见针尾有持续鲜红的动脉回血时,表示套管针针芯已进入动脉,降低穿刺针与皮肤的角度,若见持续鲜红的动脉回血,表示外套管已进入动脉内,缓慢推入外套管,退出针芯。

②穿透法(图 15-13):见针尾有持续鲜红的动脉回血,再进针 1～2 mm,动脉回血停止,将针芯退出数毫米后,仍无动脉回血,表明针已穿透动脉后壁,可将针芯退出,将注射器与套管针相连接并边吸边缓慢后退,直到回吸血通畅后再向前推进。再次出现持续鲜红的动脉回血,提示外套管尖端又回到动脉内,此时立即推进外套管,送入无阻力感且喷血,则表明穿刺成功。

临床上应优先使用直接穿刺法。

(9) 外套管固定于血管内,擦拭外渗血,并消毒,覆盖敷料加以固定。

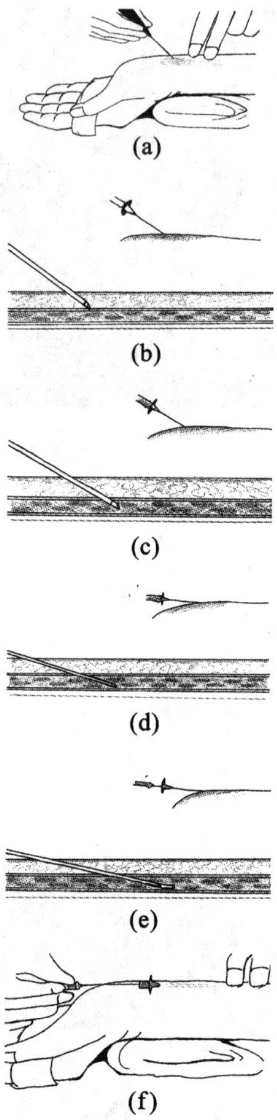

图 15-12　直接穿刺法

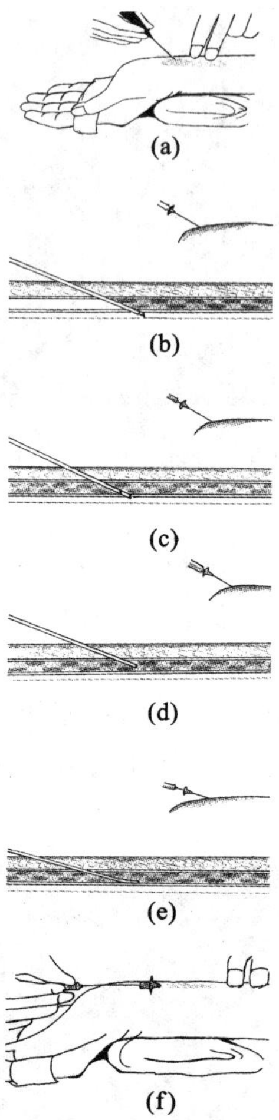

图 15-13　穿透法

【股动脉穿刺流程】

术者戴口罩、帽子、外科洗手 → 核对患者信息 → 解释操作目的 → 消毒棉球于股动脉处消毒 → 术者戴手套 → 确定穿刺点部位：股动脉搏动明显处 → 进针 → 垂直刺入或与动脉走向成40°角刺入 → 抽取使用量的动脉血 → 拔针，针尖立即插入橡皮塞 → 标本送检

【不良反应及处理】

(1) 因操作不当可导致感染，应严格遵守无菌操作，积极抗感染。

(2) 患者过于恐惧及紧张时，会导致血管迷走神经反应，应立即停止操作，并密切监测患者生命体征，必要时及时抢救。

(3) 对假性动脉瘤的患者应及时行超声检查，必要时可行手术治疗。

【操作后处理】

（1）血管损伤后可导致皮下血肿，轻者可不行特殊处理，血肿形成 24 h 后可热敷。

（2）若同一位置反复穿刺易导致血栓形成，可行尿激酶溶栓治疗。

【注意事项】

（1）针筒中肝素需尽量排尽，严格消毒，以防感染。

（2）应用动脉血气采血针时，进针速度稍快；若无回血，退针速度要慢；若见回血，自行流出，无需回抽。

（3）尽量避免气泡进入注射器，若有气泡应尽早排出。

（4）抽取血气分析的血量为 0.5～1.0 mL。

（5）拔针后，穿刺部位需按压 8～10 min，有出血倾向者应增加按压时间。

（6）防止空气进入所采标本中，抽前需将注射器中的空气排净，抽完需立即将针头插入橡皮塞。

（7）桡动脉穿刺前必须做 Allen 试验。

（8）穿刺后妥善压迫止血，以防血栓形成。

评分标准

动脉穿刺术评分标准

临床案例：孙某，男，80 岁，咳嗽、咳痰 20 余年，加重伴发热、呼吸困难 3 天。诊断为慢性阻塞性肺疾病、肺部感染。为进一步了解疾病，需做血气分析

要求：作为医务人员，请为患者行股动脉穿刺采血

项　目	评分细则		分值	得分	备注
操作前准备	1. 操作者准备	着装整洁、规范，洗手，戴口罩、帽子	3		
	2. 操作环境	环境整洁，温度适宜	3		
	3. 物品准备	肝素化注射器、棉签、碘伏、弯盘等	4		
具体操作流程	核对信息	携用物至床旁，核对信息，解释，取得患者配合	5		
	屏风遮挡	保护患者隐私，拉屏风或隔帘	5		
	摆放体位	站于患者右侧，协助患者取仰卧位，下肢屈曲略外旋	5		
	消毒	在腹股沟区股动脉处用消毒棉签蘸取碘伏后，由内向外消毒 2～3 遍	5		
	戴手套	术者佩戴无菌手套，注意无菌观念	5		
	确定穿刺点	左手示指、中指在腹股沟区股动脉搏动明显处（腹股沟韧带中点下方 1～3 cm）定位	5		

续表

项　目	评分细则		分值	得分	备注
具体操作流程	固定皮肤	左手示指、中指打开，并按压，固定穿刺点两侧皮肤	5		
	进针	右手持肝素化注射器，在两指之间垂直刺入或与动脉走向成40°角刺入	5		
	抽吸	刺入过程中，需经常抽吸，如无回血可缓慢后撤，边抽边退，或稍变方向及深度，如抽得鲜红色血即为动脉血	5		
	抽取动脉血	右手固定注射器，左手抽动活塞，抽取需用量的动脉血	5		
	拔针	快速拔出注射器，针头立即插入橡皮塞，压迫穿刺点8～10 min后覆盖敷料并固定，令助手立即进行标本送检	5		
	操作后处理	协助患者穿好衣物，取舒适体位，整理床铺	5		
		洗手消毒，告知患者相关注意事项	5		
		物品处理：注射器针头放入锐器盒；棉签及注射器等放入医疗废物垃圾桶；弯盘放入污染区待处理；未用无污染物品应放回原处	5		
人文关怀	着装规范、仪态大方、精神饱满、爱伤观念强		10		
	专心的倾听者□　仔细的观察者□ 敏锐的交谈者□　温柔的操作者□ 在符合条件的框内打钩，符合4项为A档，3项为B档，2项为C档，1项及以下为D档		评价档次	A□ C□	B□ D□
综合评价	操作熟练流畅		10		
	教师对此次测评满意程度： 非常满意：A　满意：B　一般：C　不满意：D		评价档次	A□ C□	B□ D□
总分			100		

（北大医疗淄博医院　刘鲁山）
（新泰市人民医院　高传强）
（齐鲁医药学院　张文奇）

第十六章　静脉穿刺技术

临床案例

患者，男，47岁。因急性胃肠炎、严重腹泻入院，需进一步做血生化检查。作为医务人员，请为患者行四肢浅静脉穿刺采血。

【目的】

建立静脉通道，用于临床当中的静脉输液或抽血化验，以便于进行各项疾病诊断与治疗的措施实施。

【适应证】

(1) 需要临时输液的患者。

(2) 需进行静脉血液检查的患者。

【禁忌证】

除皮肤感染及出、凝血机制障碍者需注意外，无明显绝对禁忌证。

【操作前准备】

1. 穿刺前准备

(1) 了解患者病情，与患者及家属进行沟通，使其理解做此项操作的目的和意义，取得患者配合。

(2) 戴帽子、口罩(口鼻、头发不外露)，洗手。

(3) 股动脉穿刺前有必要可先行备皮。

2. 物品准备　准备静脉穿刺包以及其他相关器械：弯盘、碘伏、棉签、注射器、止血带等。

【操作步骤】

1. 肘静脉穿刺

(1) 患者取平卧位或坐位，触诊肘静脉(图16-1)。

(2) 术者站于患者一侧，在采血部位近心端用止血带绕缠肢体。

(3) 用消毒棉签对静脉穿刺区域由内向外消毒2～3遍(图16-2)。

(4) 嘱患者握拳，一手绷紧肢体皮肤及穿刺部位，一手持注射器，在预定穿刺点穿刺，穿刺针向静脉近心端与皮肤约成30°角缓慢进针(图16-3)，见回血后再进几毫米，可见暗红色血液流入注射器。

(5) 一手固定注射器针柄，一手抽取所需血量。

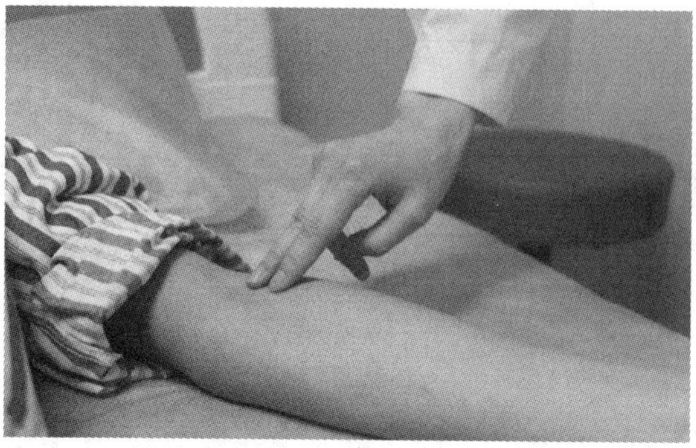

图 16-1　寻找血管

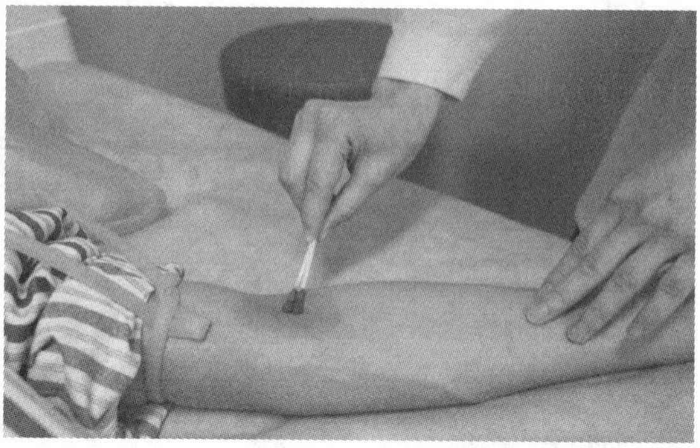

图 16-2　消毒

（6）一手拿棉签按压穿刺点，一手拔针（图 16-4）。

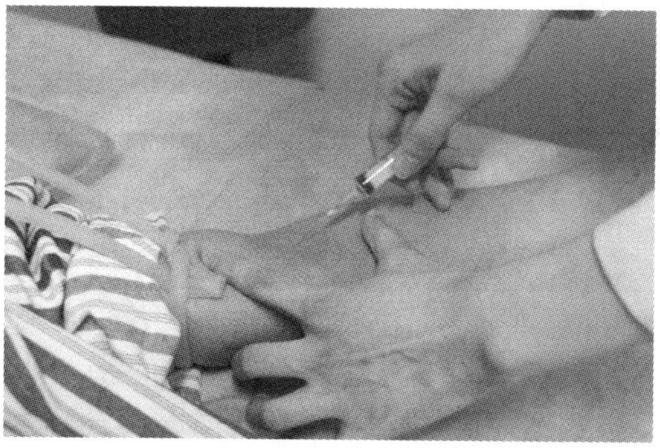

图 16-3　进针

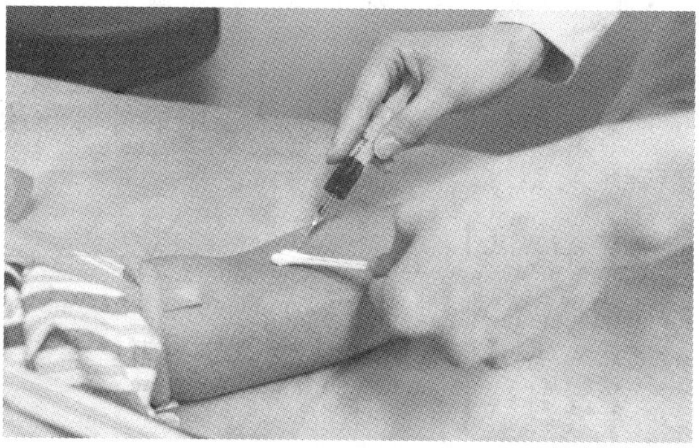

图 16-4　拔针

（7）嘱患者松拳，解开止血带。嘱患者用消毒棉球或棉签压迫穿刺点止血约 5 min。

（8）静脉血注入标本管，送检（图 16-5）。

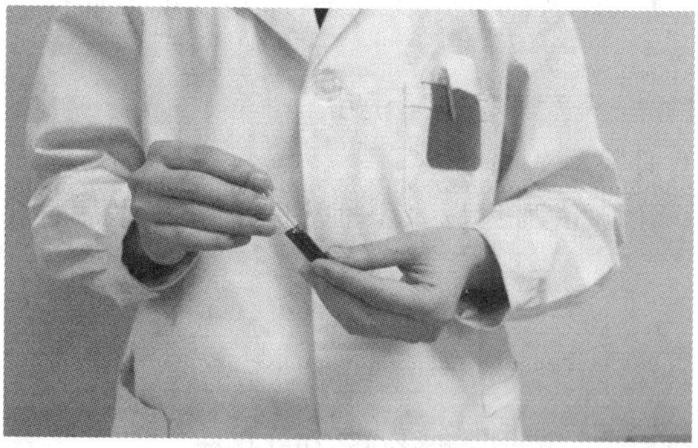

图 16-5　标本送检

（9）操作结束后告知患者相关注意事项。

2．股静脉穿刺

（1）患者取平卧位，协助患者欲穿刺的下肢轻微外展外旋位，以腹股沟韧带中心内下方 1.5～3 cm，股动脉搏动内侧约 0.5 cm 为穿刺点。

（2）术者站于患者一侧，消毒局部皮肤，戴无菌手套。左手示指、中指于穿刺点处轻轻压迫皮肤及股静脉并稍加固定。

(3) 右手持注射器向左手示指及中指固定的穿刺点刺入，进针方向与穿刺部位的皮肤成 30°～45°角，顺血流方向，边进针边抽吸缓缓刺入。

(4) 当穿刺针进入股静脉后，即有静脉血流回流入注射针管内，再进针 2～4 mm 即可采血或注射药物。

(5) 若未能抽出血则先向深部刺入，采用边退针边抽吸至有血液抽吸出为止；或调整穿刺方向、深度，或重新穿刺。

(6) 穿刺完毕，拔出针头，盖上无菌小纱布，局部压迫 3～5 min，以防出血，再用胶布固定。

【肘静脉穿刺流程】

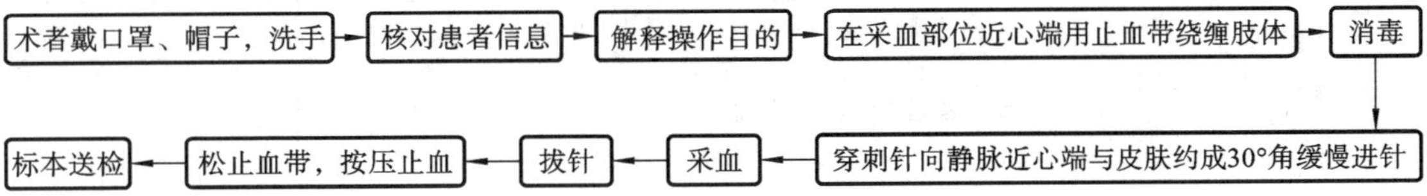

【操作后处理】

(1) 术后因局部静脉损伤，患者自述有疼痛感，严重者可出现红肿胀痛，可热敷缓解症状。

(2) 术后可有静脉血栓形成，轻者嘱患者热敷缓解，严重者需对症治疗。

【注意事项】

(1) 必须严格无菌操作，以防感染。

(2) 如抽出鲜红色血液表示误入动脉，应立即拔出穿刺针并压迫穿刺点至少 5 min。

评分标准

静脉穿刺术评分标准

临床案例：患者，男，47 岁。因急性胃肠炎、严重腹泻入院，需进一步做血生化检查

要求：作为医务人员，请为患者行四肢浅静脉穿刺采血

项　目	评分细则		分值	得分	备注
操作前准备	1. 操作者准备	着装整洁、规范，洗手，戴口罩、帽子	5		
	2. 操作环境	环境整洁，温度适宜	5		
	3. 物品准备	注射器、棉签、碘伏、弯盘等	5		
具体操作流程	核对信息	携用物至床旁，核对患者信息，解释说明，取得患者配合	5		
	摆放体位	站于患者一侧，协助患者取坐位或仰卧位	5		

续表

项目	评分细则		分值	得分	备注
具体操作流程	扎止血带	选择肘静脉，在大臂的中下1/3处扎止血带	5		
	消毒	在肘静脉处用棉签蘸取碘伏后，由内向外消毒2～3遍	5		
	进针	嘱患者握拳，一手绷紧肢体皮肤及穿刺部位，一手持注射器，穿刺针向静脉近心端与皮肤约成30°角缓慢进针，见回血后再进几毫米，可见暗红色血液流入注射器	5		
	采血	一手固定注射器针柄，一手抽取所需血量	5		
	拔针	一手拿棉签按压穿刺点，一手拔针	5		
	放松止血带	嘱患者松拳，解开止血带	5		
	压迫止血	用消毒棉球或棉签压迫穿刺点止血	5		
	送检	静脉血注入标本管，令助手进行标本送检	5		
	操作后处理	协助患者穿好衣物，取舒适体位，整理床铺	5		
		洗手消毒，告知患者相关注意事项	5		
		物品处理：注射器针头放入锐器盒；棉签及注射器等放入医疗废物垃圾桶；弯盘放入污染区待处理；未用无污染物品放回原处	5		
人文关怀	着装规范、仪态大方、精神饱满、爱伤观念强		10		
	专心的倾听者□ 仔细的观察者□ 敏锐的交谈者□ 温柔的操作者□ 在符合条件的框内打钩，符合4项为A档，3项为B档，2项为C档，1项及以下为D档		评价档次	A□ C□	B□ D□
综合评价	操作熟练流畅		10		
	教师对此次测评满意程度： 非常满意：A 满意：B 一般：C 不满意：D		评价档次	A□ C□	B□ D□
总分			100		

（新泰市人民医院　高传强）
（齐鲁医药学院　张文奇）
（齐鲁医药学院　赵亚男）

第十七章　大隐静脉切开术

临床案例

患者，男，60 岁，双小腿内侧条索状包块，包块渐渐增多变粗，延及大腿内侧，1 个月前，出现双小腿内侧瘙痒，要求手术治疗。

【目的】

建立静脉通道，实现快速输血或输液来抢救生命。

【适应证】

(1) 大量失血、失液导致患者休克需要快速补液，而静脉穿刺失败者。

(2) 急危重症患者需快速输血补液，而静脉穿刺失败者。

【禁忌证】

拟静脉切开部位有感染者。

【操作前准备】

1. 物品准备

(1) 静脉切开包：手术刀片、手术刀柄、血管钳、布巾钳、组织镊、静脉拉钩、眼用手术剪。

(2) 消毒用品：0.5%聚维酮碘、无菌纱布、医用手消毒液。

(3) 无菌手套、缝针、3-0 不吸收缝线、普鲁卡因或利多卡因等。

2. 患者准备

(1) 监测患者生命体征。

(2) 向患者及其家属解释大隐静脉切开术的目的、具体操作过程及需要患者配合的事项。

(3) 告知患者及其家属大隐静脉切开术可能发生的风险。

(4) 签署知情同意书。

3. 操作者准备

(1) 核对患者信息。

(2) 操作者戴帽子、口罩，洗手，戴无菌手套。

(3) 确定切开部位，切开部位局部备皮。

【操作步骤】

1. 踝部大隐静脉切开

(1) 取静脉切开包 1 个。

（2）操作者戴帽子、口罩，外科刷手，戴无菌手套。

（3）在切开部位用0.5%的普鲁卡因或利多卡因3～5 mL局部浸润麻醉。

（4）由助手协助打开静脉切开包，取出消毒用具，以内踝前上方1～2 cm为中心进行消毒，铺洞巾。

（5）在内踝前上方1 cm处做一横切口，切口长度为1～2 cm。

（6）切开皮肤、皮下组织，以血管钳紧贴胫骨骨膜由前向后进行分离，分离后将包括大隐静脉在内的一束组织挑起，然后用血管钳沿着静脉的走行方向将大隐静脉分离出1～2 cm。

（7）用弯钳在大隐静脉的后方穿过两根丝线，将远端丝线结扎，位于近端的丝线先做一线结，暂不结扎。

（8）在两线间用蚊式血管钳轻轻钳夹一小部分血管壁，在其下方用眼用手术剪斜行切开部分静脉壁，注意动作需轻柔，切不可将血管完全切断。

（9）左手轻轻提起蚊式血管钳，右手持已充满生理盐水的塑料导管，自切口向近端轻轻插入5～6 cm。

（10）结扎近端丝线，松紧适度，勿将导管闭窄，剪除线尾。

（11）缝合皮肤。用皮肤缝线结扎固定塑料导管，以防脱落。

（12）包扎固定。

2. 股部大隐静脉切开

（1）当患者全身浅表静脉辨认不清或需要术中测定中心静脉压时，应行股部大隐静脉剖开术。

（2）局部麻醉后，在腹股沟韧带中点下方1.5 cm处向内侧切开，长约3 cm。

（3）切开皮肤、皮下组织，在卵圆窝处就可以见到大隐静脉及其分支。

（4）游离大隐静脉干约2 cm，按踝部静脉剖开方法插入塑料导管15～20 cm。

（5）如大隐静脉的分支粗大，也可将粗大的分支剖开，将塑料导管经分支插入大隐静脉再至下腔静脉。

（6）缝合皮肤、皮下组织。

（7）用皮肤缝线固定塑料导管。

（8）包扎固定。

【操作后处理】

（1）在插入静脉管及连接输液管时，应注意排尽气泡，防止空气栓塞。

（2）如出现血管壁因受刺激引起痉挛导致液体引流不畅时，可向输液管内注入1%普鲁卡因溶液2～5 mL或进行局部热敷，可使痉挛的血管缓解。如在使用以上方法的同时再用注射器加压，液体仍然不通畅者，则可能发生了静脉近端栓塞，应及时更换部位。

（3）静脉切开插管的时间不能过长，最长不超过1周，以免发生静脉炎。

（4）输液结束时，拔除插入导管，压迫局部1～2 min，敷料包扎。7天后拆去皮肤缝线。

【注意事项】

（1）如在手术过程中不慎将静脉切断，导致血管回缩，应由原切口向上延长1～2 cm，找到静脉断端，仍然可以完成手术。

（2）静脉插管完成后，即可连接输液管，同时需检查液体有无外渗。如发现有液体外渗，可能由于静脉近端结扎线结松脱，应重新结扎；或在静脉切开处附近做过多次穿刺，导致液体经静脉刺破处外渗，此时可将塑料导管继续向近端插入 10～15 cm，即可防止渗漏的发生。

（3）在手术操作过程中，如出现插入的塑料导管尖端穿破静脉时，需要重新更换切开部位。

（4）小儿的踝部大隐静脉较细小，在横行切开静脉时，极易出现切断现象，为了防止此现象发生，手术过程中可做纵行切口，再将塑料导管断端斜行剪断，使其前端呈尖形。左手将远端线结轻轻向下牵拉，使血管稍呈紧张状态，右手将塑料导管沿静脉纵行切口轻轻插入。

评分标准

大隐静脉切开评分标准

临床案例：患者，男，60 岁，双小腿内侧条索状包块，包块渐渐增多变粗，延及大腿内侧，1 个月前，出现双小腿内侧瘙痒，要求手术治疗

要求：作为住院医师，请为患者进行大隐静脉切开术

项　　目	评分细则		分值	得分	备注
操作前准备	1. 患者准备	（1）核对患者信息，了解患者情况	5		
		（2）解释操作目的及必要性，告知注意事项	5		
		（3）协助患者取仰卧位，术侧下肢外展，注意屏风遮挡	5		
	2. 操作者准备	戴口罩、帽子，外科洗手	5		
	3. 物品准备	静脉切开包、利多卡因等	5		
具体操作流程	1. 在内踝上方 3 cm 处，横行切开皮肤，长 2～2.5 cm		10		
	2. 用弯钳分离皮下组织，将静脉挑出并在静脉下穿过细丝线 2 根，用一根先结扎静脉远侧端，不要剪断丝线，留作安置导管牵引时使用，另一根向近心端轻轻提起静脉		10		
	3. 牵引远侧丝线将静脉提起，在 2 根线之间用剪刀向近心端在静脉壁上剪一“V”形切口，以无齿镊夹起静脉壁切口上唇，将静脉切开，导管快速插入静脉腔，深约 5 cm，结扎近侧丝线，并将导管缚牢，将备好的输液器与之连接，观察液体输入是否通畅及有无外渗		10		
	4. 剪去多余丝线，间断缝合皮肤 2～3 针，最后 1 针将皮肤外面的导管结扎在一起，以防滑脱		10		
	5. 外用无菌敷料覆盖，胶布固定		5		
	6. 不再使用时，消毒、剪断结扎线，拔除导管，局部加压，覆盖纱布包扎，胶布固定		10		

续表

项　目	评分细则	分值	得分	备注
操作后处理	1. 如有渗液，可加缝一针。术后7天拆除皮肤缝线	5		
	2. 询问患者有无不适情况，并告知患者注意事项	5		
人文关怀	操作过程中动作轻柔，能够做到有效沟通，充分体现人文关怀	5		
	专心的倾听者□　仔细的观察者□ 敏锐的交谈者□　温柔的操作者□ 在符合条件的框内打钩，符合4项为A档，3项为B档，2项为C档，1项及以下为D档	评价档次	A□ C□	B□ D□
综合评价	无菌观念强，操作熟练	5		
	教师对此次测评满意程度： 非常满意：A　满意：B　一般：C　不满意：D	评价档次	A□ C□	B□ D□
总分		100		

（北大医疗淄博医院　刘鲁山）
（齐鲁医药学院　苏　丽）
（齐鲁医药学院　朱　晨）

第十八章　气管切开术

临床案例

患者，女，60岁，反复咳嗽、咳痰3个月余，咳少量淡黄色黏痰，因术后第2天出现呼吸衰竭，咳痰无力，需行气管切开术。

【目的】

(1) 保持呼吸道通畅，便于清除呼吸道分泌物或异物。

(2) 便于应用机械通气或加压给氧，以利于呼吸道湿化及呼吸道内给药。

【适应证】

(1) 急、慢性喉梗阻，导致缺氧窒息的患者。

(2) 喉头水肿患者。

(3) 下呼吸道感染、炎症或分泌物较多时，导致主支气管阻塞的患者。

(4) 预防性的气管切开患者。

(5) 重型颅脑损伤等疾病需要较长时间应用气管插管或有创呼吸机辅助呼吸的患者。

(6) 由于其他原因需要行气管内麻醉手术，而不能经过口鼻插管的患者，均需行气管切开术。

【禁忌证】

患者凝血功能差或存在明显的贫血等，导致气管切开过程中容易出现大量出血者。

【解剖特点】

颈部气管位于颈部正中，皮肤、浅筋膜、深筋膜覆盖在气管上。颈部气管上接环状软骨，下行至胸骨后为胸段气管，后壁由纤维结缔组织和平滑肌构成。气管的两侧为甲状腺，第2、3、4气管环前面为甲状腺峡部，为气管前筋膜所覆盖。

【操作前准备】

1. 物品准备

(1) 气管切开包：气管切开插管、塑柄手术刀、套管针14G、14Fr短扩张管、注射器(非注射用)、J形导丝、导引导管、单级扩张器、洞巾。

(2) 消毒用品：消毒棉球、无菌纱布、医用手消毒液。

(3) 无菌手套、缝针、3-0不吸收缝线、1%普鲁卡因溶液等。

2. 患者准备

(1) 监测患者生命体征。

(2) 向患者及其家属解释气管切开术的目的、具体操作过程。

(3) 告知患者及其家属气管切开术可能发生的风险。

(4) 签署知情同意书。

3. 操作者准备

(1) 核对患者信息。

(2) 操作者戴帽子、口罩，洗手，戴无菌手套。

(3) 确定切开部位，切开部位局部备皮。

【操作步骤】

(1) 体位：患者取仰卧位，肩下垫一薄枕，头向后仰，颏部对准胸骨切迹。仰卧困难的患者，可取半卧位，同时也需要肩下垫枕，头向后仰（图 18-1）。

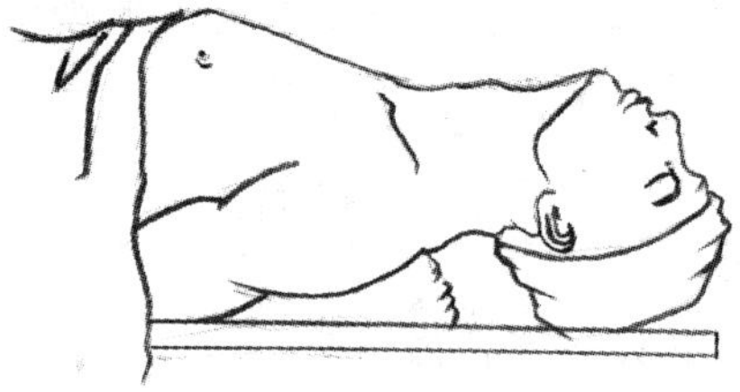

图 18-1 气管切开体位

(2) 助手位于头侧，固定头部，保持头部于正中位。

(3) 麻醉：以 1% 普鲁卡因溶液在颈前正中线做逐层浸润麻醉，病情危急时可不用麻醉。

(4) 切口：左手拇指和示指固定环状软骨，右手持刀，自环状软骨下缘至胸骨切迹，沿颈前正中线纵行切开皮肤和皮下组织。

(5) 显露气管：自切口向两侧分离皮下组织，显露出切口正中的纵行白线，沿此白线正中做纵行切开。逐层分离甲状腺前肌群，用小拉钩向两侧牵开，露出甲状腺峡部及其下方的气管。在分离组织时，无须分离太广，操作过程中需经常用手指触摸气管的位置，始终保持气管在正中线上。

(6) 甲状腺峡部的处理：切开甲状腺峡部筋膜后，将甲状腺峡部后面分离。如向上牵拉甲状腺有困难者，可用 2 把血管钳钳夹甲状腺峡部，以粗丝线贯穿缝扎后，从正中线处将峡部切断，气管即可充分暴露。

(7) 切开气管：准备好气管套管和吸引装置，切开前应完善止血。左手固定气管，右手持手术刀，刀刃向上，于气管正中刺入，自下而上快速挑开气管第 3、第 4 或第 4、第 5 环，然后用血管钳将气管切口扩开。注意切口不可过高，防止损坏环状软骨；也不要过低，防止出血和脱管的发生，手术过程中注意防止气管后壁损伤。

(8) 插入气管套管：以血管钳扩开气管切口，右手中指和示指持套管，拇指扶着管芯，沿气管长轴向下方插入，拔出管芯，吸净气管内血液及分泌物，将套管上部皮肤缝合 1～2 针，在导管和皮肤间垫油纱布，将系带板之系带绕过颈部打结固定（图 18-2）。

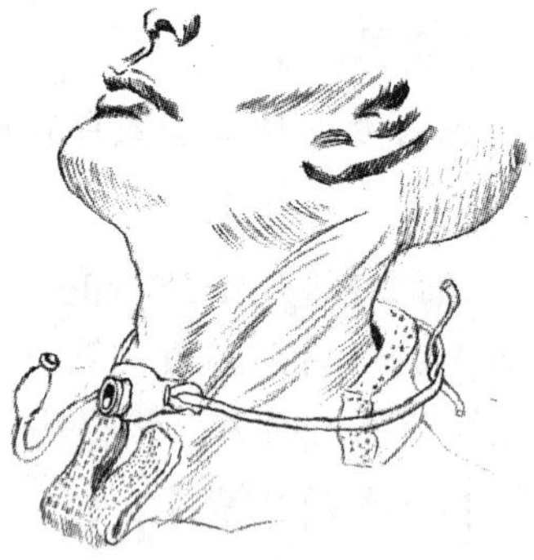

图 18-2 套管固定

【套管选择】

气管套管有两种：一种是单纯的套管，用于不需要加压呼吸的患者；另一种是特制带套囊的套管，管内可以与输氧装置和麻醉机相连，便于给氧和控制呼吸，用于危重患者的抢救。选用气管套管的直径应与患者的年龄和性别相适应，一般成人男性为 10 mm，12～18 岁或成年女性为 8 mm，小儿为 5～7 mm。

【注意事项】

(1) 在前正中线上做皮肤切口，防止损伤颈部两侧大血管及甲状腺。

(2) 在手术操作过程中，切勿损伤气管第一软骨和环状软骨，以免遗留喉狭窄等并发症。

(3) 进行气管切开时，进刀要轻柔，切勿伤及气管后壁，造成气管食管瘘。

(4) 凡紧急行气管切开的患者，床头应备有吸引器、给氧装置、血管钳、气管切开包、照明灯，以备气管套管阻塞或脱出时急用。

【操作后处理】

(1) 气管切开后，上呼吸道失去了对吸入气体的湿润和加温作用，因此室温要适当，并保持一定的湿度。在套管口加一到两层无菌湿纱布轻轻覆盖。

(2) 导管固定要牢靠，以防止脱管引起再度窒息，尤其是小儿患者，合作性较差，更应注意防止其抓扯套管。

(3) 套管内管应保持清洁，1～2 h 拔出 1 次，清洗、煮沸消毒后再插入。

(4) 吸痰时应注意无菌操作，以防感染。吸引管不可太粗，吸引时边退出边吸引。

(5) 痰液黏稠时还应于气管内滴入糜蛋白酶溶液。

(6) 插入带气囊的套管时，气囊充气要适度并每隔 1～2 h 放松 1 次。

(7) 病情好转，肺部感染被控制，同时分泌物已减少时方能拔管，拔管时应先行阻塞试验，可用软木塞堵塞管口 24 h，患者无气急，能平稳安睡时即可拔管。高烧、支气管肺炎、分泌物过多，应缓期拔管。小儿患者应阻塞时间稍长些，2～3 天无不良反应时方能拔管。拔管后切口无须缝合，用胶布拉紧两侧皮肤，无菌辅料包扎 5～7 天即可痊愈。

评分标准

气管切开术评分标准

临床案例：患者，女，60 岁，反复咳嗽、咳痰 3 个月余，咳少量淡黄色黏痰，因术后第 2 天出现呼吸衰竭，咳痰无力，需行气管切开术

要求：作为住院医师，请为患者进行气管切开术

项　目	评分细则		分值	得分	备注
操作前准备	1. 患者准备	(1) 核对患者信息、了解患者病情	5		
操作前准备	1. 患者准备	(2) 解释操作目的及必要性，告知注意事项，签署知情同意书	5		
操作前准备	1. 患者准备	(3) 患者取仰卧位，肩下垫枕，头后仰，暴露气管，如无法仰卧可取半卧位或坐位	5		
操作前准备	2. 操作者准备	戴口罩、帽子，外科洗手	5		
操作前准备	3. 物品准备	气管套管、手术刀、剪刀、气管切开拉钩、血管钳、镊子、吸引器等	5		

续表

项　　目	评分细则	分值	得分	备注
具体操作流程	1. 用1%普鲁卡因或利多卡因溶液进行颈前中线皮下及筋膜下浸润麻醉	5		
	2. 可采用直切口，从环状软骨下缘至靠近胸骨上窝处，沿颈前正中线切开皮肤及皮下组织至胸骨上窝处，或者取横切口	10		
	3. 分离颈前肌层：血管钳沿颈中线做钝性分离，用拉钩将胸骨舌骨肌、胸骨甲状肌向两侧牵拉，注意保持气管的正中位置，并常以手指触摸环状软骨及气管，以便一直沿气管前中线进行手术	10		
	4. 暴露气管：甲状腺峡部覆盖于第2～4环的气管前壁，若其峡部不宽，在其下缘稍行分离，向上牵拉，便于暴露气管，若峡部过宽，可将其切断，缝扎止血以便暴露气管	10		
	5. 确认气管：分离甲状腺后，可透过气管前筋膜隐约看到气管环，并可用手指摸到环形的软骨结构。可用注射器穿刺，观察有无气体抽出，以免在紧急时将颈侧大血管误认为气管。必要时可先找到环状软骨，然后向下解剖，寻找并确认气管	10		
	6. 切开气管：确定气管位置后，气管内注入0.5%丁卡因溶液2 mL或1%利多卡因溶液。于第2～4环处，用刀片自下向上挑开2个气管环，或"∩"形切开气管前壁，形成一个舌形气管前壁瓣。将该瓣与皮下组织缝合固定一针，以防以后气管套管脱出后，或换管时不易找到气管切开的位置，从而引起窒息	10		
操作后处理	1. 将换下的污染敷料置入医用垃圾袋内进行处理	5		
	2. 告知患者注意事项	5		
人文关怀	操作过程中动作轻柔，能够做到有效沟通，充分体现人文关怀	5		
	专心的倾听者□　仔细的观察者□ 敏锐的交谈者□　温柔的操作者□ 在符合条件的框内打钩，符合4项为A档，3项为B档，2项为C档，1项及以下为D档	评价档次	A□　B□ C□　D□	
综合评价	无菌观念强，操作熟练	5		
	教师对此次测评满意程度： 非常满意：A　满意：B　一般：C　不满意：D	评价档次	A□　B□ C□　D□	
总分		100		

（齐鲁医药学院　苏　丽）
（齐鲁医药学院　朱　晨）

第十九章　中心静脉穿刺置管

临床案例

陈某，女，38岁。早晨上班路上发生严重事故，导致身体严重创伤，为抢救需马上进行深静脉穿刺置管。作为急救医生，请立即为患者行经右侧颈内静脉的中心静脉穿刺置管。

【目的】

深静脉穿刺置管在临床上已经广泛应用，中心静脉的穿刺路径主要有锁骨下静脉、颈内静脉和股静脉。首选右侧颈内静脉穿刺路径，将留置导管送入中心静脉，为患者提供大量快速输液及进行中心静脉压(CVP)的测定。

【适应证】

(1) 严重创伤、休克，大面积烧伤及各种大手术中或手术后，需长时间输液者。

(2) 周围静脉未能开放的输液、大量快速输液、特殊液体输入，需长期输液而外周静脉因硬化、塌陷致穿刺困难者。

(3) 中心静脉压测定。

(4) 急需持续血液滤过者。

(5) 需行肠外营养的患者。

(6) 危重患者及采血困难患者急症处理。

【禁忌证】

(1) 凝血功能障碍者。

(2) 穿刺部位有感染者。

(3) 有上腔静脉综合征者。

【操作前准备】

1. 操作者准备

(1) 操作者戴口罩、帽子，洗手。

(2) 核对患者姓名、性别、年龄、床位。

(3) 说明操作目的及项目，取得患者合作。

(4) 评估患者对手术的耐受性。

2. 物品准备　导丝、注射器、注射用针头、静脉穿刺针、导管、皮肤扩张器、麻醉药、无菌手套、洞巾、消毒棉签、纱布、胶布、碘伏、生理盐水、肝素等(图19-1)。

【操作步骤】

1. 颈内静脉穿刺置管

(1) 患者取平卧位，头部后仰，并偏向左侧，若选择右侧颈内静脉，应避免颈部过伸和过度旋转而引起颈部塌陷。右侧颈内静脉位于颈总动脉搏动处外侧旁开 0.5～1 cm，锁骨上切迹是颈内静脉经过锁骨的标志点，通常以胸锁乳突肌与末端和锁骨末端所形成的三角形的顶点作为穿刺点(图 19-2)。

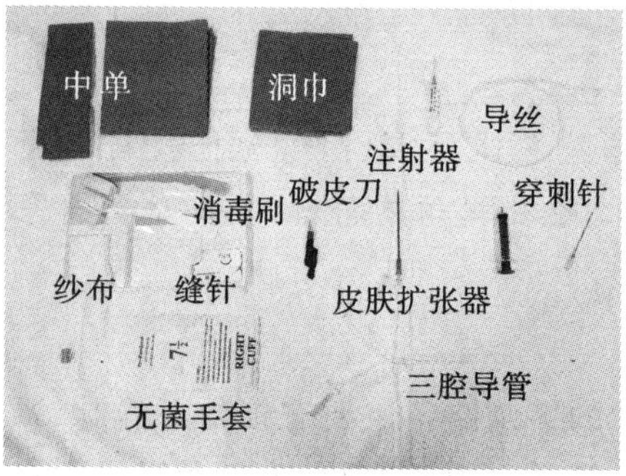

图 19-1　物品准备

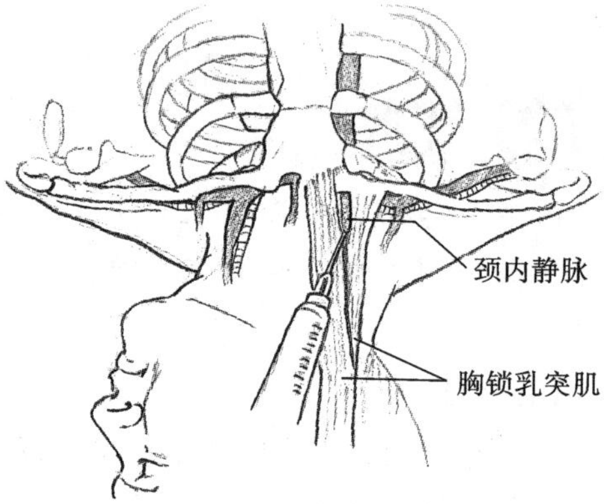

图 19-2　颈内静脉穿刺

(2) 以穿刺点为中心消毒皮肤 2～3 次，术者戴手套，铺无菌洞巾。

(3) 行局部逐层浸润麻醉，每进针一点，先回抽没有血液，再注射麻醉药。

(4) 可先使用 5 mL 注射器连接小号针头(20G～22G)作为试探针，针与皮肤成 30°～45°角，针尖指向同侧乳头或锁骨中、内 1/3 交界处前进。在进针过程中保持注射器内轻度持续负压。若回吸有血液则证明针尖进入静脉，穿刺成功。

(5) 拔出试探针，按试探针的角度、方向及深度用 18G 薄壁静脉穿刺针进行穿刺，边进针边回抽，保证针管中持续负压，当血液回抽和注入都十分通畅时，固定好穿刺针位置，使用平头压力探针测压，如未见搏动性及鲜红色血液流出，证明穿刺针进入静脉。

(6) 当抽吸有血液时，左手固定针头，右手先经针头插入引导钢丝，退出针头，再沿导丝插入扩张器，扩张皮肤及皮下组织，退出扩张器。

(7) 沿导丝送入静脉留置导管，插入长度为 12～15 cm，退出导丝，导管外端可测量中心静脉压，或连接输液导管。不使用时用注射器抽入 2 mL 生理盐水与 2 mL 肝素，分别注入 3 个导管开口进行抗凝。

(8) 缝针固定于皮肤，覆盖敷料以固定。

2. 锁骨下静脉穿刺置管

(1) 患者取平卧位或头低肩高位，头部偏向一侧，一般选择右侧锁骨下静脉，在锁骨下窝，胸锁关节外 1 cm 处(图 19-3)。

(2) 以穿刺点为中心消毒皮肤 2～3 次，术者戴手套，铺无菌洞巾。

(3) 行局部逐层浸润麻醉，每进针一点，先回抽没有血液，再注射麻醉药，直到针刺入锁骨下静脉。

(4) 针头沿锁骨下缘后方，朝向头部位置，与身体前正中线约成 45°角，与患者皮肤表面

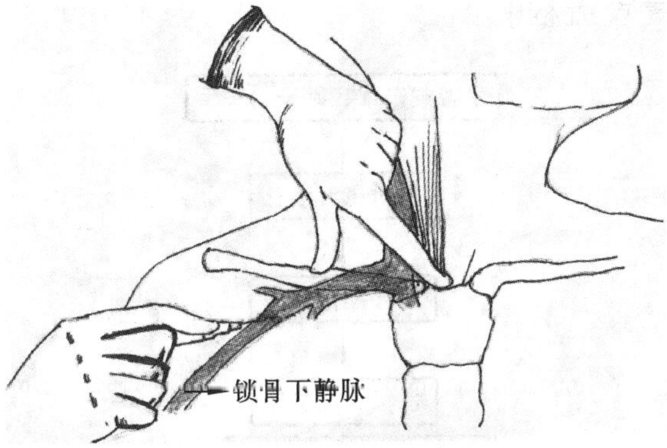

图 19-3　锁骨下静脉穿刺

约成 20°角进针，向内下方徐徐刺入 1～1.5 cm。

(5) 当抽吸有血液时，左手固定针头，右手先经针头插入引导钢丝，再退出针头，沿导丝插入扩张器，扩张皮肤及皮下组织，退出扩张器。

(6) 沿导丝送入静脉留置导管，插入长度为 12～15 cm，退出导丝，导管外端可测量中心静脉压，或连接输液导管。不使用时用注射器抽入 2 mL 生理盐水与 2 mL 肝素，分别注入 3 个导管开口进行抗凝。

(7) 缝针固定于皮肤，覆盖敷料以固定。

3. 股静脉穿刺置管

(1) 携用物至患者床旁，拉屏风或窗帘，保护患者隐私。

(2) 患者取仰卧位，暴露穿刺部位。

(3) 确定穿刺点：腹股沟韧带下方 2～3 cm，股动脉内侧约 0.5 cm(图 19-4)。

(4) 以穿刺点为中心消毒皮肤 2～3 次，术者戴手套，铺无菌洞巾。

(5) 行局部逐层浸润麻醉，每进针一点，先回抽没有血液，再注射麻醉药，直到针刺入股静脉。

(6) 拔出麻醉针，右手插入穿刺针，针尖朝向脐部，针尖朝上，针与患者皮肤表面成 30°～45°角，边进针边回抽，直至抽到暗红色静脉血。

(7) 左手固定针头，右手先经针头插入引导钢丝，退出针头，再沿导丝插入扩张器，扩张皮肤及皮下组织，退出扩张器。

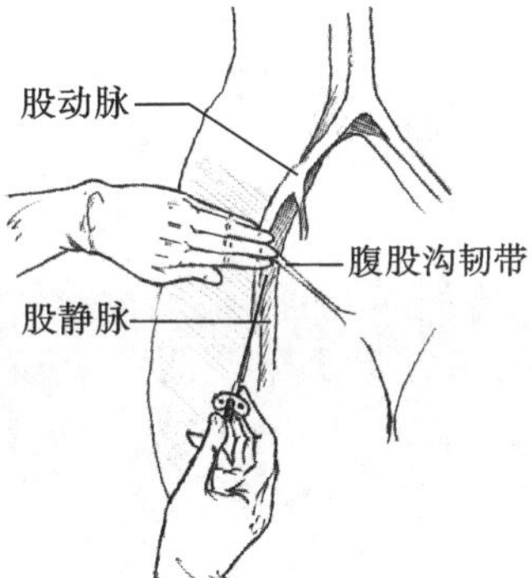

图 19-4　股静脉穿刺

(8) 沿导丝送入静脉留置导管，插入长度为 40～50 cm，导管外端可测量中心静脉压，或连接输液导管。不使用时用注射器抽入 2 mL 生理盐水与 2 mL 肝素，分别注入 3 个导管开口进行抗凝。

(9) 缝针固定于皮肤，覆盖敷料以固定。

【中心静脉穿刺置管流程】

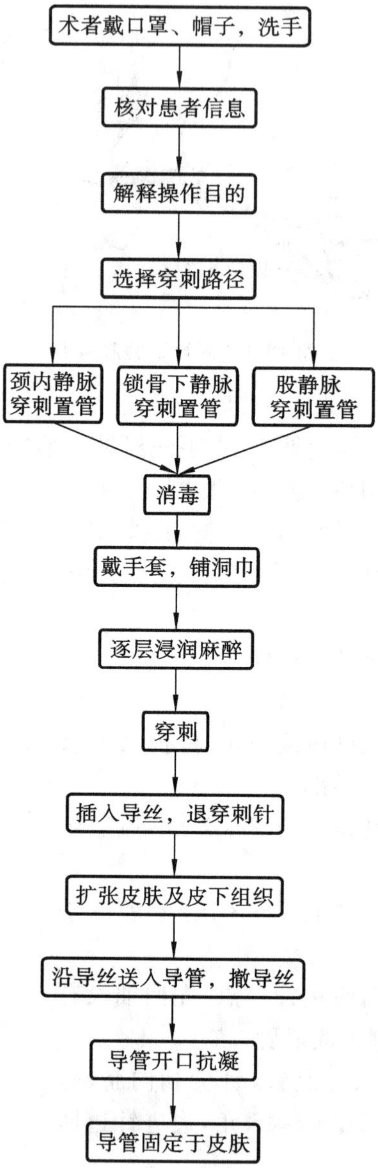

【不良反应及处理】

(1) 气胸是较常见的不良反应之一，插管后需行 X 线检查是否存在气胸。

(2) 若插管或穿刺过程中刺伤动脉及胸膜，可导致血胸，需开胸并进行止血治疗。

(3) 插管或穿刺过程中可刺伤臂丛神经，患者自感有同侧手臂触电感，此时应立即停止插管和穿刺。

(4) 放置导管过程中易导致空气栓塞，应嘱患者憋气，防止胸腔内负压增大。

(5) 导管插入过深，导致误入右心房或右心室，可引起心律失常，应避免导管插入过深。

【操作后处理】

(1) 应妥善固定导管，防止滑脱，部分患者，如为认知障碍者，必要时需束缚双手。

(2) 为防止感染，术后应 2～3 天进行一次消毒。

(3) 预防血栓形成。

【注意事项】

(1) 防止导管插入过深，进入右心室而导致心律失常，可在穿刺过程中监测心率等变化。

(2) 若导管不通畅，应用输液瓶中液体冲洗导管或变动其位置。

(3) 插管时间不宜过长，一般以不超过 72 h 为宜，以免时间过长产生血栓。

(4) 测压管的零点应与右心房在同一水平面上，一般以腋中线水平为准。

(5) 应严格进行无菌操作，以免引起血行感染，输液时及更换导管时严禁进入空气，以免发生空气栓塞。

(6) 拔管时应同时用注射器抽吸，以防止导管尖端附着的血栓脱落造成栓塞。

(7) 导管外敷料需每日更换 1 次。

(8) 避免反复穿刺，一般若穿刺 3 次不成功，应更换穿刺部位。

评分标准

中心静脉穿刺置管评分标准

临床案例：陈某，女，38 岁。早晨上班路上发生严重事故，导致身体严重创伤，为抢救需马上进行深静脉穿刺置管

要求：作为急救医生，请立即为患者进行经右侧颈内静脉的中心静脉穿刺置管

项目	评分细则		分值	得分	备注
操作前准备	1. 操作者准备	(1) 着装整洁、规范，洗手，戴口罩、帽子	2		
		(2) 核对患者信息，评估病情、合作程度	5		
		(3) 与患者和家属沟通，签署知情同意书	5		
	2. 操作环境	环境整洁，温度适宜	2		
	3. 物品准备	清洁弯盘、小切开包、一次性深静脉穿刺包 1 个、肝素等	2		
具体操作流程	核对信息	携用物至床旁，再次核对信息，解释，取得患者配合	2		
	患者体位	患者取平卧位，头部后仰，并偏向左侧，选择右侧颈内静脉	5		
	定位	寻找右侧胸锁乳突肌胸骨头、锁骨头及锁骨为底边构成的三角形的顶角，在此处扪及颈总动脉搏动，在搏动的外侧旁开 0.5～1 cm 进行穿刺	5		
	消毒	用碘伏棉签以穿刺点为中心由内向外消毒 2～3 次	5		
	戴手套铺洞巾	术者戴无菌手套，铺无菌洞巾	5		
	麻醉	行局部逐层浸润麻醉，每进针一点，先回抽没有血液，再注射麻醉药	5		

续表

项目		评分细则	分值	得分	备注
具体操作流程	试探针进行穿刺	使用 5 mL 注射器连接小号针头作为试探针，针与皮肤成 30°～45°角，针尖指向同侧乳头或锁骨中、内 1/3 交界处前进。在进针过程中保持注射器内轻度持续负压。回吸有血液证明针尖进入静脉，穿刺成功	5		
	正式穿刺	拔出试探针，按试探针的角度、方向及深度用 18G 薄壁静脉穿刺针进行穿刺，边进针边回抽，当血液回抽和注入都十分通畅时，固定好穿刺针位置，使用平头压力探针测压，如未见搏动性及鲜红色血液流出，证明穿刺针进入静脉	5		
	送入导丝	左手固定针头，右手经针头插入引导钢丝，退出针头	5		
	扩张皮肤	沿导丝插入扩张器，扩张皮肤及皮下组织，退出扩张器，换大一号扩张器继续扩张皮肤及皮下组织，退出大一号扩张器	5		
	插入导管	沿导丝送入静脉留置导管，插入长度为 12～15 cm，退出导丝，导管外端与 T 形管连接可测量中心静脉压，或连接输液导管	5		
	固定	缝针固定于皮肤，覆盖敷料以固定	5		
	操作后处理	协助患者穿好衣物，取舒适体位，整理床铺	3		
		洗手消毒，告知患者相关注意事项	2		
		物品处理：注射器针头放入锐器盒；棉签及注射器等放入医疗废物垃圾桶；弯盘放入污染区待处理；未用无污染物品放回原处	2		
人文关怀	着装规范、仪态大方、精神饱满、爱伤观念强		10		
	专心的倾听者□ 仔细的观察者□ 敏锐的交谈者□ 温柔的操作者□ 在符合条件的框内打钩，符合 4 项为 A 档，3 项为 B 档，2 项为 C 档，1 项及以下为 D 档		评价档次	A□ C□	B□ D□
综合评价	操作熟练流畅		10		
	教师对此次测评满意程度： 非常满意：A 满意：B 一般：C 不满意：D		评价档次	A□ C□	B□ D□
总分			100		

（北大医疗淄博医院　刘鲁山）
（齐鲁医药学院　张文奇）
（齐鲁医药学院　赵亚男）

第二十章　腹腔穿刺术

临床案例

患者，女，65岁，因乙型肝炎肝硬化病史10年，渐进性腹胀2个月入院。查体：腹部膨隆，移动性浊音阳性，须释放腹腔积液缓解症状，请为患者行腹腔穿刺术释放腹腔积液进行治疗。

【目的】

(1) 抽取腹腔积液进行一般性状检测、化学检测、显微镜检测和细菌学检测，明确积液的性质，寻找引起积液的病因。

(2) 抽出腹腔的积液，减轻患者腹腔内的压力，缓解腹胀胸闷、呼吸困难等症状，减小静脉回流阻力，使血液循环得到改善。

【适应证】

1. 诊断性穿刺

(1) 新发腹腔积液：腹腔积液检验可以协助明确病因，鉴别渗出液和漏出液，检测癌细胞等。

(2) 怀疑自发性或继发性细菌性腹膜炎。

2. 治疗性穿刺

(1) 大量腹腔积液引发的喘憋、呼吸困难。

(2) 腹腔积液引发的腹痛和腹压升高。

(3) 感染性及癌性腹腔积液。

(4) 无感染的肝硬化大量或顽固性腹腔积液。

【禁忌证】

1. 绝对禁忌证

昏迷、休克及严重电解质紊乱者。

2. 相对禁忌证

(1) 有明显出血倾向者。

(2) 有肝性脑病先兆者。

(3) 妊娠者。

(4) 尿潴留，未行导尿者。

(5) 严重肠管扩张者，如肠麻痹患者。

(6) 腹壁蜂窝织炎患者。

(7) 腹腔内广泛粘连者。

【操作前准备】

1. 患者准备

(1) 了解、熟悉患者病情，对穿刺过程可能出现的状况做出评价。

(2) 与患者及其家属谈话，交代操作目的、大致过程、可能出现的并发症等并请患者签字。

(3) 测量患者生命体征，嘱患者术前排尿，取平卧位，充分暴露腹部，放松腹壁，注意保护患者隐私。

(4) 应注意保暖，避免患者着凉。

2. 操作者准备

(1) 了解情况：叩诊呈移动性浊音，结合辅助检查熟悉患者情况，协助患者体位摆放。

(2) 安排时间：避开患者进食及病房探视时间。

(3) 无菌准备：穿戴清洁的工作衣、帽、口罩，操作者洗手、剪指甲等。

(4) 操作地点：可以选择在病房进行。

3. 物品准备

腹腔穿刺包，络合碘，无菌棉签，2%利多卡因，手套，5 mL、20 mL 或 50 mL 注射器，纱布及胶布；检查物品是否在有效期内，包装是否完好(图 20-1)。

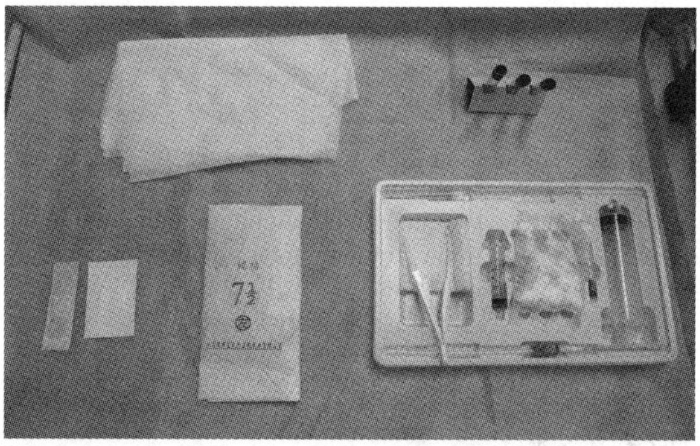

图 20-1　腹腔穿刺包

【操作步骤】

(1) 摆好体位：术前嘱患者排尿，取平卧位，充分暴露腹部，放松腹壁。

(2) 穿刺点选择：一般选择左下腹部穿刺点，即脐与左髂前上棘连线的中 1/3 与外 1/3 交界处；还可以选择下腹部正中旁穿刺点，即脐与耻骨联合上缘间连线的中点上方 1 cm、偏左或偏右 1.5 cm 处；或侧卧位穿刺点，即脐平面与腋前线或腋中线交点处，此处穿刺适合腹腔内少量积液的诊断性穿刺(图 20-2)。

(3) 消毒：以穿刺点为圆心，由内向外消毒，消毒直径 15 cm 以上，消毒 2～3 次，不留空隙，每次消毒范围小于前一次，最后一次消毒范围大于无菌洞巾直径(图 20-3)。

(4) 打开腹腔穿刺包：检查腹腔穿刺包有效日期及密闭性，戴无菌手套，铺无菌洞巾(图 20-4)，检查腹腔穿刺包内物品，注意检查穿刺针与抽液用注射器连接后是否通畅，同时检查是否有漏气情况(图 20-5)。

(5) 麻醉：核对麻醉药，助手协助检查并打开 2%利多卡因安瓿，以 5 mL 注射器抽取

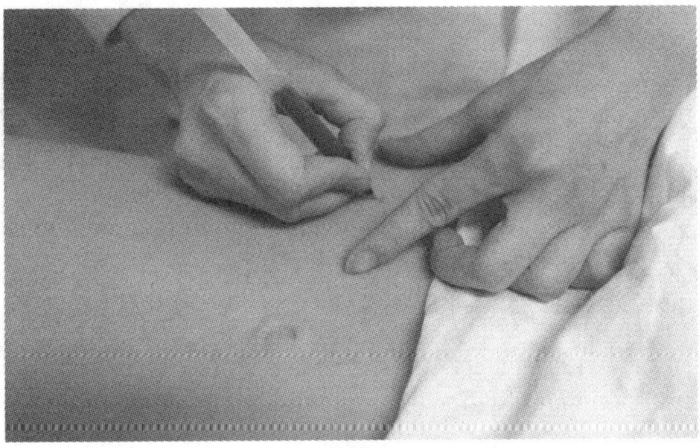

图 20-2　穿刺点定位

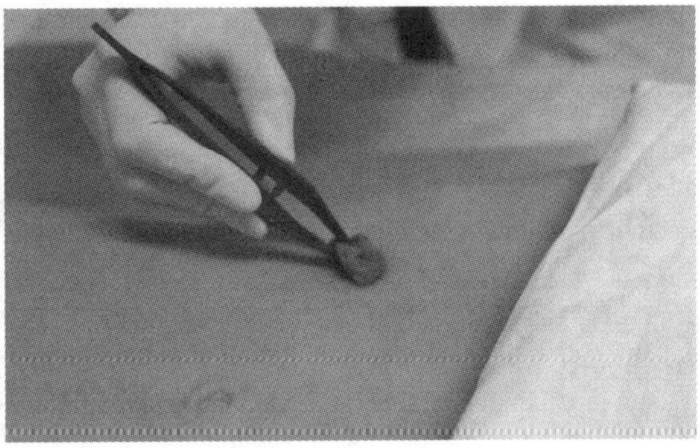

图 20-3　消毒

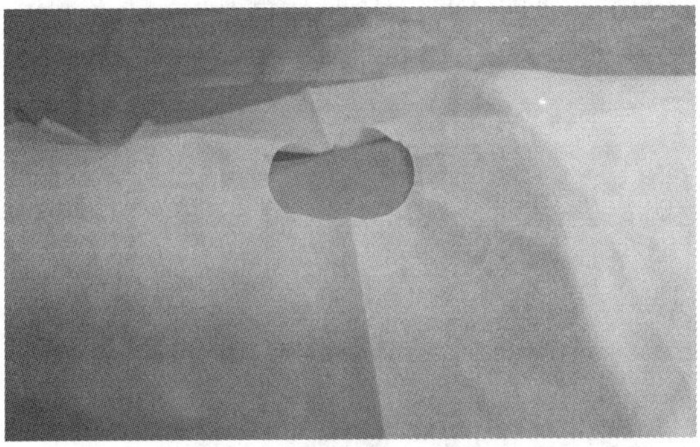

图 20-4　铺无菌洞巾

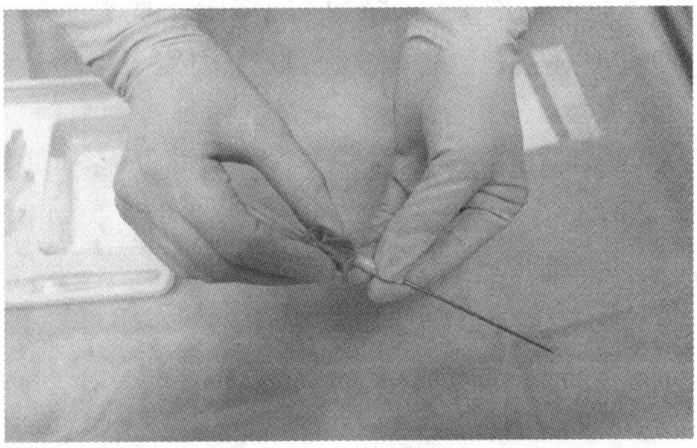

图 20-5　检查穿刺针通畅性

2%利多卡因 2～3 mL，在穿刺部位注入局麻药形成皮丘，边进针推药边回抽(不见血，不见液体)，由皮肤至壁腹膜进行局部浸润麻醉(图 20-6)。

(6) 穿刺：取穿刺针，关闭穿刺针后方夹闭器，以一只手示指与中指固定穿刺部位皮肤，另一只手持穿刺针沿穿刺点垂直进入，然后倾斜 45°～60°进针 1～2 cm(图 20-7)，再垂直进针达腹膜层，有突破感后停止进针，表明穿刺成功，助手用血管钳(或胸腔穿刺包的备用钳)协助固定穿刺针(图 20-8)，以防刺入过深损伤肺组织，打开穿刺针夹闭器，连接 50 mL 注射器进行抽液送检(图 20-9)，抽液过程中询问患者有无不适，抽液结束后在末端连接引流袋或引流瓶，用输液夹调节放液速度，记录引流量。

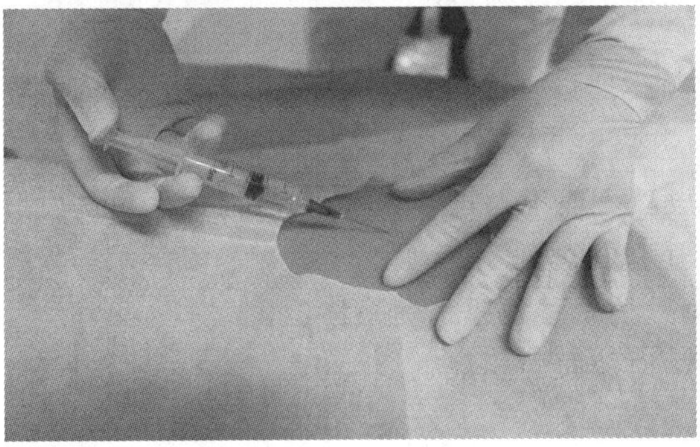

图 20-6　麻醉

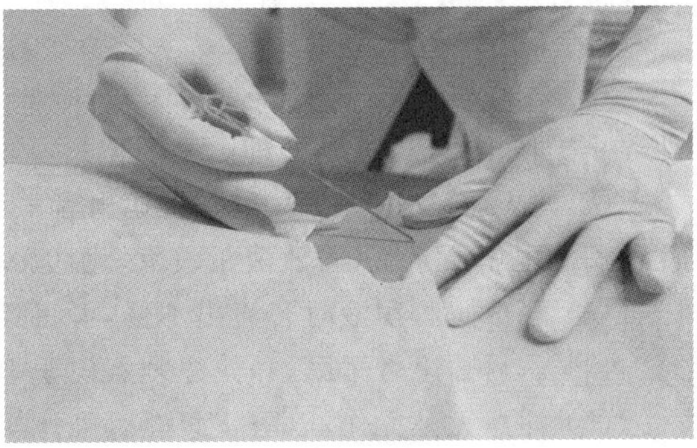

图 20-7　穿刺

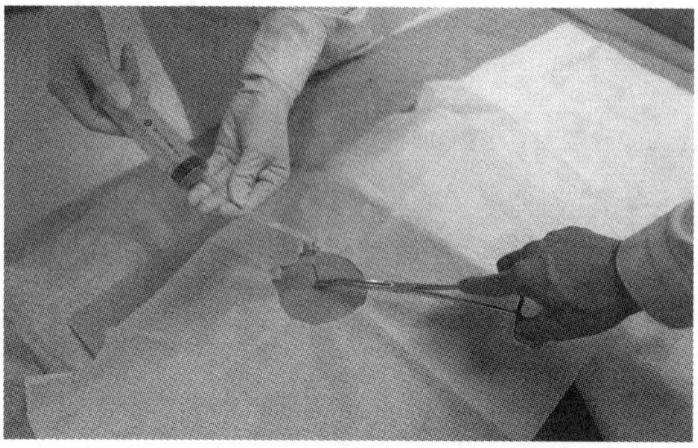

图 20-8　连接注射器，固定穿刺针

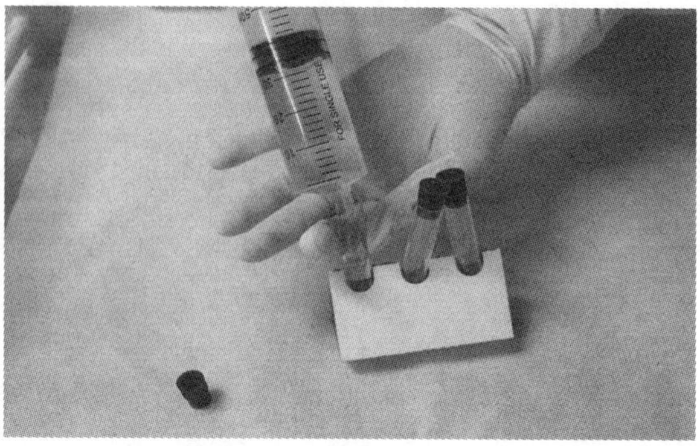

图 20-9　抽液送检

(7) 抽液、引流结束后，关闭穿刺针夹闭器，拔出穿刺针(图 20-10)，局部按压 1～2 min，再次消毒，覆盖无菌敷料，胶布固定(图 20-11)，若放液量较大，用腹带加压包扎腹部。

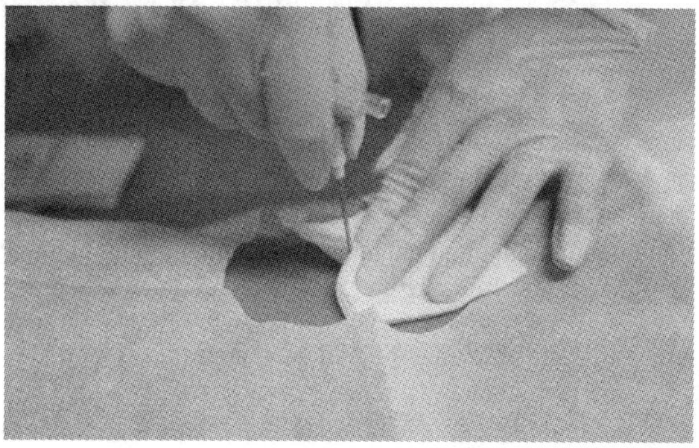

图 20-10　拔出穿刺针

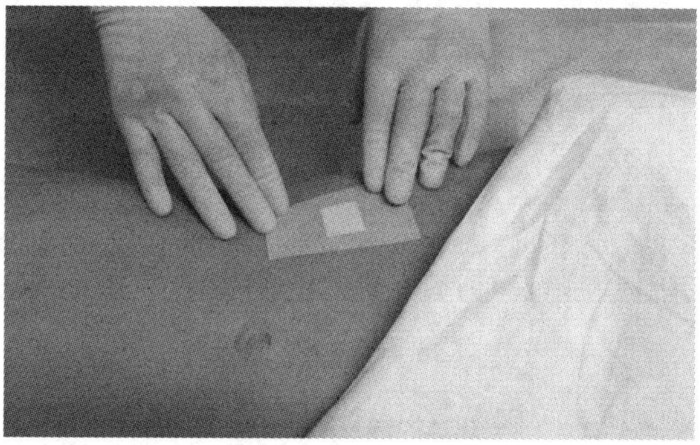

图 20-11　无菌敷料覆盖

【操作后处理】

(1) 操作结束后帮助患者穿好衣物。

(2) 术后嘱患者平卧，并使穿刺点位于上方，以免腹腔积液继续漏出。

(3) 监测生命体征。

(4) 清洁器械及操作场所，做好穿刺记录。

【注意事项】

(1) 术中密切观察患者，如有头晕、心悸、恶心、气短、脉搏增快及面色苍白等症状，应立即停止操作，并进行适当处理。

(2) 放液不宜过快、过多，肝硬化患者 1 次放液一般不超过 3000 mL，放液过多可诱发肝性脑病和电解质紊乱，若放液量较大，用腹带加压包扎腹部。

(3) 释放腹腔积液时若流出不畅，可将穿刺针稍做移动或稍变换体位。

(4) 术后嘱患者平卧，并使穿刺点位于上方，以免腹腔积液继续漏出。

(5) 注意无菌操作，以防止腹腔感染。

(6) 放液前后均应测量腹围、脉搏、血压，检查腹部体征，以观察病情变化。

(7) 腹腔积液为血性者于取得标本后，应停止抽吸或放液。

评分标准

腹腔穿刺术评分标准

临床案例：患者，女，65 岁，因乙型肝炎肝硬化病史 10 年，渐进性腹胀 2 个月入院。查体：腹部膨隆，移动性浊音阳性，须释放腹腔积液缓解症状

要求：作为住院医师，请为患者行腹腔穿刺术释放腹腔积液进行治疗

项　　目	评分细则		分值	得分	备注
操作前准备	1. 患者准备	（1）核对患者信息	5		
		（2）解释操作目的及必要性，告知注意事项	5		
		（3）协助患者取合适体位，充分暴露穿刺部位	5		
	2. 操作者准备	戴口罩、帽子，洗手	5		
	3. 物品准备	腹腔穿刺包，络合碘，无菌棉签，2%利多卡因，手套，5 mL、20 mL 或 50 mL 注射器，纱布及胶布；检查物品是否在有效期内，包装是否完好	5		
具体操作流程	1. 摆好体位：术前嘱患者排尿，取平卧位，充分暴露腹部，放松腹壁		10		
	2. 穿刺点选择：一般选择左下腹部穿刺点，即脐与左髂前上棘连线的中 1/3 与外 1/3 交界处		10		
	3. 消毒：以穿刺点为圆心，由内向外消毒，消毒直径 15 cm 以上，消毒 2～3 次，不留空隙，每次消毒范围小于前一次，最后一次消毒范围大于无菌洞巾直径		5		
	4. 打开腹腔穿刺包：检查腹腔穿刺包有效日期及密闭性，戴无菌手套，铺无菌洞巾，检查腹腔穿刺包内物品，注意检查穿刺针与抽液用注射器连接后是否通畅，同时检查是否有漏气情况		5		
	5. 麻醉：核对麻醉药，助手协助检查并打开 2%利多卡因安瓿，以 5 mL 注射器抽取 2%利多卡因 2～3 mL，在穿刺部位注入局麻药形成皮丘，边进针推药边回抽（不见血，不见液体），由皮肤至壁腹膜进行局部浸润麻醉		5		
	6. 穿刺：取穿刺针，关闭穿刺针后方夹闭器，以一只手示指与中指固定穿刺部位皮肤，另一只手持穿刺针沿穿刺点垂直进入，然后倾斜 45°～60°进针 1～2 cm，再垂直进针达腹膜层，有突破感后停止进针，表明穿刺成功，助手用血管钳（或胸腔穿刺包的备用钳）协助固定穿刺针，以防刺入过深损伤肺组织，打开穿刺针夹闭器，连接 50 mL 注射器进行抽液送检，抽液过程中询问患者有无不适，抽液结束后将末端连接引流袋或引流瓶，用输液夹调节放液速度，记录引流量		15		

续表

项　　目	评分细则	分值	得分	备注
具体操作流程	7. 抽液、引流结束后，关闭穿刺针夹闭器，拔出穿刺针，局部按压 1～2 min，再次消毒，覆盖无菌敷料，胶布固定，若放液量较大，用腹带加压包扎腹部	5		
操作后处理	1. 操作结束后帮助患者穿好衣物，嘱患者取平卧位休息 1 h，尽量保持穿刺点向上，监测生命体征	5		
	2. 清洁器械及操作场所，做好穿刺记录	5		
人文关怀	操作过程中动作轻柔，能够做到有效沟通，充分体现人文关怀	5		
	专心的倾听者□　仔细的观察者□ 敏锐的交谈者□　温柔的操作者□ 在符合条件的框内打钩，符合 4 项为 A 档，3 项为 B 档，2 项为 C 档，1 项及以下为 D 档	评价档次	A□ C□	B□ D□
综合评价	无菌观念强，操作熟练	5		
	教师对此次测评满意程度： 非常满意：A　满意：B　一般：C　不满意：D	评价档次	A□ C□	B□ D□
总分		100		

（北大医疗淄博医院　刘鲁山）
（齐鲁医药学院　苏　丽）
（齐鲁医药学院　赵亚男）

第二十一章　胃管置入及胃肠减压术

临床案例

患者，男，45岁。因急性肠梗阻入院，目前需要给患者行胃肠减压术。请为患者行胃管插管并行胃肠减压术。

【目的】

(1) 通过胃管进行胃肠营养或给药。

(2) 抽吸胃内容物或洗胃。

【适应证】

(1) 胃肠道梗阻、急性胰腺炎等疾病需要胃肠减压者。

(2) 各种原因造成的无法经口进食而需要鼻饲者。

(3) 上消化道穿孔者。

(4) 上消化道出血的患者根据病情进行观察和治疗。

(5) 药物中毒，需要清除毒物，进行胃液检查或毒物分析者。

(6) 胃肠道手术、上腹部手术以及急诊手术患者的术前准备。

【禁忌证】

(1) 各种原因导致食管梗阻者以及食管部有憩室者。

(2) 鼻咽部恶性肿瘤患者及鼻咽部有炎症的患者。

(3) 近期有食管腐蚀性损伤的患者。

(4) 各种原因导致的食管静脉曲张的患者。

(5) 严重的颌面部损伤的患者。

(6) 精神异常、极度不能合作的患者。

【操作前准备】

1. 患者准备

(1) 核对患者信息。

(2) 询问病史，进行体格检查，了解有无胃管置入术的禁忌证，例如评估患者鼻腔是否通畅、有无鼻中隔偏曲及鼻息肉等问题。

(3) 向患者解释胃管置入术的目的、具体操作步骤，患者需要配合的注意事项等。

(4) 向患者告知胃管置入过程中可能发生的并发症，争取患者的理解和配合。

(5) 签署知情同意书。

2. 操作者准备

(1) 戴帽子、口罩,外科洗手。

(2) 了解患者病情及身体状况。

3. 物品准备

治疗碗(内盛水)、胃管、外科手套、纱布、棉签、注射器(20 mL)、液体石蜡、弯盘、别针、治疗巾、听诊器、胶布、负压引流器等。

【操作步骤】

(1) 协助患者取半卧位,无法坐起的患者取右侧卧位,昏迷患者取去枕平卧位,头向后仰。

(2) 检查患者鼻腔通畅情况,如果存在鼻部疾病,可选择健侧鼻孔插入胃管。

(3) 药物中毒患者需要经口插管洗胃时,若有活动性义齿应提前取下。

(4) 胃管插入胃内的长度,成人为 55～60 cm。测量方法有以下两种:一种是从前额发际至胸骨剑突的距离;另一种是从鼻尖到耳垂再到胸骨剑突的距离。插胃管时需要注意胃管上的刻度标记。

(5) 铺治疗巾,置弯盘于口角,用棉签清洁鼻腔。

(6) 用液体石蜡润滑胃管前段,左手持纱布托住胃管,右手持镊子夹住胃管前段,沿选定的鼻孔插入胃管,先稍向上而后平行再向后下缓慢轻轻地插入,嘱患者深吸气两次缓慢插到咽喉部(14～16 cm),再嘱患者做吞咽动作,当患者吞咽时顺势将胃管快速向前推进,直至预定长度。初步固定胃管,嘱患者张口,检查胃管是否盘曲在患者口中。

(7) 确定胃管位置,通常有三种方法。

①抽取胃液法是确定胃管是否在胃内最可靠的方法。

②听气过水声法,即将听诊器置于患者胃区,快速经胃管向胃内注入 10 mL 的空气,听到气过水声表明胃管在胃内。

③将胃管末端置于盛水的治疗碗内,若无气泡逸出则可排除误入气管。

(8) 确认胃管在胃内后,用纱布拭去口角分泌物,撤弯盘,摘手套,用胶布将胃管固定于鼻翼及面颊部。将胃管末端反折,用纱布包好,撤治疗巾,用别针固定于枕旁或患者衣领处。

(9) 协助患者取舒适卧位,询问患者感受。整理患者及用物。

(10) 胃肠减压者应连接负压装置,检查胃管的通畅情况和胃液性质及量。

(11) 若需洗胃,将漏斗放置在低于胃的位置,挤压橡皮球,抽尽胃内容物,再准备灌洗液 500 mL 倒入漏斗,当漏斗内尚余少量洗胃液时,迅速将漏斗降至低于胃的部位,并倒置于水桶内,利用虹吸作用排出胃内容物和胃内灌洗液。反复灌洗至洗出液澄清、无味为止。洗胃完毕,将胃管反折后迅速拔出,以防液体误吸。

(12) 如有必要,可连接洗胃机。

【注意事项】

(1) 选择胃管时,宜选取柔软的硅胶管,通常使用 12～16 号的胃管。

(2) 昏迷患者经口插入胃管时,可用开口器撑开上下牙列,缓缓地插入胃管,不可用蛮力粗暴插管。

(3) 插管时,当胃管经过食管的 3 个生理性狭窄时,动作应轻柔、缓慢,以防损伤食管黏膜。

(4) 需要进行鼻饲的患者，必须证实胃管在胃内，才可以灌注食物。

(5) 进行鼻饲的患者，每次鼻饲量要小于 300 mL，间隔时间要大于 2 h。鼻饲结束后，要再注入适量的温开水冲洗胃管，避免食物存积于管腔内变质，造成胃肠炎或堵塞管腔。

评分标准

胃管置入及胃肠减压术评分标准

临床案例：患者，男，45 岁。因急性肠梗阻入院，目前需要给患者行胃肠减压术

要求：作为住院医师，请为患者行胃管插管并行胃肠减压术

项　目	评分细则		分值	得分	备注
操作前准备	1. 患者准备	(1) 核对患者信息	5		
		(2) 解释操作目的及必要性，告知注意事项，签署知情同意书	5		
		(3) 协助患者取半卧位	5		
	2. 操作者准备	戴口罩、帽子，外科洗手	5		
	3. 物品准备	治疗碗(内盛水)、胃管、外科手套、纱布、棉签、注射器(20 mL)、液体石蜡、弯盘、别针、治疗巾、听诊器、胶布、负压引流器等	5		
具体操作流程	1. 术者戴手套，协助患者取半卧位，铺治疗巾，置弯盘于患者口角旁		5		
	2. 检查患者鼻腔，并用棉签蘸水来清洁鼻腔		5		
	3. 取出胃管，观察需要插入胃管的长度		5		
	4. 将液体石蜡涂抹于胃管需要插入的部分，润滑胃管		5		
	5. 沿鼻孔插入胃管，插入 14～16 cm，嘱咐患者配合做吞咽动作，并在患者做吞咽动作时顺势将胃管向前推进，直至推进长度为 55～60 cm		5		
	6. 检查胃管是否盘曲在口中		5		
	7. 确定胃管是否在胃腔内：可以选用以下方法，如经胃管抽出胃液；或将听诊器放在患者上腹部，快速经胃管向胃内注入 10 mL 空气，听气过水声；或将胃管末端置于盛有水的治疗碗内，如无气泡逸出，则可排除误入气管		10		
	8. 确定胃管在胃内后，擦去口角分泌物，摘去手套		5		
	9. 用胶布固定胃管于鼻翼及面颊部，用别针将胃管固定于枕头旁或患者衣领处		5		
	10. 将胃管末端连接负压装置		5		

续表

项目	评分细则	分值	得分	备注
操作后处理	1. 撤除治疗巾，清洁患者面部	5		
	2. 操作结束后，告知患者注意事项	5		
人文关怀	操作过程中动作轻柔，能够做到有效沟通，充分体现人文关怀	5		
	专心的倾听者□ 仔细的观察者□ 敏锐的交谈者□ 温柔的操作者□ 在符合条件的框内打钩，符合4项为A档，3项为B档，2项为C档，1项及以下为D档	评价档次	A□ C□	B□ D□
综合评价	无菌观念强，操作熟练	5		
	教师对此次测评满意程度： 非常满意：A 满意：B 一般：C 不满意：D	评价档次	A□ C□	B□ D□
总分		100		

（齐鲁医药学院 苏 丽）
（齐鲁医药学院 李若男）
（桓台县人民医院 母长剑）

第二十二章　直肠指诊、肛门镜检术

临床案例

患者，男，28岁，因便后疼痛3天就诊，为明确病因，诊断疾病，须行直肠指诊及肛门镜检术。

【适应证】

(1) 怀疑有直肠、肛管疾病者。

(2) 未婚女性妇科检查。

(3) 需行活检者可使用肛门镜检查。

【操作前准备】

(1) 嘱患者排空大小便，做好肛门清洁。

(2) 核对患者信息，向患者解释操作目的及配合方法。

(3) 操作者戴口罩，右手戴手套。

【操作步骤】

(1) 根据患者具体情况，可采取左侧卧位、胸膝位或截石位等。

(2) 右手戴手套或指套，涂以润滑剂，先检查肛门周围有无肿块、压痛、瘘管、外痔。

(3) 示指轻按肛缘，使括约肌松弛，手指缓慢滑入，测试肛管括约肌的松紧度。

(4) 按照顺序(右、前、左、后)检查肛管直肠壁。

(5) 注意有无压痛及黏膜是否光滑，有无肿块、波动感及狭窄。男性还可触诊前列腺与精囊，女性则可以检查子宫颈、子宫、输卵管等。必要时配用双合诊，对以上器官的疾病诊断有重要价值。

(6) 肛门镜使用方法：除有禁忌证外，在直肠指诊后，选择合适的肛门镜涂润滑剂。嘱患者张口呼吸，使肛门括约肌松弛，缓慢地旋转肛门镜使之放入肛门。肛门镜进入后先指向脐部，待阻力消失后，将镜尖端指向骶骨岬，伸入壶腹，去掉闭孔器或张开镜叶，照入灯光后检查肠腔。检查完毕后，置入闭孔器或关闭镜叶，退出检查镜。

【注意事项】

(1) 检查时出现直肠周围剧烈疼痛，常因肛裂及感染引起。

(2) 肛门触痛伴有波动感，常见于肛门、直肠周围脓肿。

(3) 直肠指诊时在直肠内触及柔弱、光滑而有弹性的包块常为直肠息肉。

(4) 触及坚硬且凹凸不平的包块，应考虑直肠癌可能性。

(5) 若直肠指诊后指套表面沾有黏液、脓液或血液,应做进一步检查。

评分标准

直肠指诊、肛门镜检术评分标准

临床案例:患者,男,28 岁,因便后疼痛 3 天就诊,为明确病因,诊断疾病,须行直肠指诊及肛门镜检术

要求:作为住院医师,请为患者进行直肠指诊

项目	评分细则		分值	得分	备注
操作前准备	1. 患者准备	(1) 核对患者信息,了解患者情况	5		
		(2) 解释操作目的及必要性,告知注意事项	5		
		(3) 协助患者取合适体位,必要时屏风遮挡	5		
	2. 操作者准备	戴口罩、帽子,外科洗手	5		
	3. 物品准备	液体石蜡、指套	5		
具体操作流程	1. 携用物至床旁,根据病情取左侧卧位、膝胸位、截石位、蹲位		5		
	2. 为患者保暖,观察肛门附近有无脓血、粪便、黏液、瘘口或肿块等,是否有肛门裂		5		
	3. 检查者右手示指/中指戴上涂有液体石蜡的指套,以示指/中指纵向按压肛门口,使括约肌放松,然后将示指/中指逐渐放入肛门		10		
	4. 注意肛管括约肌的松紧度,肛管直肠壁及其周围有无触痛、肿块或波动感,肛管直肠有无狭窄以及狭窄的程度和范围,如扪及肿块,注意大小、形态、硬度、活动度以及占据直肠或肛管范围		10		
	5. 直肠外肿块:患者的直肠黏膜是光滑的,直肠前壁外可扪及前列腺或子宫颈,应与病理性肿块相鉴别,必要时可用双合诊了解肿块与盆腔内脏的关系		10		
	6. 退出后观察指套上有无脓血和黏液		5		
	7. 摘去指套,规范洗手		5		
	8. 协助患者取舒适体位,告知患者检查的情况		5		
操作后处理	1. 规范记录检查情况及结果		5		
	2. 询问患者有无不适情况,并告知患者注意事项		5		
人文关怀	操作过程中动作轻柔,能够做到有效沟通,充分体现人文关怀		5		
	专心的倾听者□ 仔细的观察者□ 敏锐的交谈者□ 温柔的操作者□ 在符合条件的框内打钩,符合 4 项为 A 档,3 项为 B 档,2 项为 C 档,1 项及以下为 D 档		评价档次	A□ C□	B□ D□

续表

项　　目	评 分 细 则	分值	得分	备注
综合评价	无菌观念强，操作熟练	5		
	教师对此次测评满意程度： 非常满意：A　满意：B　一般：C　不满意：D	评价档次	A□ C□	B□ D□
总分		100		

（齐鲁医药学院　孙　丽）
（桓台县人民医院　母长剑）

第二十三章　阑尾切除术

临床案例

患者，男，35 岁，转移性右下腹疼痛 1 天入院，诊断为急性阑尾炎。请为患者行阑尾切除术。

【适应证】

(1) 急性单纯性阑尾炎。

(2) 急性化脓性阑尾炎或坏疽穿孔性阑尾炎合并腹膜炎。

(3) 新生儿、小儿阑尾炎确诊后应尽早手术。

(4) 老年人阑尾炎往往病理重而症状、体征轻，较难确诊，且患者抵抗力较差，确诊后应尽早手术。

(5) 妊娠合并阑尾炎，会诱发早产、流产，应尽早手术治疗。

(6) 慢性阑尾炎急性发作。

(7) 阑尾周围脓肿经脓肿切开引流术后或经非手术治疗后 3 个月仍有症状者，可行手术治疗。

【禁忌证】

(1) 阑尾周围脓肿经治疗后无症状者。

(2) 急性阑尾炎发病已超过 24 h，或已经有包块形成，阑尾局部炎症性水肿明显者，此时不适合手术治疗。

【操作前准备】

(1) 急性单纯阑尾炎除皮肤准备外，无需特殊准备。对于不能进食或呕吐严重者，可根据患者情况适当补液。

(2) 急性阑尾炎合并腹膜炎患者应给予抗生素治疗，尽早给予静脉输液抗感染治疗，合并腹膜炎者不能灌肠。

(3) 妊娠合并阑尾炎者，可肌内注射黄体酮，以减少子宫收缩，防止流产和早产的发生。

【麻醉】

一般以腰麻、硬膜外麻醉等局部麻醉为宜，合并腹膜炎者常须腰麻或全身麻醉。

【体位及切口】

患者取仰卧位。诊断确切者，可取右下腹部斜切口(麦氏切口)；诊断不确切或估计手术复杂或准备同时进行其他手术者，多取右下腹腹直肌切口或旁正中切口。

【操作步骤】

（1）以右下腹斜切口为例，以麦氏点为标志，经过此点做由右上至内下、垂直于脐与右髂前上棘的连线。

（2）切开皮肤、皮下组织，结扎出血点后，用钝头手术剪顺肌纤维方向剪开腹外斜肌腱膜。

（3）用小拉钩牵开腹外斜肌腱膜，在切口的中点，用直血管钳戳入腹内斜肌内，分开肌纤维。用拉钩顺肌纤维方向牵拽扩大切口。用同法分开和扩大腹横肌切口。切开腹膜时，为了不损伤腹膜下内脏，操作者和助手须各用1把有齿镊夹起腹膜，操作者先松开镊子，再在助手的镊旁夹起腹膜，助手再松开镊子，之后用刀柄轻推振动操作者镊旁腹膜，使腹膜下内脏离去，助手再在操作者镊旁夹起腹膜，先剪开一小口，再用两弯钳钳住腹膜切口两侧，提起切口，顺腹壁方向扩大，切开腹膜。

（4）为防止损伤内脏，操作者和助手可各用一手指先探入小切口，挑起腹膜后剪开腹膜，即完成麦氏切口。如术中需要扩大探查范围，可在切口的上下端切断部分皮肤肌肉。如需更大范围的探查，为减少扩大切口时的腹壁神经损伤，以选择切口的上端或下端向腹直肌方向切断各层腹壁肌肉进入腹直肌鞘，改为腹壁的纵行切口（旁正中，右腹直肌切口）为宜。

（5）对于一般阑尾，用手指在切口内盲目地触、摸、捞常是无益的。可用小腹壁牵引钩提起切口部腹壁，常可直视切口下的阑尾（图23-1）。

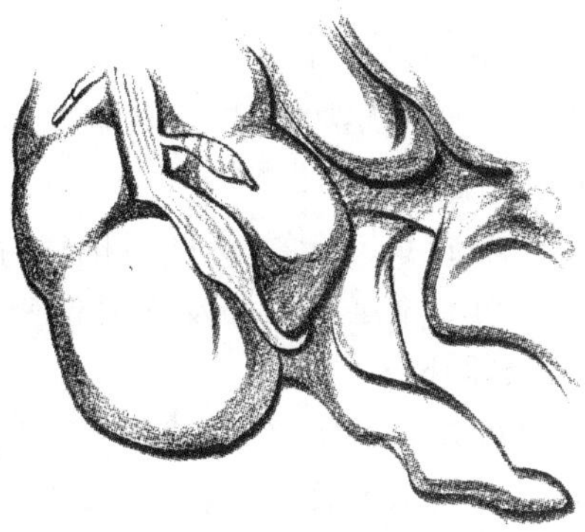

图23-1　切除前

如切口下为回肠所充满，可用湿纱布将回肠排挤阻止在切口的内侧。如切口下为升结肠所充满，可提起升结肠，沿结肠带向右下探寻至盲肠端，即可找到阑尾根部。阑尾可顺置于盲肠下或掩于盲肠外后或隐于回盲肠末端系膜下。如结肠带起始端覆盖有后腹膜而无阑尾根部的迹象，可沿盲肠周围切开该部后腹膜，在盲肠后探寻阑尾。

（6）阑尾的外观病理改变：急性阑尾炎时，常在右下腹有大网膜堆积，这是因大网膜的防卫作用，游向炎症区域的征象；右下腹部可有小量稀薄的乳色脓汁，越靠近阑尾则脓汁越明显；大网膜、肠管及系膜常在阑尾周围发生粘连，急性阑尾炎的粘连为纤维素性，慢性阑尾炎的粘连为坚韧的结缔组织；粘连中如有脓肿形成，剥开后可有稠厚的脓汁溢出，并有粪臭味；阑尾有不同程度的充血、肿胀、变硬、坏死、穿孔，多可触及腔内有小粪块硬结。单纯性阑尾炎：充血、变硬、红肿不明显，而有粪石、异物、寄生虫。蜂窝织炎性阑尾炎：红、肿、变硬更重，且有多数脓点、糜烂，可发生穿孔。

（7）如经探查确认为阑尾炎后，将阑尾尖端用阑尾钳提起，显露阑尾系膜，用弯血管钳在阑尾根部的系膜无血管区戳一孔，然后穿过两根缝线。上、下各扎一道，在两者之间切断系膜。近端系膜再用贯穿法缝合结扎。用血管钳压榨阑尾根部，然后用丝线结扎两道。将阑尾周围用盐水纱布覆盖，以防污染腹腔，于距阑尾根部0.8 cm处浆肌层做荷包缝合。在结扎线远端0.5 cm处夹1把血管钳，紧靠血管钳切断阑尾，其残端用苯酚、酒精消毒，结扎荷包口缝合线，埋入阑尾残端。

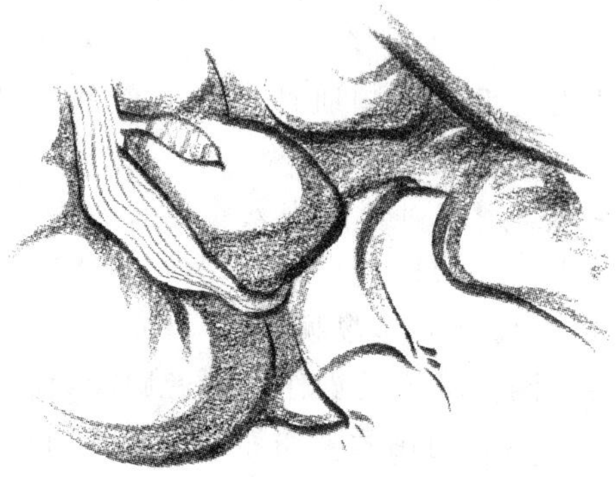

图 23-2　切除后

(8) 阑尾逆行切除：适合盲肠后位、回肠后位的阑尾切除，及因炎症浸润、粘连，阑尾游离困难；或阑尾炎性浸润严重易断裂时。方法：确定阑尾根部与盲肠和阑尾系膜的解剖关系后，将阑尾根部与周围组织分开。用血管钳压榨阑尾根部后，丝线结扎两道。于结扎线远端约 0.5 cm 处，先行切断阑尾根部。切断方法及残端处理同前法，再分束切断及结扎阑尾系膜，最后用钝法游离阑尾并切除(图 23-2)。

(9) 腹腔留置引流管的应用：对于阑尾穿孔、周围脓肿形成者，应在术中吸净脓液后，应用较软的橡胶管(头端剪成数个侧孔)，留置于脓液集中处，不用硬胶管，以防因压迫而使肠管穿孔。如脓液不多，可留置烟卷引流。少量脓液可不用引流。结束手术时必须清除术野的脓液、血块、异物等。彻底结扎各出血点后，再缝合腹壁切口。

【操作后处理】

(1) 一般阑尾切除术后不需要特殊处理，可鼓励患者早期下床活动，促进肠蠕动的恢复，防止发生肠粘连。

(2) 术后 6 h 禁食，待肛门排气后可进流食。

(3) 对于阑尾穿孔并发弥漫性腹膜炎患者，按腹膜炎处理。如禁食、胃肠减压、使用抗生素及静脉补液。

(4) 妊娠合并阑尾炎术后应给予镇静药物，继续使用黄体酮。

(5) 根据患者具体情况，放置引流管，一般于手术后 1～3 天拔除。

【注意事项】

1. 出血

(1) 多发生于阑尾系膜血管在术中损伤或术后结扎线脱落。术中可直接观察到出血的表现，术后表现为引流管的血性分泌物增多，右下腹出现迅速发展和扩大范围的腹膜刺激症状，严重出血时可出现休克。杜绝方法：术中仔细分离阑尾系膜，必要时用成小束分离钳夹切断，系膜应缝合结扎。此外，腹壁切口的出血点亦应妥善结扎，否则在切口缝合后可因出血形成血肿而引起切口感染。

(2) 还有一种少见的严重出血发生于埋于盲肠腔内的阑尾残端。因残端结扎线脱落在荷包缝合线内，出血流入盲肠腔，表现为大量便血。杜绝方法：阑尾残端结扎线外的部分稍留长些，以免结扎脱落，一旦发生出血须及时剖腹探查止血。

2. 肠损伤

肠损伤常发生在剥离粘连时，如处理不妥善可引起术后肠瘘。杜绝方法：仔细剥离肠壁，不做过多的剥离，达到阑尾游离即可，肠壁损伤后做两层间断缝合。一旦形成肠瘘，表现为引流分泌物增多，有粪渣等或术后腹膜炎加重及范围扩大。处理方法：充分引流，一般能在两周左右治愈。

【操作后并发症】

1. 感染　阑尾切除术中如切开肠腔，有因污染引起腹腔及切口感染的可能，手术时必须严格执行无菌操作。

2. 肠粘连形成　肠壁浆膜损伤、异物刺激及腹膜炎等，皆可引起肠粘连而继发肠梗阻。

3. 肠瘘　可因阑尾根部炎性浸润严重，缝合后肠壁愈合不良或坏死，穿孔形成肠瘘。

评分标准

阑尾切除术评分标准

临床案例：患者，男，35 岁，转移性右下腹疼痛 1 天入院，诊断为急性阑尾炎。请为患者行阑尾切除术

要求：作为主治医师，请为患者进行阑尾切除术

项　目	评 分 细 则		分值	得分	备注
操作前准备	1. 患者准备	(1) 核对患者信息，了解患者情况	5		
		(2) 解释手术目的及术中可能出现的并发症，签署手术知情同意书	8		
		(3) 协助患者取合适体位	2		
	2. 操作者准备	戴口罩、帽子，外科洗手，穿手术衣，戴手套	5		
	3. 物品准备	手术相关物品	5		
具体操作流程	1. 麻醉		5		
	2. 常规消毒、铺单		5		
	2. 确定阑尾切口，切开		10		
	3. 探查腹腔，寻找阑尾		10		
	4. 处理阑尾系膜		10		
	5. 处理阑尾根部		10		
	6. 缝合切口		5		
操作后处理	1. 规范记录手术情况		5		
	2. 询问患者有无不适情况，并告知患者注意事项		5		
人文关怀	操作过程中动作轻柔，能够做到有效沟通，充分体现人文关怀		5		
	专心的倾听者□　仔细的观察者□ 敏锐的交谈者□　温柔的操作者□ 在符合条件的框内打钩，符合 4 项为 A 档，3 项为 B 档，2 项为 C 档，1 项及以下为 D 档		评价档次	A□　B□ C□　D□	

续表

项　　目	评 分 细 则	分值	得分	备注
综合评价	无菌观念强，操作熟练	5		
	教师对此次测评满意程度： 非常满意：A　满意：B　一般：C　不满意：D	评价档次	A□　B□ C□　D□	
总分		100		

（齐鲁医药学院　胡金莲）
（齐鲁医药学院　李若男）
（桓台县人民医院　母长剑）

第二十四章　手部化脓性感染切开引流术

临床案例

患者，女，40 岁，右手掌拇指肿痛 1 周，系处理鱼虾不慎受伤感染所致。患处疼痛、按压柔软，出现波动感，须行切开引流术。

【适应证】

(1) 手部感染张力增大，出现搏动性跳痛，或感染伴有脓肿形成者。

(2) 须行细菌药敏试验，以指导临床抗感染治疗者。

【操作前准备】

1. 患者准备

(1) 向患者解释手部化脓性感染切开引流术的目的、操作过程和可能存在的风险，争取患者的理解。

(2) 告知患者手术过程中需要配合的事项。

(3) 签署知情同意书。

2. 操作者准备

(1) 核对患者信息，了解患者病情。

(2) 熟悉手部化脓性感染切开引流术操作相关知识，并发症的处理。

(3) 操作者戴帽子、口罩。

3. 物品准备

2%普鲁卡因 10 mL、0.5%活力碘、治疗碗、无菌杯、洞巾、布巾钳、尖刀片、刀柄、小血管钳、组织钳、有齿镊、组织剪、3-0 号线、4-0 号线、缝针、持针器、纱布、弯盘、无菌细橡皮管 1 根、无菌手套 2 副、胶布 1 卷等。

【操作步骤】

1. 脓性指头炎切开术

(1) 在手指近端两侧行神经阻滞麻醉。

(2) 进行手指侧面的纵行切开，切口不可做成鱼口状，以免术后瘢痕影响手指触觉。

(3) 用尖刀伸入切口，在指骨前切断所有纤维间隔，并将突出于切口的脂肪组织或坏死组织剪去，切口近端应距末端指节屈纹 6 mm，以免将感染播散到腱鞘囊内。

(4) 手术时切开能解除对指头的压力，避免指骨坏死。如果脓肿较大，可在对侧做对口引流。

(5) 如已有坏死组织或分离的死骨，应将其摘除。

(6) 伤口内放置引流物。

2. 化脓性腱鞘炎切开术

(1) 进行局部浸润麻醉。

(2) 第二、三、四指的切口应在近端指节和中指节的一侧或两侧，最好避开手指屈纹处，以免瘢痕影响手指活动。拇指、小指的切口在近端指节两侧或一侧。

(3) 桡侧滑囊炎可在大鱼际肌尺侧进行弧形切开，切至腕横纹韧带以上 1.5 cm 处止，以防切断正中神经分支。尺侧滑囊炎应在小鱼际肌隆突做弧形切口，切开皮肤和皮下组织后，仔细分离组织，可见肿胀的腱鞘，将其充分切开，冲洗清除脓液，以减小其内部压力。

(4) 腱鞘与滑囊内清除脓液后，不放引流物。

(5) 用无菌敷料包扎。

(6) 术后，患手固定于功能位置。

3. 掌中间隙脓肿切开术

(1) 使用 2%普鲁卡因溶液进行神经阻滞麻醉，不可加肾上腺素。

(2) 应早期切开引流，一般应在感染发生后 5～6 天，如时间过长，可引起骨、皮肤及肌腱坏死。因手部感染除疼痛和肿胀以外，不易出现发红及波动，如一味等待软化则手术为时已晚。

(3) 在背侧第一骨间肌的桡侧做一弯形切口，或大鱼际肌内侧做切口，即可达到引流目的。术后处理同掌中间隙感染。

(4) 可用凡士林纱布条或薄的橡皮条引流。橡皮条光滑，无刺激，更换时痛苦较小。一般放置 2～3 天，如脓液减少即可不用。放置纱布条时不要塞得过紧，以免影响血液循环，且达不到引流目的。

【注意事项】

(1) 切口不要切开脓肿范围之外的发红、发硬的部位，以免破坏抗体抵御感染所形成的脓肿壁。因这部分组织的血管和淋巴管被切开后，感染会有迅速扩散而形成败血症的可能。

(2) 应在脓腔的最低位做切口，以借重力作用排脓。

(3) 切口要够大，以利于引流通畅，必要时可做对口引流。

(4) 在面部者应注意外观，切口应小，应顺皮纹切开。

(5) 切口应与重要的血管、神经平行，以免受伤。

(6) 切口应避免在感觉敏锐的部位，如指腹及负重的部位，以免日后形成瘢痕，影响局部功能。

(7) 关节附近切口应考虑以后瘢痕是否妨碍功能，多在关节两侧做切口。

(8) 一般浅部脓肿，可在波动最明显处切开，深部脓肿可于压痛或水肿明显处切开，深部脓肿切至筋膜后，用血管钳分开脓肿壁，穿入脓腔，使切口扩大。

(9) 脓腔内一般放置凡士林纱布条引流，稍加压力填塞止血，但不宜过紧，以利于脓液引流，切忌挤压，以免感染扩散。

评分标准

手部化脓性感染切开引流术评分标准

临床案例：患者，女，40岁，右手掌拇指肿痛1周，系处理鱼虾不慎受伤感染所致。患处疼痛、按压柔软，出现波动感，须行切开引流术

要求：作为住院医师，请为患者进行手部化脓性感染切开引流术

项　　目	评分细则		分值	得分	备注
操作前准备	1. 患者准备	(1) 核对患者信息	5		
		(2) 解释操作目的及必要性，告知注意事项，签署知情同意书	5		
		(3) 协助患者取合适体位，充分暴露手术切口部位	5		
	2. 操作者准备	戴口罩、帽子，外科洗手	5		
	3. 物品准备	切开引流术相关物品	5		
具体操作流程	1. 麻醉		10		
	2. 常规消毒，铺单		5		
	3. 做手指侧面的纵切口，远端不超过甲沟1/2，近端不超过指节横纹，切口不可做成鱼口状		15		
	4. 用尖刀伸入切口，在指骨前切断所有纤维间隔，并将突出于切口的脂肪组织或坏死组织剪去		10		
	5. 如已有坏死组织或分离的死骨，应将其摘除		10		
	6. 伤口内放置引流物		10		
	7. 手术结束后询问患者有无不适，并告知患者注意事项		5		
人文关怀	操作过程中动作轻柔，能够做到有效沟通，充分体现人文关怀		5		
	专心的倾听者□　仔细的观察者□ 敏锐的交谈者□　温柔的操作者□ 在符合条件的框内打钩，符合4项为A档，3项为B档，2项为C档，1项及以下为D档		评价档次	A□　C□	B□　D□

续表

项　目	评分细则	分值	得分	备注
综合评价	无菌观念强，操作熟练	5		
	教师对此次测评满意程度： 非常满意：A　满意：B　一般：C　不满意：D	评价档次	A□ C□	B□ D□
总分		100		

（齐鲁医药学院　苏　丽）
（新泰市人民医院　高传强）
（齐鲁医药学院　张凤腾）

第二十五章　体表肿瘤或肿物切除术

临床案例

患者，男，55岁，右臂肿物3年，入院检查确诊为脂肪瘤，大小20mm×25 mm，须行肿物切除术。

【目的】

（1）切除体表肿瘤或肿物进行病理检查，确定其性质。

（2）切除体表肿瘤或肿物，解除其带来的影响，包括压迫组织、影响外观等。

【适应证】

全身各部的体表肿瘤或肿物。

【禁忌证】

（1）患者有全身出血性疾病。

（2）肿物合并周围皮肤感染者。

【操作前准备】

1. 患者准备

（1）监测患者生命体征。

（2）向患者及其家属解释肿物切除术的目的、具体操作过程及需要患者配合的事项。

（3）告知患者及其家属肿物切除术可能发生的风险，争取患者的理解。

（4）签署知情同意书。

2. 操作者准备

（1）核对患者信息。

（2）操作者戴帽子、口罩。

（3）确定切开部位，切开部位局部备皮。

3. 物品准备

（1）切开包：手术刀片、手术刀柄、血管钳、布巾钳、组织镊、手术剪。

（2）消毒用品：0.5%聚维酮碘、无菌纱布、医用手消毒液。

（3）无菌手套、缝针、3-0号不吸收缝线、利多卡因。

【操作步骤】

（1）根据患者体表肿物的位置确定患者体位。

（2）操作者外科洗手，戴好无菌手套。

(3) 在无菌小碗中放入适量消毒棉球，以手术切口为中心由内向外进行消毒，消毒区域为切口周围 15 cm，涂擦 2 遍。

(4) 铺无菌洞巾。

(5) 根据肿物的大小、范围等，选择用 2%利多卡因行局部浸润、区域阻滞或神经阻滞等麻醉方法。

(6) 切除肿瘤或肿物。

①根据肿瘤大小、位置不同选择梭形或纵行切口，切口应避开关节及重要的血管，且与皮纹方向平行。

②切开皮肤，用组织钳将一侧皮缘提起，沿肿瘤或肿物包膜外做钝性或锐性分离。

③用组织钳将另一侧皮缘提起，沿肿瘤或肿物包膜外另一侧做钝性或锐性分离，直到肿瘤或肿物完全摘除。

④如在分离时不慎将囊肿弄破，应及时用纱布擦去其内容物，然后继续将囊肿完全摘除。

⑤如果是腱鞘囊肿，应将囊肿连同其茎部的病变组织以及周围部分正常的腱鞘彻底切除，以减少复发机会。

⑥缝合切口。

⑦除肿瘤或肿物较大、较深或合并炎症外，一般不放置引流器。

⑧根据手术区血运情况，多在术后 5～7 天拆线。

(7) 记录肿瘤或肿物位置、外形、大小、硬度、性质及与周围组织粘连情况、关系等，并将标本送病理检验。

(8) 如病理检验结果为恶性，应再次手术扩大切除范围，行相关后期治疗。

【并发症及处理】

(1) 出血：如患处出血少，可行加压包扎；如出血多，则应重新打开止血。

(2) 感染：局部热敷，更换敷料，可使用抗生素，有脓液可考虑引流。

(3) 复发：有些肿瘤或肿物，如腱鞘囊肿较容易复发，了解病变性质后可再次进行手术。

评分标准

体表肿瘤或肿物切除术评分标准

临床案例：患者，男，55 岁，右臂肿物 3 年，入院检查确诊为脂肪瘤，大小 20mm×25 mm，须行肿物切除术

要求：作为住院医师，请为患者进行肿物切除术

项　　目	评分细则		分值	得分	备注
操作前准备	1. 患者准备	(1) 核对患者信息，了解患者情况	5		
		(2) 确定肿物的大小	5		
		(3) 解释操作目的及必要性，告知注意事项	5		
		(4) 签署知情同意书	5		

续表

项目	评分细则	分值	得分	备注
操作前准备	2. 操作者准备 戴口罩、帽子,外科洗手	5		
具体操作流程	1. 麻醉	5		
	2. 常规消毒,铺巾	5		
	3. 设计手术,根据病变情况选择尽可能平行于皮纹或顺体表轮廓的切口	10		
	4. 沿皮纹切口肿块的表面皮肤,用弯血管钳沿肿物体包膜分离肿物,钳夹及结扎所见到的血管,用组织钳提起肿物,切除肿物	10		
	5. 肿物要切除彻底且切口符合美观要求	5		
	6. 止血彻底,术野清晰	10		
	7. 创缘皮肤对合整齐	5		
	8. 术后适当固定	5		
操作后处理	1. 加压包扎固定	5		
	2. 术后 6～7 日拆除缝线	5		
人文关怀	操作过程中动作轻柔,能够做到有效沟通,充分体现人文关怀	5		
	专心的倾听者□ 仔细的观察者□ 敏锐的交谈者□ 温柔的操作者□ 在符合条件的框内打勾,符合 4 项为 A 档,3 项为 B 档,2 项为 C 档,1 项及以下为 D 档	评价档次	A□ C□	B□ D□
综合评价	无菌观念强,操作熟练	5		
	教师对此次测评满意程度: 非常满意:A 满意:B 一般:C 不满意:D	评价档次	A□ C□	B□ D□
总分		100		

(齐鲁医药学院 苏 丽)
(新泰市人民医院 高传强)
(齐鲁医药学院 张文奇)

第二十六章　体表脓肿切开引流

临床案例

患儿，男，3岁，右肘部疼痛3天就诊，经问诊、查体发现系摔伤感染所致体表脓肿，须行体表脓肿切开引流。

【目的】

(1) 将脓肿及时切开引流，减少毒素吸收，减轻中毒症状，防止感染扩散。

(2) 对脓液进行细菌培养药敏试验，以指导临床抗生素的应用。

【适应证】

(1) 体表组织感染伴有脓肿形成。

(2) 需行细菌培养药敏试验，以指导临床抗感染治疗者。

【禁忌证】

(1) 患有全身出血性疾病。

(2) 炎症早期，脓肿尚未形成者。

(3) 抗生素治疗有效，炎症有吸收消散趋势者。

【操作前准备】

1. 患者准备

(1) 监测患者生命体征，评估全身状况。

(2) 向患者解释体表脓肿切开引流的目的、操作过程和可能存在的风险，争取患者的理解。

(3) 告知患者手术过程中需要配合的事项。

(4) 签署知情同意书。

(5) 手术区局部备皮。

2. 操作者准备

(1) 核对患者信息，了解患者病情。

(2) 熟悉体表脓肿切开引流操作相关知识，并发症的处理。

(3) 操作者戴帽子、口罩。

3. 物品准备

1%利多卡因10 mL、0.5%碘伏、治疗碗、无菌杯、无菌洞巾、消毒巾、布巾钳、尖刀片、圆刀片、刀柄、小血管钳、组织钳、有齿镊、组织剪、3-0号线、4-0号线、中圆针、角针、持针器、纱布、弯盘、10 mL 注射器 2 个、注射用生理盐水、无菌凡士林纱布、无菌细橡皮管 1 根、无菌手套 2 副、胶布 1 卷等。

【操作步骤】

(1) 根据脓肿部位，患者取舒适体位。

(2) 浅表脓肿可采用 1%利多卡因局部浸润麻醉，但应注意注射药物时应从远处逐渐向脓腔附近推进，避免针头接触感染区域。

(3) 操作者外科洗手，在消毒杯内放入棉球或纱布，由助手协助倒入适量 0.5%碘伏。

(4) 用 0.5%碘伏在手术切口周围直径 15 cm 范围内由内向外消毒 2 遍。

(5) 操作者消毒双手，穿手术衣，戴无菌手套。

(6) 铺无菌洞巾，洞巾中心对准操作区域。

(7) 在脓肿波动明显处，用尖刀刺入，然后用刀向上反挑一切口，即可见脓液排出。

(8) 注射器抽取适量脓液送细菌培养并做药敏试验。

(9) 待脓液排尽后，将手指伸入脓腔，探查脓腔的大小、位置以及形状，根据探查结果决定是否延长切口。

(10) 脓腔为多房者，可将手指探入脓腔进行钝性分离，使其变为单一大脓腔，以利于引流(图 26-1)。

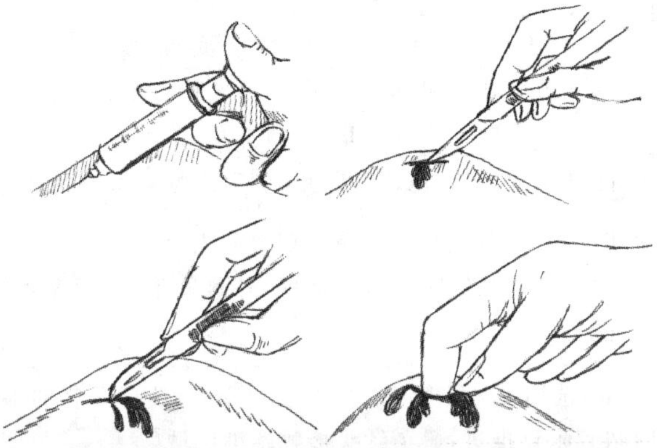

图 26-1　脓肿切开引流

(11) 术中动作应轻柔，以免挤压脓肿造成感染扩散。

(12) 将脓液排尽后，应使用凡士林纱布条引流。将凡士林纱布条一端送入脓腔底部，充填脓腔，纱布条另一端留置于脓腔外。注意引流口宽松无狭窄，引流物不应填塞过紧，外部用无菌纱布包扎。

(13) 记录脓肿部位、大小、脓液量与性质，将脓液送细菌培养并做药敏试验。

【注意事项】

(1) 术后第 1 天，更换包扎敷料及引流纱布条，根据引流液量及脓腔愈合情况，逐步更换为盐水引流条，并最终拔除。

(2) 因局部解剖关系，切口不能扩大或脓腔过大者，可做对口引流，以稀释的过氧化氢溶液(1.5%～2%)和生理盐水冲洗脓腔。

【并发症及处理】

（1）出血：脓肿壁渗血不应盲目止血，以凡士林纱布条填塞压迫可达止血目的。

（2）若感染扩散，则进行局部引流调整，使用敏感抗生素。

评分标准

体表脓肿切开引流评分标准

临床案例：患儿，男，3 岁，右肘部疼痛 3 天就诊，经问诊、查体发现系摔伤感染所致体表脓肿，须行体表脓肿切开引流

要求：请为该患儿做体表脓肿切开引流

<table>
<tr><th>项　目</th><th colspan="2">评 分 细 则</th><th>分值</th><th>得分</th><th>备注</th></tr>
<tr><td rowspan="5">操作前准备</td><td rowspan="2">1. 患者准备</td><td>（1）解释操作目的及必要性，告知注意事项，签署知情同意书</td><td>5</td><td></td><td></td></tr>
<tr><td>（2）协助患者取合适体位，充分暴露脓肿部位</td><td>5</td><td></td><td></td></tr>
<tr><td rowspan="2">2. 操作者准备</td><td>（1）核对患者信息，了解患者情况</td><td>5</td><td></td><td></td></tr>
<tr><td>（2）戴口罩、帽子，外科洗手</td><td>5</td><td></td><td></td></tr>
<tr><td>3. 物品准备</td><td>切开包、0.5%碘伏、1%利多卡因、注射器、无菌凡士林纱布、无菌手套、胶布等</td><td>5</td><td></td><td></td></tr>
<tr><td rowspan="8">具体操作流程</td><td colspan="2">1. 术前已行 B 超、CT 检查或诊断性穿刺明确脓肿形成的部位</td><td>5</td><td></td><td></td></tr>
<tr><td colspan="2">2. 常规消毒：用 0.5%碘伏消毒手术切口周围直径 15 cm 范围 2 遍，消毒顺序由相对清洁区至相对不洁区，外科刷手，穿手术衣，戴无菌手套，铺洞巾</td><td>5</td><td></td><td></td></tr>
<tr><td colspan="2">3. 局部麻醉：选用 1%利多卡因局部浸润麻醉，注射药物时应从远处逐渐向脓腔附近推进，避免针头接触感染区域</td><td>5</td><td></td><td></td></tr>
<tr><td colspan="2">4. 切开脓肿：选择正确切口方向，于脓肿波动明显处用尖刀刺入，然后用刀向上反挑一小切口</td><td>5</td><td></td><td></td></tr>
<tr><td colspan="2">5. 取脓液行细菌培养，进行药敏试验</td><td>5</td><td></td><td></td></tr>
<tr><td colspan="2">6. 探查及冲洗脓腔：以手指伸入脓腔，探查其大小、位置以及形状，使其成为单一脓腔，动作轻柔，注意避免挤压脓肿，用 1.5%～2%过氧化氢溶液和生理盐水冲洗脓腔</td><td>10</td><td></td><td></td></tr>
<tr><td colspan="2">7. 放置引流条：选用凡士林纱布引流，将凡士林纱布条一端送到脓腔底部，填充脓腔，纱布条另一端留置于脓腔外，引流物不应填塞过紧</td><td>10</td><td></td><td></td></tr>
<tr><td colspan="2">8. 包扎切口：用无菌纱布遮盖切口，纱布大小为边缘应距离切口边缘 3 cm 以上，一般包扎 8～10 层纱布，贴胶布以固定敷料，贴胶布方向应与该处躯体运动方向垂直</td><td>5</td><td></td><td></td></tr>
</table>

续表

项　目	评 分 细 则	分值	得分	备注
具体操作流程	9. 告知患者注意事项:交代患者下次换药时间,不要自行拆开敷料,保持切口敷料干燥、固定,有异常情况及时来复诊(口述)	5		
操作后处理	1. 污物及标本处理:整理用物,分类收集,标本送检	5		
	2. 记录:记录脓肿部位、大小,脓液量与性质,引流条的数量	5		
人文关怀	操作过程中动作轻柔,能够做到有效沟通,充分体现人文关怀	5		
	专心的倾听者□　仔细的观察者□ 敏锐的交谈者□　温柔的操作者□ 在符合条件的框内打钩,符合 4 项为 A 档,3 项为 B 档,2 项为 C 档,1 项及以下为 D 档	评价档次	A□　C□	B□　D□
综合评价	无菌观念强,操作熟练	5		
	教师对此次测评满意程度: 非常满意:A　满意:B　一般:C　不满意:D	评价档次	A□　C□	B□　D□
总分		100		

(齐鲁医药学院　苏　丽)
(新泰市人民医院　高传强)
(齐鲁医药学院　朱　晨)

第二十七章 导 尿 术

临床案例

孙某,男,72岁。因尿潴留入院,拟诊断为前列腺肥大,需要为该患者导尿。作为医务人员,请用Foley导尿管(双腔标准型导尿管)为患者留置导尿。

【目的】

尿潴留的尿液引流、留尿细菌培养、准确记录尿量、测量残余尿量、膀胱测压或造影、危重患者抢救等。女性导尿及男性导尿的插管示意图见图27-1和图27-2。

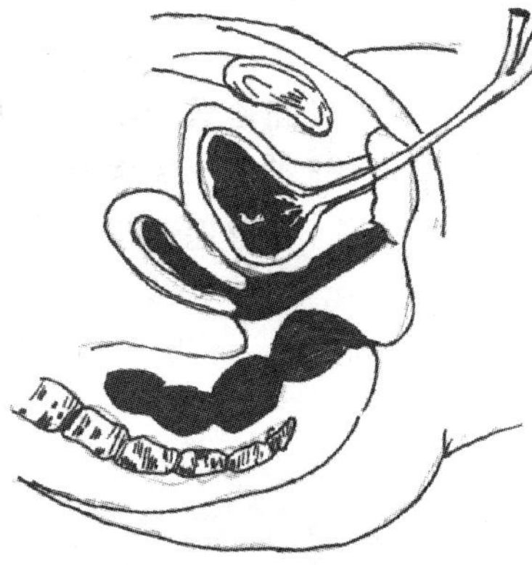

图27-1 女性导尿

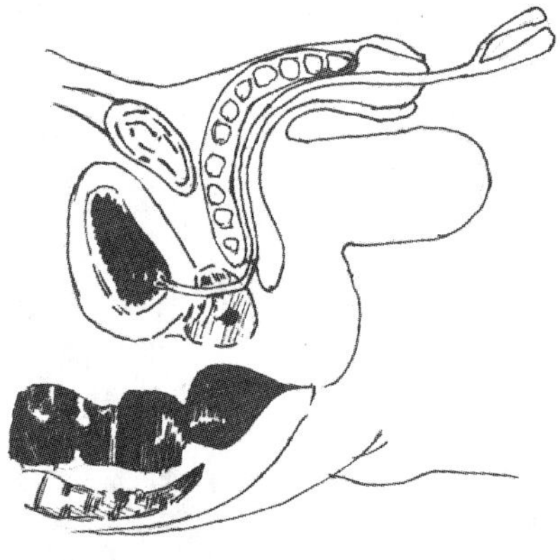

图27-2 男性导尿

【适应证】

(1) 各种下尿路梗阻所致尿潴留。

(2) 排尿后测量残余尿。

(3) 探查尿道内有无狭窄或结石。

(4) 膀胱疾病诊断与治疗。

(5) 进行尿道或膀胱造影。

(6) 留取未受污染的尿标本做细菌培养。

(7) 某些盆部手术以及时间较长的手术,需要术前导尿并留置导尿。

(8) 危重患者抢救。

【禁忌证】

(1) 急性尿路感染。

(2) 严重的全身出血性疾病。

(3) 尿道狭窄及先天性畸形无法留置导尿者。

(4) 女性月经期。

【操作前准备】

1. 患者准备

清洁外阴:男性清洗阴茎及阴囊,需翻开包皮进行清洗;女性常规清洁外阴,签署知情同意书。

2. 操作者准备

(1) 告知患者操作的目的并取得患者的配合。

(2) 戴帽子、口罩(头发、鼻孔不外露),洗手。

(3) 核对患者信息,评估病情、会阴部皮肤是否完好、黏膜有无破损。

(4) 嘱患者取仰卧位。

(5) 与患者和家属沟通。

3. 物品准备

(1) 外阴初次消毒用物:无菌治疗碗 1 个(内盛消毒棉球 10 余个,镊子 1 把),清洁手套 1 副。

(2) 无菌导尿包:内有无菌手套 1 副,治疗盘 1 个,弯盘 1 个,Foley 导尿管 1 根,镊子 2 把,消毒棉球数个,润滑剂 1 包,试管 1 个,洞巾 1 块,纱布数块,20 mL 注射器 1 个(内有生理盐水 20 mL)(图 27-3)。

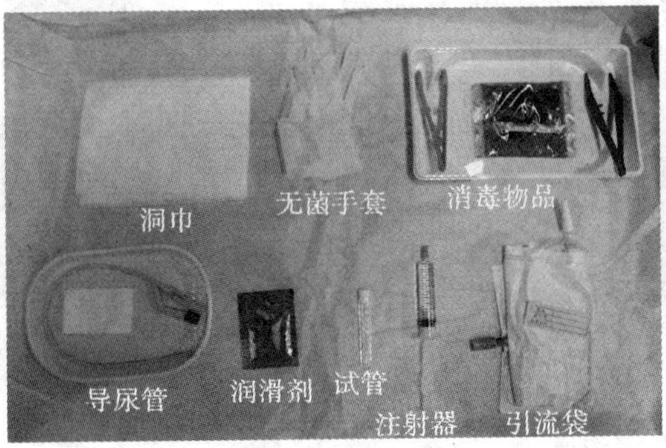

图 27-3　物品

(3) 其他:屏风,无菌持物钳,无菌手套,消毒溶液(碘伏),中单,便盆,Foley 导尿管(双腔标准型)(图 27-4),亦可应用普通导尿管(图 27-5)和三腔型导尿管(三腔型导尿管适用于膀胱冲洗或给药)。

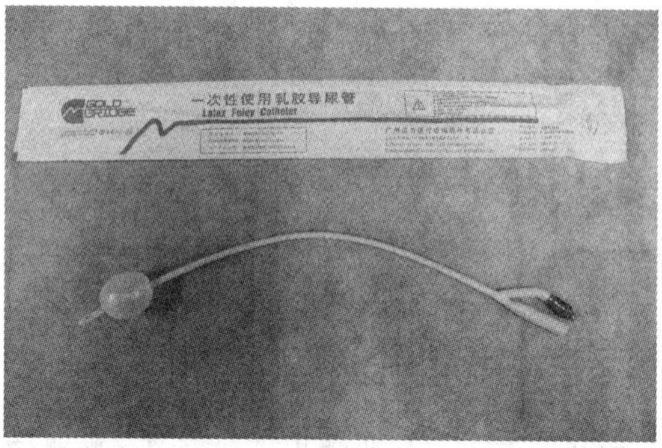

图 27-4 Foley 导尿管

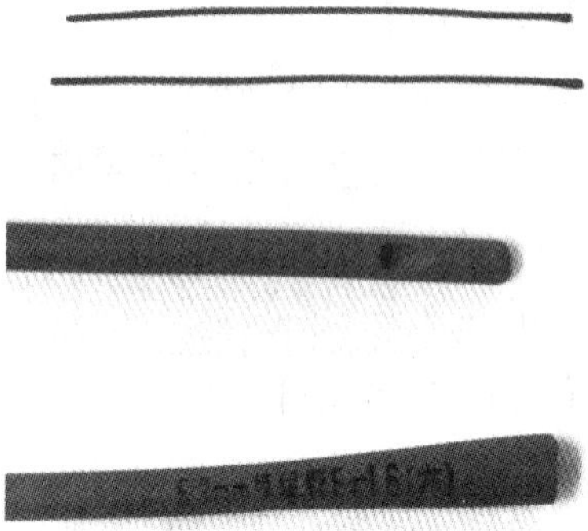

图 27-5 普通导尿管

【操作步骤】

1. 男性患者留置导尿

(1) 操作者站于患者右侧。推治疗车携用物至患者床旁,核对患者信息,取得患者配合(图 27-6)。患者取仰卧屈膝位,两腿略外展,松被尾,脱对侧裤腿盖于近侧腿部,对侧用被子遮盖。

(2) 协助患者臀下铺垫巾,操作者消毒双手,检查无菌导尿包是否在有效期内、有无破损后,在治疗车上打开无菌导尿包,取出初次消毒盘;左手戴手套,右手持镊子夹取消毒棉球,遵循自上而下、由外向内、先对侧再近侧、每个棉球只能使用 1 次的原则进行消毒,依次消毒阴阜、左侧大腿中上 1/3、右侧大腿中上 1/3、阴茎上侧、阴茎下侧、左侧阴囊、右侧阴囊、尿道口及冠状沟。消毒尿道口及冠状沟的时候需要右手拿纱布将患者阴茎提起,并推开包皮,露出尿道口和冠状沟(图 27-7)。

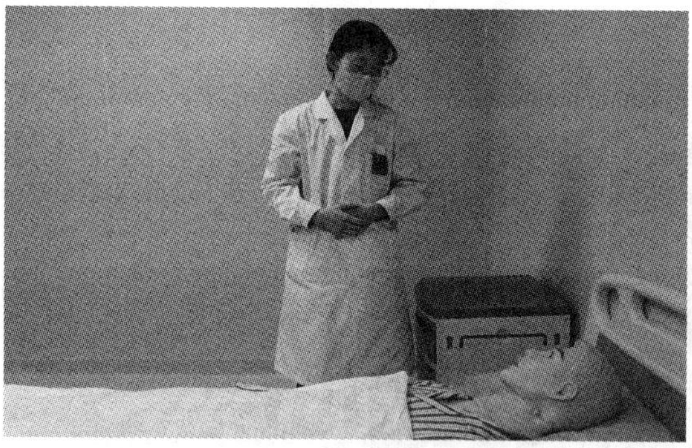

图 27-6 与患者沟通

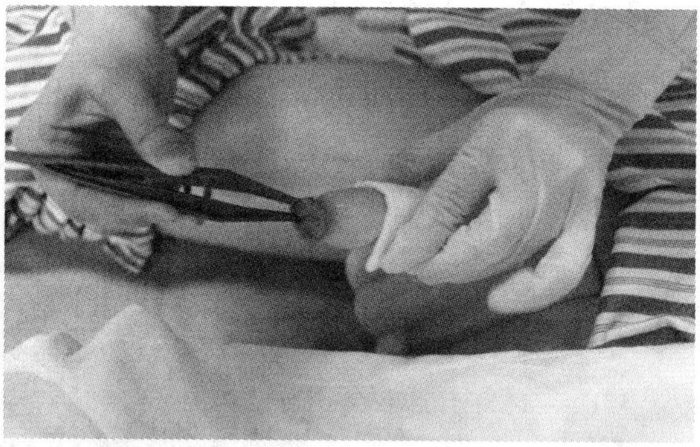

图 27-7 男性初次消毒

(3) 消毒双手,按无菌操作的原则在患者两腿之间打开无菌导尿包内层,操作者双手戴无菌手套后,铺洞巾仅露出阴茎(图 27-8),右手持镊子夹取消毒棉球,左手用纱布裹住阴茎,翻开包皮,暴露尿道口,依次消毒尿道口、龟头、冠状沟,再次消毒尿道口(图 27-9)。

(4) 整理用物,检查导尿管(图 27-10),用无菌注射器检查导尿管是否通畅,并确认导尿管的球囊没有泄漏,用润滑剂润滑导尿管(图 27-11),连接集尿袋(图 27-12)。

(5) 将无菌治疗碗置于洞巾旁,以左手拇指、示指隔纱布夹持阴茎,并将阴茎提起与腹

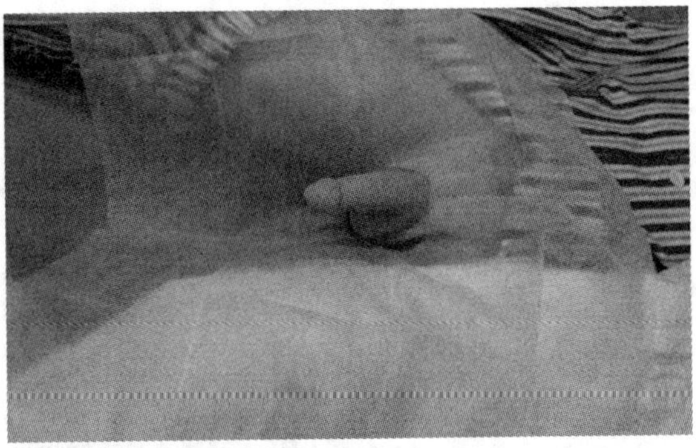

图 27-8　铺洞巾

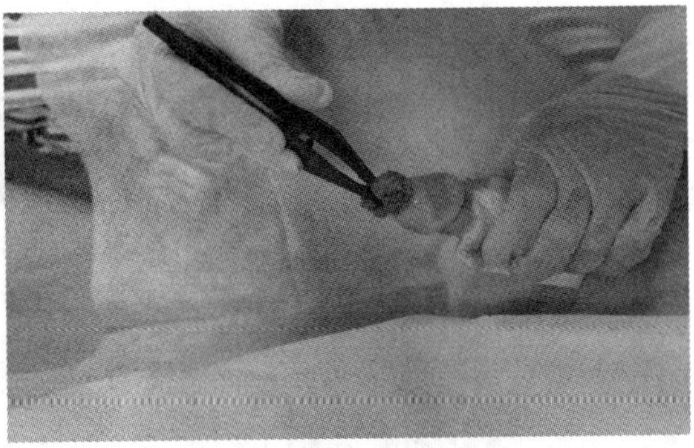

图 27-9　男性再次消毒

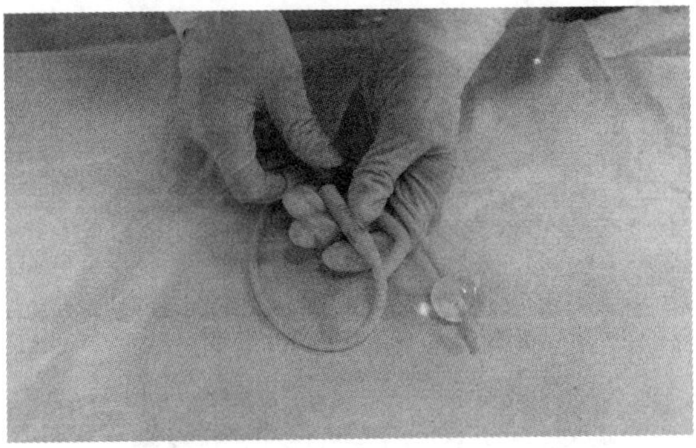

图 27-10　检查导尿管

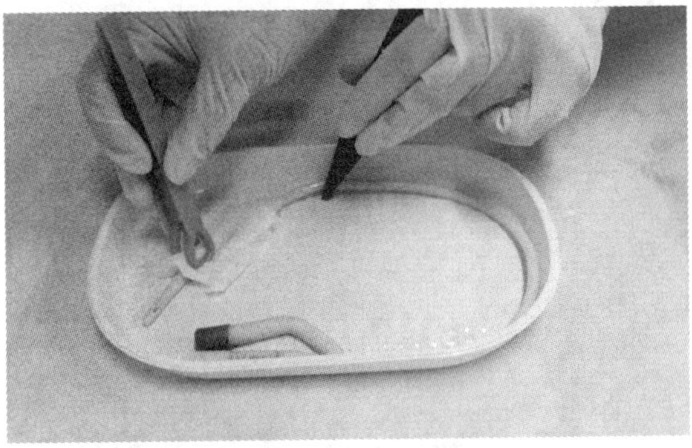

图 27-11　润滑导尿管

壁成 90°角，以消除前尿道的生理弯曲，右手持镊子将导尿管自尿道口缓缓插入 20～22 cm，见尿后再进 5～7 cm，插入导尿管时嘱患者张口做深呼吸，使腹部和会阴部放松(若使用单腔型导尿管，应插入 20～22 cm，见尿液流出后，持镊子将导尿管拉出至无尿液流出，再插入 2 cm)(图 27-13)。

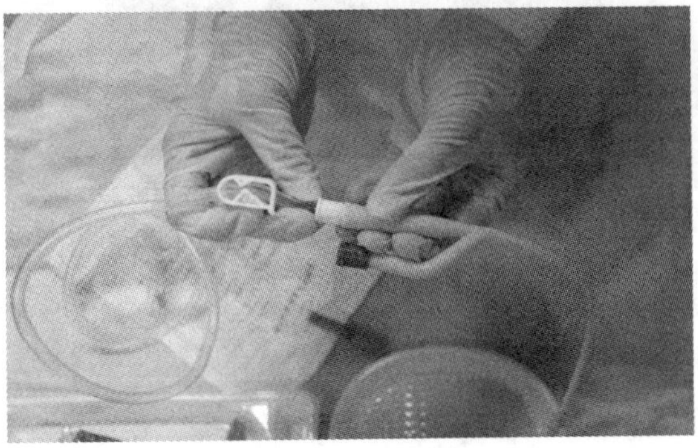

图 27-12　连接集尿袋

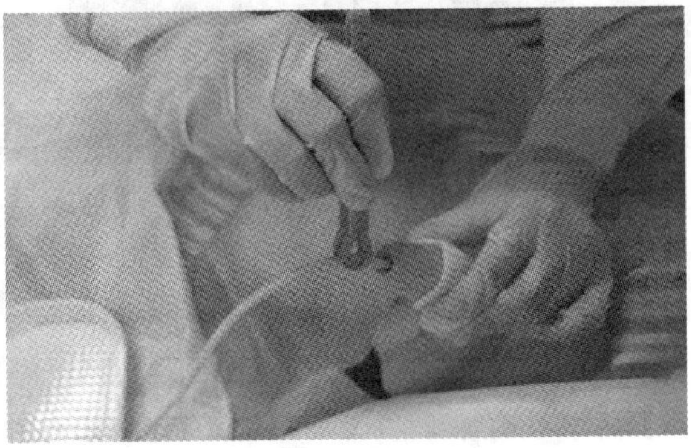

图 27-13　插管

(6) 关闭集尿袋开关(图 27-14)，向导尿管的球囊内注入生理盐水 10～20 mL 固定，而后回拉导尿管使球囊位于膀胱颈(若使用单腔型导尿管，应用胶布将导尿管固定于患者阴茎周围皮肤上)(图 27-15)。

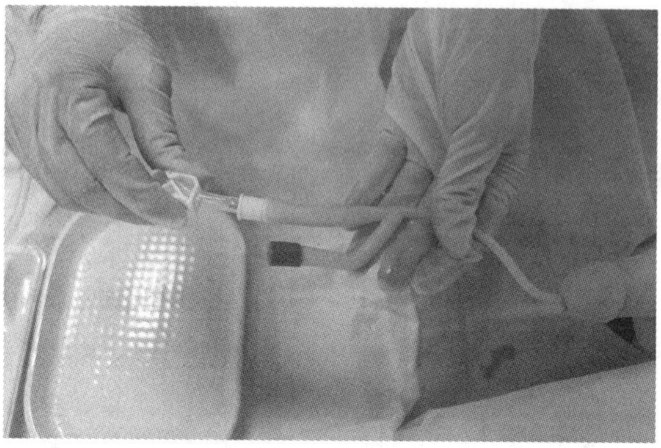

图 27-14　关闭集尿袋开关

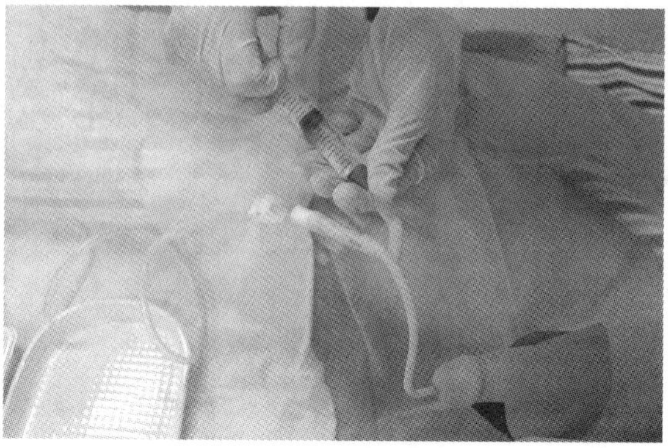

图 27-15　球囊固定

(7) 撤洞巾及其他物品，将集尿袋固定于床边(图 27-16)。

(8) 告知患者注意事项(图 27-17)。

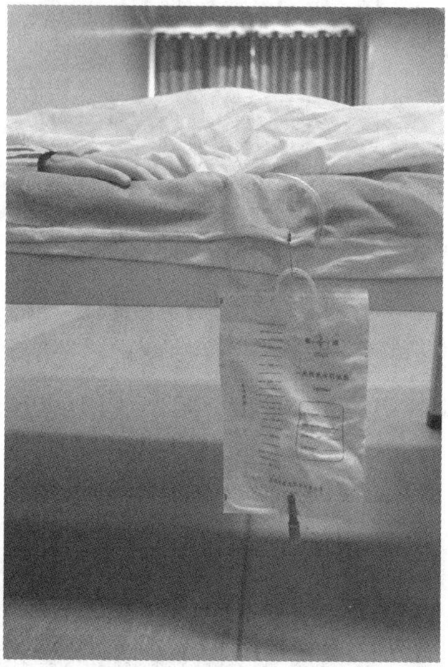

图 27-16　固定集尿袋

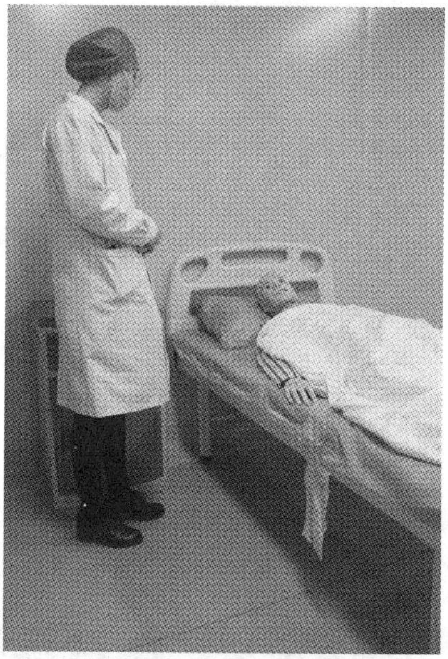

图 27-17　告知患者注意事项

2. 女性患者留置导尿

(1) 操作者站于患者右侧。推治疗车携用物至患者床旁，核对患者信息，取得患者配合。患者取仰卧屈膝位，两腿略外展，脱对侧裤腿盖于近侧腿部，对侧用被子遮盖。

(2) 协助患者臀下铺垫巾，操作者消毒双手，检查导尿包是否在有效期内、有无破损后，在治疗车上打开导尿包，取出初次消毒盘；左手戴手套，右手持镊子夹取消毒棉球，遵循自上而下、由外向内、先对侧再近侧、每个棉球只能使用 1 次的原则进行消毒，依次消毒阴阜、左侧大腿中上 1/3、右侧大腿中上 1/3、左侧大阴唇、右侧大阴唇、左侧小阴唇、右侧小阴唇、尿道口及阴道口。消毒大、小阴唇及尿道口、阴道口时，左手需持纱布扒开患者的外阴(图 27-18)。

(3) 消毒双手，按无菌操作的原则在患者两腿之间打开无菌导尿包内层，操作者双手戴无菌手套后，铺洞巾，仅露出外阴，右手持镊子夹取消毒棉球，左手用纱布打开外阴，暴露尿道口，依次消毒尿道口、阴道口，再进行尿道口消毒(图 27-19)。

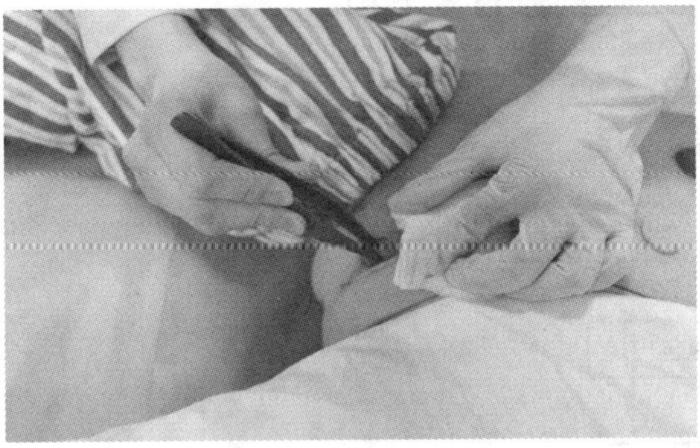

图 27-18　女性初次消毒

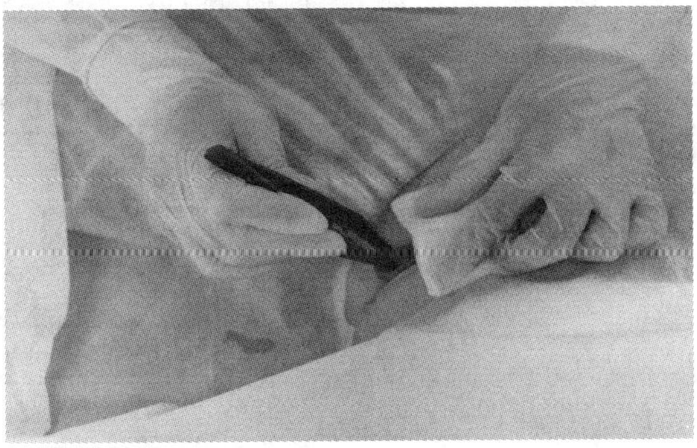

图 27-19　女性再次消毒

(4) 整理用物，检查导尿管，用无菌注射器检查导尿管是否通畅，并确认导尿管的球囊没有泄漏，用润滑剂润滑导尿管，连接集尿袋。

(5) 将无菌治疗碗置于洞巾旁，以左手拇指、示指隔纱布打开外阴，右手持镊子将导尿管自尿道口缓缓插入 6～8 cm，见尿后再进 5～7 cm，插入导尿管时嘱患者张口做深呼吸，使腹部和会阴部放松(若使用单腔型导尿管，应插入 6～8 cm，见尿液流出后，持镊子将导尿管拉出至无尿液流出，再插入 2 cm)。

(6) 关闭集尿袋开关，向导尿管的球囊内注入生理盐水 10～20 mL 固定，而后回拉导尿管使球囊位于膀胱颈(若使用单腔型导尿管，应用胶布将导尿管固定于患者外阴周围皮肤上)。

(7) 撤洞巾及其他物品，将集尿袋固定于床边，记录尿量。

(8) 告知患者注意事项。

【注意事项】

(1) 严格无菌操作，预防尿路感染。

(2) 插入导尿管的动作要轻柔，以免损伤尿道黏膜。

(3) 选择粗细合适的导尿管，对于小儿或疑有尿道狭窄者，宜选择较细型号导尿管。

(4) 第一次排尿量不应超过 1000 mL，对于膀胱过度充盈者，排尿宜缓慢，以免骤然减压引起出血或晕厥。

(5) 测定残余尿量时，嘱患者先自行排尿，然后导尿。残余尿量一般为 5～10 mL，如超过 100 mL，则应留置导尿。

(6) 为女性患者导尿时若导尿管误入阴道应立即更换。

(7) 嘱患者多饮水，导尿管每 2～3 h 开放 1 次，保持膀胱充盈，训练膀胱功能。

(8) 留置导尿 1 周以上时，需要用生理盐水每日冲洗膀胱 1 次，每 5～7 天更换导尿管 1 次，再次插入导尿管前应让尿道松弛一段时间后插入。

【导尿术流程】

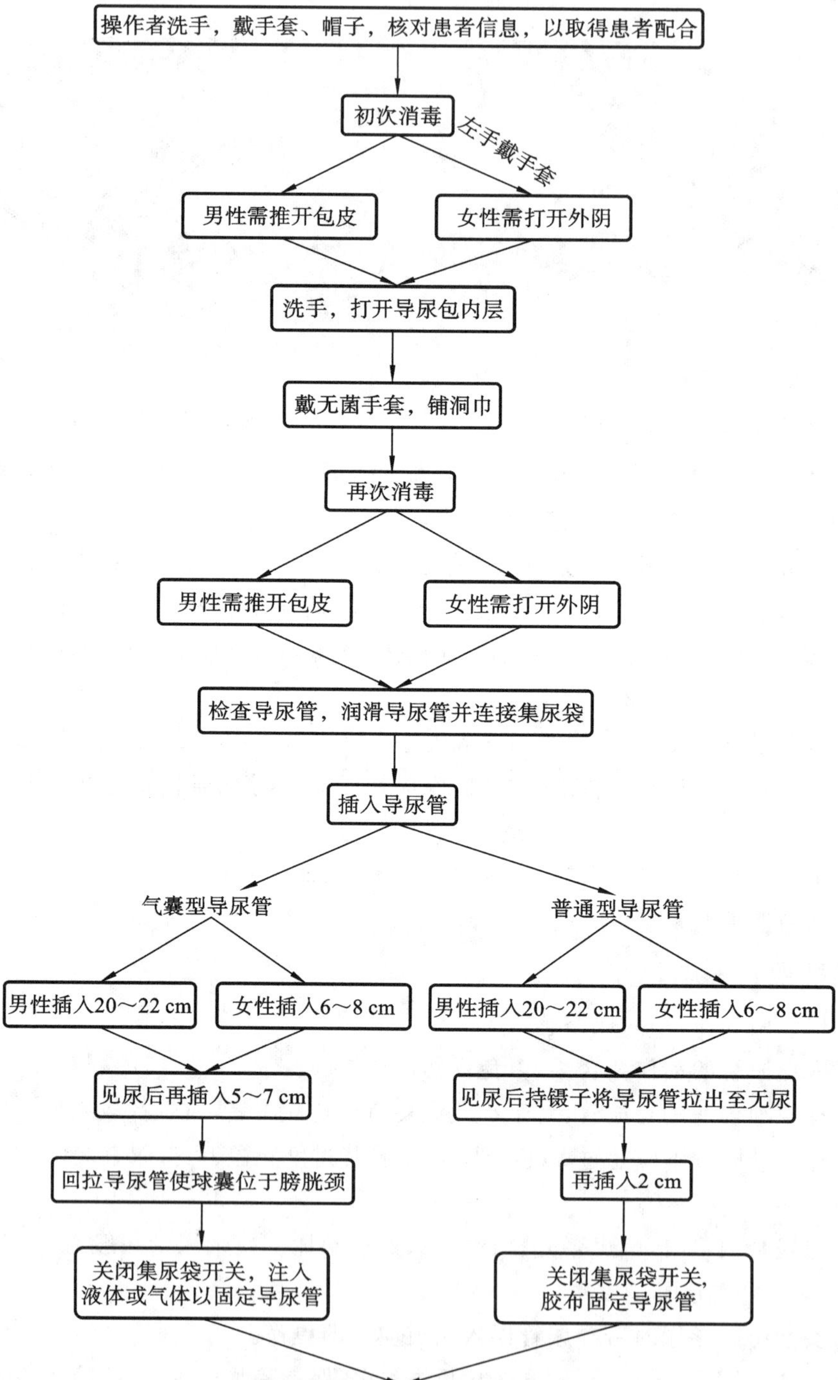

操作者洗手，戴手套、帽子，核对患者信息，以取得患者配合
初次消毒
左手戴手套
男性需推开包皮
女性需打开外阴
洗手，打开导尿包内层
戴无菌手套，铺洞巾
再次消毒
男性需推开包皮
女性需打开外阴
检查导尿管，润滑导尿管并连接集尿袋
插入导尿管
气囊型导尿管
普通型导尿管
男性插入20～22 cm
女性插入6～8 cm
男性插入20～22 cm
女性插入6～8 cm
见尿后再插入5～7 cm
见尿后持镊子将导尿管拉出至无尿
回拉导尿管使球囊位于膀胱颈
再插入2 cm
关闭集尿袋开关，注入液体或气体以固定导尿管
关闭集尿袋开关，胶布固定导尿管
撤物品，固定集尿袋于床尾，记录尿量，告知患者注意事项

评分标准

导尿术评分标准

临床案例：孙某，男，72岁。因尿潴留入院，拟诊断为前列腺肥大，需要为该患者导尿

要求：作为医务人员，请用Foley导尿管（双腔标准型导尿管）为患者留置导尿

项　　目	评分细则		分值	得分	备注
操作前准备	1. 患者准备	（1）核对患者信息，了解患者情况	2		
		（2）清洁外阴	3		
		（3）解释操作目的及必要性，告知注意事项	2		
		（4）签署知情同意书	1		
	2. 操作者准备	（1）着装整洁、规范，洗手，戴口罩、帽子	1		
		（2）核对患者信息，评估病情、合作程度，检查会阴部皮肤、黏膜情况	2		
		（3）与患者和家属沟通	1		
	3. 操作环境	环境整洁，温度适宜；用屏风或隔帘遮挡	2		
	4. 物品准备	一次性无菌导尿包、一次性治疗巾等	5		
具体操作流程	核对信息	携用物至床旁，核对患者信息，解释，以取得患者配合	5		
	屏风遮挡	保护患者隐私，拉屏风或隔帘	5		
	脱去裤子	站于患者右侧，松被尾，患者取仰卧屈膝位，脱对侧裤腿盖于近侧腿部，对侧用被子遮盖	5		
	垫巾	臀下铺垫巾，消毒双手	5		
	初次消毒	在治疗车上打开无菌导尿包，取出初次消毒盘；左手戴手套，按自上而下、由外向内、先对侧再近侧、每个棉球只能使用1次的原则进行消毒	5		
	打开无菌导尿包	消毒双手，按无菌操作的原则在患者两腿之间打开无菌导尿包	5		
	检查物品	戴手套，铺洞巾，整理用物，检查导尿管气囊，连接集尿袋，润滑导尿管	5		
	再次消毒	二次消毒： 男性：左手用纱布裹住阴茎，翻开包皮，暴露尿道口，依次消毒尿道口、龟头、冠状沟，再消毒尿道口。 女性：左手分开且固定小阴唇，消毒尿道口、阴道口，再消毒尿道口	5		

续表

项目		评分细则	分值	得分	备注
具体操作流程	插导尿管	男性：提起阴茎，与腹壁成 90°角，右手持镊子夹住导尿管前端慢慢插入尿道 20～22 cm，见尿后再插入 5～7 cm，关闭集尿袋开关 女性：左手固定小阴唇，右手持镊子夹住导尿管前端慢慢插入尿道 6～8 cm，见尿后再插入 5～7 cm，关闭集尿袋开关	5		
	球囊固定	根据导尿管上注明的气囊体积向气囊注入等量的无菌溶液，向外牵拉至稍有阻力，男性患者需进行包皮复位	5		
	操作后处理	撤洞巾、垫巾和一次性用物	5		
		将集尿袋固定于床旁，低于膀胱水平，打开集尿袋开关，正确标记	2		
		协助患者穿好衣物，取舒适体位，整理床铺	2		
		洗手，记录尿液颜色、量及性状	2		
人文关怀	着装规范、仪态大方、精神饱满、爱伤意识强		10		
	专心的倾听者□　仔细的观察者□ 敏锐的交谈者□　温柔的操作者□ 在符合条件的框内打勾，符合 4 项为 A 档，3 项为 B 档，2 项为 C 档，1 项及以下为 D 档		评价档次	A□ C□	B□ D□
综合评价	操作熟练、流畅		10		
	教师对此次测评满意程度： 非常满意：A　满意：B　一般：C　不满意：D		评价档次	A□ C□	B□ D□
总分			100		

（北大医疗淄博医院　刘鲁山）
（齐鲁医药学院　张文奇）
（齐鲁医药学院　朱　晨）

第二十八章 耻骨上膀胱造瘘术

临床案例

患者，男，75 岁，因膀胱癌导致慢性尿潴留，拒绝留置导尿，为顺利引流尿液，须行耻骨上膀胱造瘘术。

（一）膀胱切开造瘘术

【适应证】

（1）下尿路手术后尿流改道。

（2）经膀胱切除前列腺或行尿道会师术。

（3）由于下尿路梗阻，出现急性尿潴留而留置导尿不成功的患者。

（4）下尿路损伤或感染后尿流改道。

（5）神经源性膀胱。

【操作前准备】

（1）术前将导尿管置入膀胱，冲洗后，用 200～300 mL 盐水充盈膀胱，留置，末端夹钳。

（2）术前控制泌尿系统感染。

（3）改善全身状况，如出血、休克，水、电解质平衡失调等。

（4）前腹部、腹股沟及外阴部剃毛备皮，用肥皂水及温水清洗，用新洁尔灭消毒。

【麻醉】

患者采用椎管内麻醉或全身麻醉，全身情况不良和高血压者可用局部麻醉。

【操作步骤】

（1）患者取仰卧位，充分暴露下腹部。

（2）取左下腹部正中切口，长 5～8 cm，逐层切开皮肤、皮下组织，显露腹白线和腹直肌前鞘，切开腹白线后分离腹直肌。将腹直肌与锥状肌向两旁分开直达膀胱前间隙。

（3）在手指上裹纱布，钝性分离腹膜前脂肪与腹膜反折，显露有纵向血管的膀胱前壁，缝扎膀胱前壁血管。

（4）在膀胱前壁稍高位置的中线两旁，用 2 把组织钳夹住，提起膀胱壁，在两组织钳之间用注射器穿刺抽出尿液，然后逐层切开膀胱到达膀胱腔。吸净尿液，检查膀胱内情况。

（5）置入蕈状导尿管。

（6）分两层缝合膀胱壁，膀胱黏膜用 2-0 号铬制肠线全层间断缝合，浆肌层用 4-0 号丝线间断缝合，导管经腹壁切口的上角引出。

(7) 缝合切口,造瘘管固定于皮肤,然后将造瘘管接引流袋。

【注意事项】

(1) 手术前使膀胱充盈,方便术中辨认和分离膀胱。

(2) 膀胱壁上的动脉出血必须当即结扎,以免回缩再出血。

(3) 向上推开膀胱前腹膜反折,以免误入腹腔,损伤肠管或污染腹膜腔。

(4) 自膀胱及腹壁切口高位引出导尿管,以防长期引流后膀胱挛缩。

(5) 膀胱造瘘管不可放置过深或过浅,过深容易刺激膀胱三角区造成疼痛和痉挛,过浅可导致造瘘管滑脱。

(6) 手术后鼓励患者多饮水,每 2 天更换引流袋 1 次,每月更换相同号码的造瘘管 1 次。

(二) 膀胱穿刺造瘘术

【适应证】

各种原因导致尿潴留,但无法插入导尿管或无法长期留置导尿的患者。

1. 暂时性膀胱穿刺造瘘术

(1) 前列腺增生、尿道狭窄、尿道结石等疾病导致膀胱排空功能障碍所致的急性或慢性尿潴留者。

(2) 各种原因导致暂时不能由尿道排尿的患者,如阴茎和尿道损伤患者,或尿道整形术后。

(3) 膀胱手术后,为保持膀胱处于空虚状态,确保其不出现尿外渗,需暂时引流尿液的患者。

(4) 妇科或外科手术后短时间引流尿液者。

(5) 化脓性前列腺炎、尿道炎、尿道周围脓肿等暂不宜由尿道排尿的患者。

2. 永久性膀胱穿刺造瘘术

(1) 神经源性膀胱功能障碍,残余尿量较大又无法长期留置导尿的患者。

(2) 患有上述各种疾病但因身体条件不能耐受手术者。

(3) 因尿道肿瘤行全尿道切除者。

【禁忌证】

(1) 膀胱空虚,手术前膀胱无法充盈者。

(2) 有下腹部及盆腔手术史,穿刺膀胱估计有损伤腹腔脏器的危险者。

(3) 膀胱内充满血块或黏稠脓液,估计穿刺造瘘不能达到满意效果的引流者。

(4) 有全身出血性疾病患者。

(5) 膀胱挛缩过小者。

(6) 过于肥胖,腹壁太厚者。

【操作前准备】

(1) 与患者沟通,向患者解释手术目的、意义及需要患者配合的事项。

(2) 评估患者对手术的耐受性。

(3) 签署手术知情同意书。

(4) 外阴冲洗,备皮。

(5) 膀胱穿刺相关器械。

【操作步骤】

(1) 必须在膀胱充盈下进行。对于可以插入导尿管但膀胱不充盈的患者，可插入导尿管后灌入 400 mL 左右无菌盐水，使膀胱充盈再进行膀胱穿刺造瘘。

(2) 患者取平卧位，穿刺点在患者耻骨联合上大约 3 cm 处。

(3) 操作者戴帽子、口罩，进行外科洗手，手术区常规消毒皮肤，铺消毒洞巾。

(4) 消毒麻醉：自穿刺点皮肤向深部垂直注射局部麻醉药，逐层局部浸润麻醉。

(5) 试穿刺：自穿刺点用注射针垂直向深部刺入，并试抽尿液，注意观察刺入深度。

(6) 切开皮肤，于穿刺点处做一 1 cm 长的皮肤切口，用尖刀切开皮肤、浅筋膜和腹直肌前鞘。

(7) 穿刺：用带有针芯的套管针在注射器穿刺部位垂直刺入，注意穿刺的方向、位置及深度。左手在下方保护，右手穿刺，穿刺针在穿过腹直肌前鞘时有阻力感，进入膀胱后有落空感，退出针芯后有尿液流出。为防止套管针外鞘脱出膀胱，在退出针芯的同时将套管针外鞘向膀胱内深入 2～3 cm，然后沿套管针外鞘插入相应粗细的导尿管，确认其进入膀胱后向导尿管球囊中打入 10～20 mL 无菌盐水，同时退出套管针外鞘，使导尿管保留在原位。

(8) 引流尿液送检。

(9) 连接：将导尿管与引流袋连接。

(10) 固定：缝合切口，将导尿管固定于皮肤上，用无菌纱布覆盖伤口。

【注意事项】

(1) 严格无菌操作，防止感染。

(2) 术后嘱患者适量饮水，防止发生结石。

(3) 保持造瘘管通畅，造瘘口清洁。

(4) 不要牵拉造瘘管，以防脱落。如患者在院外出现造瘘管脱出掉落，不要自己盲目插管，应尽快到医院重新插管或进行其他处理。

(5) 观察有无出血、尿液混浊或局部有无尿液渗出、分泌物、红肿等情况，如出现，及时处理。

(6) 尿袋应每 2 天更换 1 次，如需长期留置导尿，术后 3 周应首次更换，以后 4～6 周更换 1 次。

(7) 如患者有腹部手术史，应注意询问病史及手术情况，避免导致穿刺损伤。

(8) 术中密切观察患者，如出现头晕、恶心、心悸、脉速等不良反应，需立即停止操作，然后对症处理。

(9) 穿刺亦可在 B 超引导下进行，可在穿刺前进行 B 超检查，了解穿刺路径是否有肠管，避免穿刺损伤。

(10) 应分次缓慢放尿，避免膀胱突然排空导致出血，或使心血管功能不全的患者发生休克等。

(11) 术后注意观察患者是否出现腹膜炎症状或体征，必要时进行腹部 X 线平片、腹腔穿刺等检查，以排除意外损伤。

(12) 引流不畅或漏尿，首先检查导尿管是否堵塞，再适当调整导尿管位置。漏尿严重时，置负压吸引装置。

（13）如出现明显膀胱刺激症状，可考虑服用药物进行治疗。

（14）如出现伤口感染，可应用抗生素进行治疗，并定期更换敷料。

（15）可使用生理盐水间歇冲洗膀胱，预防尿垢沉积，影响尿液引流，预防继发感染和结石的发生。

评分标准

耻骨上膀胱造瘘术评分标准

临床案例：患者，男，75岁，因膀胱癌导致慢性尿潴留，拒绝留置导尿，为顺利引流尿液，须行耻骨上膀胱造瘘术

要求：作为住院医师，请为患者进行耻骨上膀胱造瘘术

项　目	评分细则		分值	得分	备注
操作前准备	1. 患者准备	（1）核对患者信息，了解患者情况	5		
		（2）解释操作目的及必要性，告知注意事项，签署知情同意书	5		
		（3）协助患者取平卧位，确认膀胱充盈	5		
	2. 操作者准备	戴口罩、帽子，外科洗手	5		
具体操作流程	1. 患者取仰卧位，暴露局部区域，臀下铺垫巾		5		
	2. 行耻骨上叩诊，判断膀胱充盈程度，在穿刺部位做标记		5		
	3. 操作者戴无菌手套，按无菌操作原则准备物品		5		
	4. 消毒、铺巾		5		
	5. 检查缝合包内器械是否齐备、导尿管气囊是否漏气		5		
	6. 检查导尿管是否通畅，润滑导尿管前端，连接集尿袋		5		
	7. 麻醉		5		
	8. 在耻骨联合上方正中线处用剪刀片切开皮肤、皮下组织，直至腹直肌前鞘		5		
	9. 穿刺置入膀胱造瘘套管针		10		
	10. 固定造瘘尿管		10		
	11. 告知患者注意事项		5		
	12. 废物、废料销毁并丢弃到正确位置		5		
人文关怀	操作过程中动作轻柔，能够做到有效沟通，充分体现人文关怀		5		
	专心的倾听者□　仔细的观察者□ 敏锐的交谈者□　温柔的操作者□ 在符合条件的框内打钩，符合4项为A档，3项为B档，2项为C档，1项及以下为D档		评价档次	A□　B□ C□　D□	

续表

项　　目	评 分 细 则	分值	得分	备注
综合评价	无菌观念强，操作熟练	5		
	教师对此次测评满意程度： 非常满意：A　满意：B　一般：C　不满意：D	评价档次	A□　C□	B□　D□
总分		100		

（齐鲁医药学院　苏　丽）
（齐鲁医药学院　张文奇）
（桓台县人民医院　母长剑）

第二十九章　包皮环切术

临床案例

患者，男，17岁，包皮过长，因不影响生活及学习一直未予治疗，为系统治疗遂到我院就诊，请为患者行包皮环切术。

【目的】

将阴茎上面多余包皮进行切除，使阴茎头部外露，防止因包皮过长引起并发症。

【适应证】

(1) 包茎患者因包皮囊口狭窄而妨碍排尿或反复感染。

(2) 成年人患包茎或患包皮过长而反复感染。

(3) 包皮良性肿瘤。

(4) 阴茎癌早期，肿瘤较小，局限在包皮内，无深部浸润及淋巴转移。

【禁忌证】

(1) 有严重出血倾向者。

(2) 尿道下裂的患者。

(3) 急性包皮阴茎头感染者。

【操作前准备】

(1) 手术前夜及手术当日，嘱患者清洗局部。

(2) 并发包皮、阴茎头炎者，需选用药物和局部浸泡治疗，炎症消退后再行手术。

(3) 术前凝血等检查。

(4) 局部备皮。

【操作步骤】

(1) 麻醉：应用局部麻醉，阴茎根部环形阻滞麻醉或海绵体阻滞麻醉；小儿、不合作者可用全身麻醉。

(2) 患者取仰卧位，用肥皂水和盐水清洗局部，包皮口狭窄处及包皮与阴茎头粘连处用蚊式血管钳在包皮与阴茎头之间平行分离扩大，直到阴茎头全部露出，用1∶1000新洁尔灭清洗并冲洗包皮囊。

(3) 在包皮的背侧和腹侧正中各用2把血管钳夹住，2把血管钳间距0.5 cm。先提起背侧2把血管钳使包皮拉挺，用剪刀在其中间剪开至距冠状沟0.5 cm处，同样拉挺腹侧包皮上血管钳，在中间剪开至包皮系带处为止。

(4) 拉挺右侧2把血管钳在距离冠状沟0.5 cm处剪去多余皮瓣，用同样的方法剪去左侧皮瓣，注意在系带处稍多保留一点。将阴茎皮肤向上退缩，显露出血点后止血，应特别注意将阴茎背侧正中的阴茎背浅静脉结扎。

（5）用细丝线先在环形切口的背、腹、左、右处各缝合 1 针，结扎不要太紧，以免组织水肿时勒坏皮肤。缝线不剪短，留作固定敷料用。再于每 2 针缝线之间缝合 1～2 针，缝针应靠近切缘穿出。

（6）将 1 条凡士林纱布条（毛边叠在里面）环绕在包皮切口处，用留长的缝线固定，然后用数层纱布包扎（图 29-1）。

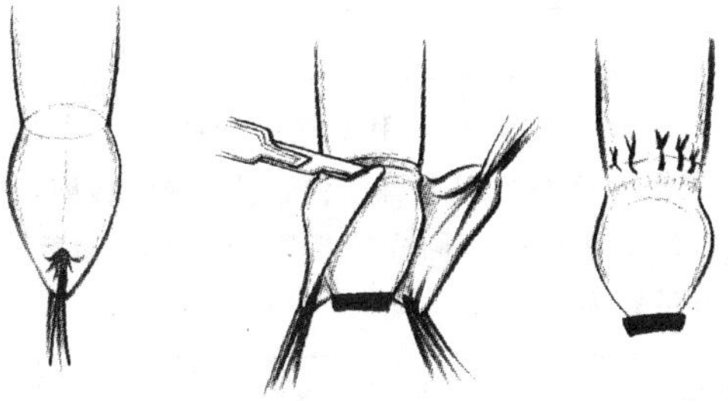

图 29-1　包皮环切术

【注意事项】

（1）在包皮环切术过程中，包皮内、外板间的血管断端常出现向近侧退缩的症状，手术过程中必须将退缩的血管找出，并加以结扎，否则可能形成大血肿。

（2）术中包皮不可切得过多，以免引起痛性阴茎勃起。一般包皮内板应剪至距冠状沟约 0.5 cm 处。系带部也不可留得过少。

（3）术后 3～4 日内成人服雌激素，睡前服镇静剂，以防阴茎勃起引起疼痛和出血。

（4）嘱患者排尿时保持伤口局部干燥，切勿弄湿纱布，如出现纱布浸湿应及时进行更换。

（5）应避免步行过久、骑自行车等运动，以防伤口出血。

（6）术后 5～7 日可拆线。

（7）术后伤口部位如有血肿形成，需及时结扎止血。伤口发生感染时，进行伤口引流并应用抗生素。

评分标准

包皮环切术评分标准

临床案例：患者，男，17 岁，包皮过长，因不影响生活及学习一直未予治疗，为系统治疗遂到我院就诊，请为患者行包皮环切术

要求：作为住院医师，请为患者进行包皮环切术

项　目	评分细则		分值	得分	备注
操作前准备	1. 患者准备	（1）核对患者信息，了解患者情况	5		
		（2）解释操作目的及注意事项，签署手术知情同意书	5		
		（3）协助患者取合适体位	5		

续表

项　目	评分细则		分值	得分	备注
操作前准备	2. 操作者准备	戴口罩、帽子，外科洗手	5		
具体操作流程	1. 患者取仰卧位，暴露局部区域		5		
	2. 操作者戴无菌手套，按无菌操作原则准备物品		5		
	3. 消毒，铺巾		5		
	4. 麻醉		5		
	5. 在包皮的背侧和腹侧正中各用 2 把血管钳夹住，2 把血管钳间距 0.5 cm。先提起背侧 2 把血管钳使包皮拉挺，用剪刀在其中间剪开至距冠状沟 0.5 cm 处，同样拉挺腹侧包皮上血管钳，在中间剪开至包皮系带处为止		10		
	6. 在距离冠状沟 0.5 cm 处剪去多余皮瓣		10		
	7. 用细丝线先在环形切口的背、腹、左、右处各缝合 1 针，再于每两针缝线之间缝合 1～2 针，缝针应靠近切缘穿出		10		
	8. 用凡士林纱布环绕包皮切口处，用留长的缝线固定，然后用数层纱布包扎		10		
	9. 告知患者注意事项		5		
	10. 废物、废料销毁并丢弃到正确位置		5		
人文关怀	操作过程中动作轻柔，能够做到有效沟通，充分体现人文关怀		5		
	专心的倾听者□　仔细的观察者□ 敏锐的交谈者□　温柔的操作者□ 在符合条件的框内打钩，符合 4 项为 A 档，3 项为 B 档，2 项为 C 档，1 项及以下为 D 档		评价档次	A□　B□ C□　D□	
综合评价	无菌观念强，操作熟练		5		
	教师对此次测评满意程度： 非常满意：A　满意：B　一般：C　不满意：D		评价档次	A□　B□ C□　D□	
总分			100		

（齐鲁医药学院　苏　丽）
（齐鲁医药学院　张凤腾）
（齐鲁医药学院　张文奇）

第三十章　Colles骨折的手法复位

临床案例

患者，女，28岁，跌倒后手撑地，引起骨折。须进行骨折复位

【疾病介绍】

Colles骨折是桡骨远端伸直型骨折，是门诊较常见的骨折之一，多见于中老年人，尤其有骨质疏松者多见。患者跌倒时腕关节处于背伸位，手掌着地，前臂旋前，暴力向上传导至桡骨松质骨和皮质骨交界处发生骨折。伤后腕部疼痛、肿胀，出现功能障碍，甚至可出现畸形姿势，典型患者骨折远端向背侧、桡侧移位，可出现侧面观呈"餐叉样畸形"，正面观呈"枪刺样畸形"。X线检查可确诊。

【操作前准备】

1. 患者准备

(1) 术前需拍X线正、侧位片。

(2) 向患者及其家属解释手法复位的目的、意义、具体操作过程，及患者需要配合的内容和注意事项。

(3) 告知患者及其家属手法复位可能发生的风险及并发症。

(4) 签署知情同意书。

2. 操作者准备

(1) 核对患者信息。

(2) 评估患者的耐受力。

(3) 阅读X线片，观察、评估骨折的形态及移位的方向。

(4) 熟练掌握手法复位的常用方法、并发症及其处理。

【操作步骤】

1. 麻醉　常用2%利多卡因10～15 mL，缓慢注入骨折的血肿内；也可采用臂丛阻滞麻醉，特别对年轻人适用。

2. 复位　需要由操作者和助手配合完成，一般需要2～3人。

(1) 体位：患者取仰卧位，肩外展90°。

(2) 拔伸牵引：操作者和助手分别用两手握住骨折远端和近端进行拔伸牵引。操作者两手拇指置于骨折远端背侧，其余各指分别握住大鱼际和小鱼际。

(3) 桡侧移位的复位：经过充分牵引后，操作者的双手拇指抵住桡骨远端桡侧，其他各指抓住尺骨尺侧，将尺骨向桡侧牵拉的同时两手大拇指将桡骨远端向尺侧推移，力度要大。

（4）背侧移位的复位：操作者两手大拇指用力下压骨折远端，同时可用其余各指向背侧上提骨折近端，顺势屈腕，纠正背侧成角移位。

3. 固定

用超腕关节小夹板或石膏腕屈尺偏位固定2周，水肿消退后，在腕关节中立位继续用小夹板或石膏固定。

4. 功能锻炼

早期进行手指屈伸活动，2周后复查，4～6周后可去除外固定，逐渐开始腕关节活动。

【注意事项】

（1）手法轻柔，不能反复粗暴复位，以免损伤周围血供，发生骨不愈合。

（2）复位时应借助而不是依靠X线片，手摸心会还是必需的。

（3）手法复位固定后，复查X线片，确定复位效果，可根据掌偏角和尺偏角进行判断。

评分标准

Colles骨折的手法复位评分标准

临床案例：患者，女，28岁，跌倒后手撑地，引起骨折

要求：作为住院医师，请为患者进行骨折复位

项目	评分细则		分值	得分	备注
操作前准备	1. 患者准备	（1）核对患者信息，了解患者情况	5		
		（2）解释操作目的及必要性，告知注意事项	5		
		（3）协助患者取合适体位	5		
	2. 操作者准备	戴口罩、帽子，外科洗手	5		
	3. 物品准备	石膏绷带、水桶（盛温水）、普通绷带、棉衬、袜套、卷尺、标记笔、消毒棉球、利多卡因等	5		
具体操作流程	1. 骨折部位皮肤消毒，由内向外环形消毒至少3遍，不能留空隙，棉球不能返回已消毒区域		5		
	2. 核对麻醉药后抽吸2%利多卡因，在骨折部位最肿胀处进针，回抽无回血后注入麻醉药，等待5～10 min		5		
	3. 请两位助手一人固定患肢肘关节，另一人固定患肢手掌（要求一只手握住拇指，另一只手握住其余四指），充分牵引腕关节，并保持牵引状态		5		
	4. 操作者双手握住患者腕部，拇指压住骨折远端向远侧推挤，其余四指抵住骨折近端，加大屈腕角度，纠正成角，然后向尺侧挤压，缓慢放松并维持牵引，在屈腕、尺偏位检查骨折对位对线及稳定情况		10		
	5. 选择合适的石膏（小号或中号）		5		

续表

项　　目	评 分 细 则	分值	得分	备注
具体操作流程	6. 石膏长度：以患肢或健肢比例决定石膏长度，背侧至掌指关节至前臂中上段，掌侧，远侧掌横纹至前臂中上段。石膏层数为 10～12 层	5		
	7. 棉质袜套套于患肢，并外附适当厚度棉衬，骨性突起部位加衬垫保护	5		
	8. 将铺好的石膏绷带卷成柱状，将石膏放在温水内，待气泡出净，手握两端，双手相对，轻轻挤去水分，在水平桌面摊开抹平	5		
	9. 将石膏夹板置于骨折端两侧，双手掌塑形，使石膏与肢体尽可能贴合。塑形完毕后，助手维持位置，扶托石膏时应用手掌而禁用手指	5		
	10. 绷带固定时由远端向近端缠绕，每层绷带覆盖上一层的 1/3 或 1/2，绷带缠绕过程中不能拉紧再绷，绷带缠绕过程中不能翻转	5		
操作后处理	1. 检查腕关节固定功能位，石膏松紧度适宜，患肢手指、肘关节屈伸无明显受限，检查患肢末端血液循环及感觉有无异常	5		
	2. 告知患者注意事项，若石膏松动及时来院就诊，尽量抬高患肢，适当进行功能锻炼，2 周后复查	5		
人文关怀	操作过程中动作轻柔，能够做到有效沟通，充分体现人文关怀	5		
	专心的倾听者□　仔细的观察者□ 敏锐的交谈者□　温柔的操作者□ 在符合条件的框内打钩，符合 4 项为 A 档，3 项为 B 档，2 项为 C 档，1 项及以下为 D 档	评价档次	A□　C□	B□　D□
综合评价	操作熟练	5		
	教师对此次测评满意程度： 非常满意：A　满意：B　一般：C　不满意：D	评价档次	A□　C□	B□　D□
总分		100		

（北大医疗淄博医院　刘鲁山）
（齐鲁医药学院　苏　丽）
（齐鲁医药学院　张凤腾）

第三十一章　石膏固定术

临床案例

患者，男，48岁，摔伤致右腕部疼痛，活动受限2 h，考虑左桡骨远端骨折，拟行手法复位石膏固定术。

【目的】

维持患者于治疗体位或功能体位，固定骨折脱位。

【适应证】

(1) 骨折脱位的固定，包括临时固定及长期治疗所需固定。

(2) 肢体肌腱血管神经损伤，行吻合术后，可用石膏维持肢体位置，以保护上述组织修复，避免组织的进一步损伤。

(3) 行肢体矫形术后，可用石膏固定肢体，以对抗软组织挛缩，防止畸形。

(4) 患有骨结核、骨关节炎等疾病时，可用石膏固定肢体，以减轻疼痛，促进修复，预防畸形。

(5) 若发生运动损伤，包括韧带肌腱损伤，使用石膏固定可减轻疼痛，促进修复，减少后遗症的发生。

(6) 在运动神经麻痹后神经功能未能恢复前，使用石膏固定可预防肌肉挛缩引起的畸形。

【禁忌证】

(1) 开放性损伤，包括软组织缺损及开放性骨折。

(2) 肢体严重肿胀，张力性水疱形成，血液循环障碍。

(3) 局部皮肤病患者酌情应用。

(4) 儿童、老年患者、体弱者、神志不清及精神异常不能正确表达者、固定后感觉异常者谨慎使用。

【操作前准备】

(1) 使用器材：石膏绷带、普通绷带、温水、棉衬、石膏床、拆除石膏所需剪、锯及撑开器等。

(2) 患者准备：采取舒适的体位，脱掉内、外衣暴露需固定的肢体，局部清洗，需要手法复位者可局部消毒麻醉，维持治疗所需要的位置，确定固定范围，测量石膏夹板或管型的长度。

(3) 操作者准备：根据所测量长度准备石膏，助手维持肢体位置。向患者解释石膏固定术的操作步骤、患者需要配合的内容及石膏固定时的注意事项。

【操作步骤】

1. 石膏的管型固定

(1) 在确定需要进行固定的肢体部位后，进行局部皮肤清洗，裁剪相应大小的棉衬放在患肢部，骨突部加衬垫。

(2) 根据患者肢体的长度及粗细，选择石膏绷带的长度及宽度。将石膏绷带浸泡在35～40 ℃的温水中，至不出现气泡为止，对掌挤出多余水分。

(3) 患肢维持在功能位，用一只手拿浸泡后的石膏绷带，由肢体的近心端向远心端环形或螺旋形缠绕，后一层盖住前一层的1/3～1/2，卷2～3层后，另一只手随时以手掌及大鱼际朝相反方向摩擦压摸，避免用力过大而形成压疮。

(4) 石膏绷带以滚动方式缠绕，不要拉紧绷带，保持绷带平整，以免形成褶皱。由于肢体粗细不等，当需要向上或向下移动绷带时，要提起绷带的松弛部分，并向肢体的后方折叠，一定不要翻转绷带。

(5) 每条石膏绷带应紧密贴合，不留空隙，在关节部位及石膏的上下边缘可适当加厚。

(6) 整个石膏厚度，以不导致石膏断裂为原则，一般为8～10层。

(7) 石膏表面用石膏涂抹均匀或用湿纱布摩擦，使其平坦美观，手指和足趾应露在石膏外，以便于观察末梢循环情况。

(8) 用笔在石膏上标明包扎石膏的年、月、日及骨折部位和类型。

(9) 等待15～30 min，石膏硬化后，再搬动肢体或修整石膏。

2. 石膏托的固定

(1) 测量被固定肢体的长度，将石膏绷带折叠成比测量长度稍长的石膏条带(石膏条带厚度，上肢一般为10～12层，下肢一般为12～15层)。

(2) 将石膏条带浸入温水中，至不出现气泡为止。

(3) 将浸泡后的石膏条带挤干水分、抹平后，置于所要固定的肢体上，使其完全符合肢体外形。

(4) 石膏经过关节时如有角度，可于两边做小切口或剪开，以求服帖，然后用普通绷带缠绕包扎。

(5) 在石膏固定过程中，应注意将肢体置于功能位或特殊要求位置。

3. 石膏夹板的固定

(1) 根据患者的具体情况，确定石膏夹板长度，裁剪相应长度的棉衬。

(2) 在患处，外敷适当厚度的棉衬。

(3) 根据测量好的长度，在桌面上反复折叠石膏绷带，上肢需要12层石膏绷带，下肢需要14～16层石膏绷带。

(4) 将叠好的石膏绷带卷成柱状，手掌堵在两端浸入温水中，至气泡基本消失为止，挤出多余水分，以石膏不滴水为度，在桌上展开、抹平。

(5) 将石膏夹板置于做好衬垫的患处，由助手帮助维持位置，扶托石膏时应用手掌，禁用手指，以免手指使石膏托变形。在跨越关节处，将两侧剪开，以减轻石膏夹板褶皱，既能防止压迫皮肤,也能美化外观。

(6) 操作者用绷带自远端向近端缠绕,绷带不能有褶皱,不能扭转,绷带缠绕重叠 1/3,松紧度合适。

(7) 固定后,用双手掌对石膏塑形,使石膏与肢体尽可能贴附,同时调整肢体位置和角度,达到治疗的要求。

(8) 石膏硬化后,用绷带再加固 1～2 层,并且需要标记好日期。上肢可应用三角巾悬吊于颈部。

(9) 固定完成后,检查患肢末梢的血液循环情况、皮肤感觉情况及活动情况。

【注意事项】

(1) 水温可影响石膏的硬化速度,故要注意调节水温。在石膏固定后未硬化之前,助手应以手掌而不是手指托住石膏,以免石膏上的手指凹陷痕迹干燥后,压在患肢皮肤上,引起坏死。

(2) 在石膏彻底硬化前应持续保持肢体位置不要变动,以防石膏折断。

(3) 熟悉表浅神经解剖,在骨突部加衬垫,包扎不要过紧,以免长时间接触石膏面皮肤出现压疮或出现神经压迫症状。石膏塑形及抹平石膏时应用手掌,不要用手指顶压石膏,使石膏表面顺滑,以免出现局部压迫症状。

(4) 石膏固定不能调节松紧度,固定范围较大,一般须超过骨折部位的上下关节。因无法进行关节活动,长时间固定会造成废用性肌萎缩及关节僵硬,在允许的情况下应及早进行肢体功能锻炼,防止肌肉萎缩和关节僵硬。

(5) 石膏固定后,要定期观察患肢血液循环情况和感觉情况,如发现血液循环障碍和神经压迫,应立即拆开石膏,检查处理。

(6) 选择石膏绷带时要查看石膏有效期及密封袋是否密闭。如果石膏长期暴露在空气中,石膏绷带上的部分熟石膏吸收空气中的水分会变成生石膏。在使用过程中石膏绷带浸水后不再发生固化反应,石膏的强度会受到影响。

(7) 骨骼突起部位,如腓骨小头等处,要加厚棉衬,防止压疮的发生。

(8) 石膏固定后要进行肌肉收缩及未固定关节的功能活动。

(9) 当患者出现石膏固定部位组织疼痛时,不要使用镇痛药,不要填塞棉花敷料等,必要时应打开石膏检查有无异常。

四肢关节功能位置和固定范围见表 31-1。

表 31-1　四肢关节功能位置和固定范围

骨与关节	功能位置	固定范围
肩关节肱骨	外展 45°～55°,内旋 15°,前屈 30°,肘关节屈曲 90°,肘与前胸平齐,前臂稍旋前	肩人字石膏包括胸、肩、上臂及前臂,女性应托起乳房以防受压
肘关节尺桡骨	若为一侧则屈 90°;若固定双侧,一侧屈 110°,另一侧屈 70°,前臂中立位	自腋部起,下达手掌远端横纹
腕关节手部	腕背屈 20°～30°,手能握拳,拇指对掌位	肘下至手掌远端横纹

续表

骨与关节	功能位置	固定范围
手指关节指骨	掌指关节屈 60°，指间关节屈 30°～45°	前臂至指
髋关节股骨	一侧屈 15°～20°，外展 10°～15°，旋转中立位；若为两侧，则一侧全伸，另一侧稍屈；小儿一侧亦全伸	髋人字石膏，自肋缘至足趾，必要时包括对侧髋关节，下达股中部
膝关节胫腓骨	屈膝 10°～15°，小儿全伸	大腿根至足趾
踝关节跟骨	背屈 90°，足部内翻或外翻	小腿至足趾

【并发症及处理】

(1) 长期使用石膏固定，会造成废用性肌萎缩、骨质疏松等并发症。在固定期间应做肌肉收缩训练，石膏拆除后应加强肌肉力量训练及负重训练。

(2) 皮肤压疮主要原因是骨突处未加衬垫，包扎过紧，石膏接触皮肤的部分不平坦。在操作过程中石膏固化前，手指挤压造成局部凹陷，压迫突出的皮肤，长时间则容易出现压疮。为避免压疮的形成，在操作过程中应用手掌抹平石膏，避免手指挤压，一旦发现有手指挤压现象，则应及时矫正，恢复石膏夹板或管型表面顺滑。

(3) 石膏固定时间过长，关节容易发生粘连、僵硬，特别是非功能位固定会造成肢体功能障碍，应及时拆除石膏，尽早进行关节功能训练，恢复关节活动度，必要时进行辅助理疗，或应用非甾体抗炎药。

(4) 部分患者易发生神经麻痹，主要表现在一些表浅的神经，如腓总神经、尺神经等，原因是不熟悉这些表浅神经的解剖位置，保护不足，导致局部压迫时间过长。相应神经麻痹，若早期发现并及时解除压迫则可能复原，若时间过长则难以恢复，故应重在预防。

(5) 闭合骨折早期由于肢体肿胀、石膏固定过紧，导致骨筋膜室内压力升高，影响血液回流，最终发生骨筋膜间室综合征。患者往往表现为剧烈疼痛，镇痛药难以控制，被动活动足趾会加剧疼痛，早期发现应及时彻底松解石膏，解除肢体的外部挤压因素。在临床治疗过程中应高度警惕，及时处理，重在预防，骨折早期固定不可过紧，须密切观察。

评分标准

石膏固定术评分标准

临床案例：患者，男，48 岁，摔伤致右腕部疼痛，活动受限 2 h，考虑左桡骨远端骨折，拟行手法复位石膏固定术

要求：作为住院医师，请为患者进行手法复位石膏固定术

项　目	评分细则		分值	得分	备注
操作前准备	1. 患者准备	(1) 核对患者信息，了解患者情况	5		
		(2) 解释操作目的及必要性，告知注意事项	5		
		(3) 协助患者取合适体位	5		

续表

项　目	评分细则		分值	得分	备注
操作前准备	2. 操作者准备	戴口罩、帽子，外科洗手	5		
	3. 物品准备	石膏绷带、水桶（盛温水）、普通绷带、棉衬、卷尺、标记笔等	5		
具体操作流程	1. 将石膏放入温水内，待气泡排尽，用手将水分轻轻挤去		5		
	2. 根据患肢的长度测定石膏长度		5		
	3. 以手掌均匀用力将石膏铺平，铺 8～12 层		10		
	4. 将石膏托放在前臂掌侧及背侧，不能用手指指尖按压石膏		10		
	5. 绷带由远端向近端缠绕，每层绷带覆盖上一层绷带的 1/3～1/2。		10		
	6. 绷带在缠绕过程中不能翻转		5		
	7. 石膏松紧合适		5		
	8. 石膏上注明操作日期		5		
	9. 嘱患者抬高上肢，适当进行功能锻炼，如患肢出现肿痛、青紫或麻木，须及时来院就诊		5		
	10. 嘱患者若石膏松动，来院就诊		5		
人文关怀	操作过程中动作轻柔，能够做到有效沟通，充分体现人文关怀		5		
	专心的倾听者□　仔细的观察者□ 敏锐的交谈者□　温柔的操作者□ 在符合条件的框内打钩，符合 4 项为 A 档，3 项为 B 档，2 项为 C 档，1 项及以下为 D 档		评价档次	A□　B□ C□　D□	
综合评价	操作熟练		5		
	教师对此次测评满意程度： 非常满意：A　满意：B　一般：C　不满意：D		评价档次	A□　B□ C□　D□	
总分			100		

（北大医疗淄博医院　刘鲁山）
（齐鲁医药学院　苏　丽）
（齐鲁医药学院　张凤腾）

第三十二章　小夹板固定术

临床案例

患者，男，48 岁，摔伤致左前臂疼痛、肿胀，活动受限 2 h，考虑左尺桡骨中段骨折，拟行手法复位后小夹板固定术。

【目的】

(1) 用于临时固定，方便患者转移。

(2) 用于骨折的治疗。

(3) 患处镇痛，防止患者休克的发生。

(4) 用于纠正畸形。

【适应证】

(1) 外伤患者转移时，肢体外伤部位临时进行固定保护。

(2) 适用于骨折相对简单，易于复位，相对稳定的骨折的治疗。

(3) 用于肌腱损伤后肢体的固定，将肢体维持在所需位置，以促进肌腱愈合，恢复肢体功能。

(4) 用于脱位关节复位后的固定。

(5) 用于四肢软组织挫伤的固定。

【禁忌证】

(1) 开放性损伤，导致软组织缺损严重，挤压可造成损伤加重、组织缺血或感染。

(2) 骨折伴有神经损伤，小夹板固定可能加重损伤者。

(3) 组织肿胀严重，出现张力性水疱，疑发生骨筋膜间室综合征者谨慎使用。

(4) 过度肥胖，固定不可靠，影响固定效果者。

【操作前准备】

(1) 物品准备：夹板(大小、外形适宜)、肢体面衬垫、外用纱套、纸垫或棉垫、捆扎用的布带。

(2) 患者准备：清理小夹板固定部位皮肤。

(3) 操作者准备：根据患者肢体大小选择合适的夹板，由助手维持复位后的位置。

【操作步骤】

(1) X 线摄片后明确骨折诊断。

(2) 局部麻醉下进行骨折复位，X 线摄片显示手法复位骨折复位良好，助手帮助保持复位位置。

(3) 在固定部位加棉垫，骨突及夹板着力部位加衬垫，用胶布固定防止移位。

(4) 选择外形、大小合适的4块夹板，放在肢体的前、后、内、外侧，使之贴紧，一般不超过关节，用4条布带(可用绷带代替)捆绑夹板，先捆中间两道，再捆近端一道，最后捆远端一道，在肢体外侧面的夹板上打外科双结。

(5) 检查布带的松紧度，以布带可横向移动1 cm为标准。

(6) 检查肢体末端血液循环情况和感觉情况。

(7) X线复查确认骨折对位情况。

【注意事项】

(1) 小夹板固定后24 h复查1次，以后每隔2～3天复查1次，注意观察肢体血液循环情况和感觉情况。查看骨折有无移位，及时调整布带松紧度。

(2) 夹板的规格合适，即小夹板的弧度与肢体的形态相适应，小夹板的长度、宽度要与患者肢体相符合。

(3) 固定的布带松紧适度，布带绑扎过松，可使固定不牢固，布带绑扎过紧可引起循环障碍。

(4) 纱布绷带易松懈，不能很好地固定骨折部位，因此，固定时最好不要使用纱布绷带作为固定带。

(5) 放置棉垫不仅可以防止压疮，还能限制软组织从夹板间隙膨出，从而减少张力性水疱的发生。

(6) 小夹板固定后患者需抬高患肢，密切观察肢体的变化，如颜色、温度、肿胀程度、疼痛等。若肢体发绀、变凉、肿胀严重、剧烈疼痛，则说明固定过紧，可改用石膏固定并密切注意肢体变化。应注意骨筋膜间室综合征的发生，必要时可手术减压。

(7) 在复位固定后的3～4天内，肢体可能会继续肿胀，应每天放松布带1次，但仍需保持1 cm的活动度。此后，肢体肿胀逐渐消退，每天亦应将布带扎紧1次，到2周后肿胀消退为止。

(8) 固定后1～2周，每周应透视或拍片1～2次。发现骨折移位应及时纠正。3周后如果位置良好，骨折纤维连接，不易移位，可减少复查次数。

(9) 练习功能活动：早期可练习手指、足趾活动。肢体肿胀消退后可练习邻近关节活动。骨折愈合后，去除夹板，进行整个肢体的功能锻炼。

评分标准

小夹板固定术评分标准

临床案例：患者，男，48岁，摔伤致左前臂疼痛、肿胀，活动受限2 h，考虑左尺桡骨中段骨折，拟行手法复位后小夹板固定术

要求：作为住院医师，请为患者行手法复位后小夹板固定术

项目	评分细则		分值	得分	备注
操作前准备	1. 患者准备	(1) 核对患者信息，了解患者情况	5		
		(2) 解释操作目的及必要性，告知注意事项	5		
		(3) 协助患者取合适体位	5		

续表

项目	评分细则		分值	得分	备注
操作前准备	2. 操作者准备	戴口罩、帽子，外科洗手	5		
	3. 物品准备	石膏绷带、棉垫、夹板、布带、剪刀	5		
具体操作流程	1. 检查患者情况并报告伤情		5		
	2. 骨折复位：持续牵引，腕曲尺偏位，助手维持复位		10		
	3. 用棉垫、绷带内衬保护皮肤		5		
	4. 放置夹板位置及顺序：1 号板（骨折远端、桡背侧）、2 号板（骨折近端、桡背侧）、3 号板（桡侧骨折端）、4 号板（尺侧远端），在放置夹板时助手帮助扶持		10		
	5. 绑布带，布带捆绑 4 道，结打在第 1、第 3 号夹板的缝隙处		10		
	6. 调节布带松紧度		5		
	7. 悬挂		5		
	8. 观察末梢血液循环情况		5		
	9. 指导患者进行功能锻炼，交代注意事项		5		
	10. 嘱患者安排复查		5		
人文关怀	操作过程中动作轻柔，能够做到有效沟通，充分体现人文关怀		5		
	专心的倾听者□ 仔细的观察者□ 敏锐的交谈者□ 温柔的操作者□ 在符合条件的框内打钩，符合 4 项为 A 档，3 项为 B 档，2 项为 C 档，1 项及以下为 D 档		评价档次	A□ B□ C□ D□	
综合评价	操作熟练		5		
	教师对此次测评满意程度： 非常满意：A 满意：B 一般：C 不满意：D		评价档次	A□ B□ C□ D□	
总分			100		

（北大医疗淄博医院 刘鲁山）
（齐鲁医药学院 苏 丽）
（齐鲁医药学院 张凤腾）

第三十三章　牵　引　术

临床案例

患者，女，76岁，诊断为“左股骨颈骨折”，为修复肢体的力线，消肿镇痛，维持骨折的位置，起到保守治疗的作用，可选择行左下肢皮牵引术，重量4 kg。

【目的】

复位固定，纠正畸形，缓解疼痛，促进愈合，方便护理。

【适应证】

(1) 在进行骨折急救时，可暂时稳定骨折断端，减轻患者疼痛，避免加重组织损伤。

(2) 防止休克发生。

(3) 当骨折或关节脱位时，进行牵引治疗，可使骨折或脱位关节复位，矫正畸形，以维持对位状态。

(4) 关节畸形或挛缩患者，可通过牵引纠正关节挛缩。

(5) 骨折患者，可通过牵引纠正骨折短缩畸形，防止软组织挛缩，为术中复位做好准备，而术后牵引可减轻患肢肿胀。

(6) 通过牵引可缓解患者疼痛，如腰腿痛和颈肩痛患者。

(7) 对于骨髓炎、骨结核等患者，通过皮牵引，可防止病理性骨折的发生。

【禁忌证】

1. 绝对禁忌证

(1) 局部皮肤缺损感染者。

(2) 有软组织感染者。

(3) 骨髓炎患者。

2. 相对禁忌证

(1) 患处有张力性水疱形成者。

(2) 严重骨质疏松患者。

(3) 骨缺损或关节漂浮患者。

(4) 牵引可造成血管神经损伤加重者。

【操作前准备】

1. 物品准备　长宽适合的胶布条、牵引床、牵引架、牵引弓，固定肢体的皮肤牵引套；牵引针，牵引绳，不同重量的牵引砣，床尾调高或垫高器材，局麻药，电钻，皮肤消毒剂，无菌手套等。

2. 患者准备　牵引部位皮肤清洗，剔除毛发。

3. 操作者准备　手部清洗，确定牵引方式，如采用骨牵引需确定牵引针进针部位并在进针方向做标记。

【操作步骤】

1. 头部吊带牵引(颌枕牵引)

(1) 适应证：用于不伴有脊髓损伤、病情较稳定的颈椎骨折、脱位，颈椎病等。

(2) 操作步骤：将布制或皮制悬吊牵引带的长端放置于患者下颌部位，短端置于枕后，将双侧的牵引带悬挂到顶端的牵引弓上，并将牵引弓系上牵引绳通过床头滑轮。患者也可取坐位牵引。牵引的重量根据患者的具体伤情而定。颈椎病一般可采用 2 kg 左右重量牵引。如颈椎病患者采用坐位牵引，可采用 6～7.5 kg 的重量牵引。每次牵引 20～30 min，每天牵引 2～3 次。

2. 颅骨牵引

(1) 适应证：　适用于颈椎骨折脱位的患者。

(2) 操作步骤。

①患者术前剃光头发，洗净头皮。

②患者取仰卧位，头部略高出手术床外，将头部放正。

③手术区消毒后，自鼻梁正中至枕后粗隆画出头部正中线，做两侧外耳道连线或将两侧乳突尖端做连线，此即头部正中冠状面。两线在颅骨部的交点作为中点，将颅骨牵引弓的两臂完全张开，使牵引弓两臂上的钉齿落于距中点两侧等距离的冠状线上，此处即为颅骨钻孔部位。

④局麻下，于钻孔部位皮肤上做约 1 cm 横切口，直达骨膜。

⑤用带有安全隔板的颅骨钻头固定于手摇钻上，按牵引弓的钉齿方向钻头颅骨外板。钻孔时应注意仅钻透颅骨外板即可。一般成人约 4 mm，儿童 3 mm。

⑥将牵引弓两钉齿插入两侧的骨孔中，旋紧牵引弓的螺丝钮，使其牢固固定。

⑦切口处皮肤可缝合 1～2 针，用无菌纱布包扎。

⑧牵引弓系上牵引绳并通过滑轮，加重锤牵引，将头侧床脚抬高 10～20 cm 作为反牵引。

⑨在牵引过程中，有时会因钉齿尖端的压迫和骨质吸收作用使牵引弓松动，甚至滑脱。因此，自牵引次日起，应再稍拧紧半圈到一圈。以后每 3～5 天重复 1 次，但切勿用力过大，以防穿透颅骨内板而损伤脑组织。

⑩如果在牵引中牵引弓滑出脱落，可煮沸消毒后重新安放。

3. 皮牵引　将海绵条做成的牵引带固定于皮肤上，将牵引力直接作用于皮肤，间接作用于骨折部位骨端、肌肉或病变关节的一种牵引方法。皮牵引简单易行，但不能承受较大重量，一般不超过 5 kg，过重则易于滑脱。

(1) 适应证。

①骨或关节急性感染。

②可用于稳定骨折的保守治疗。

③可用于骨折内固定后辅助外固定治疗。

④开放截肢术后皮瓣回缩。

⑤可作为损伤肢体的暂时固定或手术前准备。

⑥小儿肢体损伤。

（2）禁忌证。

①婴儿以及皮肤娇嫩患者。

②对黏膏过敏者。

③牵引处皮肤有损伤或有炎症者。

④需要牵引重量较大者。

⑤肢体有静脉曲张、血管栓塞以及慢性溃疡者。

（3）操作步骤。

①使用胶布时局部备皮，骨突部位加衬垫进行保护。

②在越过肢体的最远端安装撑木。

③将牵引绳与撑木连接，肢体置于牵引架上。

④将牵引绳的一端穿过牵引床，调整肢体高度，以保证牵引绳与肢体的力线一致。

⑤在牵引绳另一端连接牵引砣，注意牵引线距离地面的高度要适中。

⑥牵引重量 5 kg 左右、使用胶布患者，可在 1～2 h 胶布粘贴牢固后加牵引带，以增加牵引重量。

⑦一般可维持 3～4 周，在牵引过程中注意检查牵引部位的皮肤，避免包扎过紧使皮肤产生褶皱及骨突部位压迫。

4. 股骨髁上骨牵引

（1）适应证。

①股骨干骨折、股骨粗隆间骨折及骨盆骨折患者。

②髋关节中心性脱位、先天性髋关节脱位及陈旧性脱位患者。

③由软组织挛缩引起的髋关节畸形皮牵引无效患者。

（2）操作步骤。

①患者取仰卧位，患肢伸直或略屈曲。

②患者皮肤消毒，铺无菌巾。

③用手触摸股骨下端内侧内收肌结节，将其上方 2 cm 处作为入针点；或通过髌骨上缘在皮肤上向外画一横线，另自腓骨小头前缘向上述横线画一纵线，两线相交点作为骨针穿出部位。与此点相对应的股骨下端内侧的一点，即为骨针穿入部位。

④穿针应由内向外，以免损伤股动神经、静脉神经和隐神经。

⑤在入针和出针部位注射局麻药物，直达骨膜。

⑥用手将皮肤向近侧牵拉，以免将来牵引时，骨针迁移，引起患者皮牵引过紧。

⑦用小尖刀在入针部位做一皮肤小切口，切口约 0.5 cm。经此使斯氏针沿与大腿纵轴垂直方向刺入软组织，直达骨皮质。

⑧助手把住肢体，用鼓槌将斯氏针慢慢打入骨质，应保持骨针上下水平和前后水平，不要偏上偏下或偏前偏后，应在股骨前后位中点。继续敲击针尾使其穿出对侧骨皮质，当斯氏针到达对侧皮下时，该处皮肤同样向上牵引，并做一小切口，使斯氏针穿出皮肤并两侧等长，斯氏针出皮肤处用酒精消毒并用无菌纱布包扎。

⑨如使用克氏针，针进入及穿出皮肤时可直接刺入皮肤而不用做皮肤切口。克氏针需手摇钻钻入骨质，穿出皮肤时，用手指压迫针尖周围皮肤，使针穿透皮肤。上好相应的牵引弓，骨针两端插上软木塞或橡皮小瓶盖，以免针端损伤组织。

⑩将患肢放在托马斯架或布朗架上。床脚抬高 10～20 cm，牵引弓上系牵引绳，通过滑轮，用重锤牵引，应保持牵引绳方向与大腿纵轴在一条线上。

⑪牵引重量为 5～10 kg，相当于体重的 1/10～1/6。

5. 胫骨结节骨牵引 适应证及操作方法基本同股骨髁上骨牵引。只是穿刺部位为胫骨结节最高点垂直向后、向下各 2 cm，从外侧进针，以免损伤腓总神经。患肢可放在布朗架或托马斯架上牵引。对于股骨髁上骨折，由于骨折类型不同，需选择不同的部位做牵引。如为屈曲型骨折，骨折线从后上到前下，此时应采用股骨髁上骨牵引。如为伸直型骨折，骨折线从前上到后下，此时应采用胫骨结节骨牵引，这样才能使骨折断端得到稳定。

6. 跟骨牵引 适用于胫腓骨骨折。穿针部位为内踝尖部与跟骨后下缘连线中点，或内踝尖向下、向后各两横指处。从内踝进针，以免伤及胫后神经及动脉。外踝出针点比内踝入针点稍低，使针与踝关节有 15°的侧斜角，这样可保持正常胫腓骨弧度。

7. 尺骨鹰嘴骨牵引 适用于难以复位、肿胀的肱骨髁上骨折，粉碎性肱骨下端骨折以及移位严重的肱骨开放性骨折。患肢屈肘 90°，穿针部位为尺骨鹰嘴顶端向远侧 2 cm，距尺骨皮下缘 1～1.5 cm 交点。从内向外进针，以免损伤尺神经。也可用大号消毒巾钳夹住尺骨鹰嘴相应部位骨质，代替克氏针及牵引。

【注意事项】

(1) 皮牵引可因包扎过紧出现皮肤压疮，严重者出现坏死，骨突部位保护不足易造成皮肤压疮，表浅神经麻痹。应定期检查牵引带的松紧度及远端肢体血液循环状况。

(2) 骨牵引安装时可发生神经血管损伤，操作时熟悉牵引局部解剖结构，选择合适进针点及方向。

(3) 骨牵引针道的软组织感染及骨髓炎，应加强针道护理，定期用 75%酒精消毒针道周围皮肤，发生感染者可静脉应用抗生素，针道周围皮肤及时清洗换药。

(4) 长期制动可发生深静脉血栓、肺血栓等，可加强护理，鼓励患者活动，必要时可注射或口服预防血栓形成的药物。

评分标准

牵引术评分标准

临床案例：患者，女，76 岁，诊断为“左股骨颈骨折”，为修复肢体的力线，消肿镇痛，维持骨折的位置，起到保守治疗的作用，行左下肢皮牵引术，重量 4 kg

要求：作为住院医师，请为患者行皮牵引术

项　目	评分细则		分值	得分	备注
操作前准备	1. 患者准备	(1) 核对患者信息，了解患者情况	5		
		(2) 解释操作目的及必要性，告知注意事项	5		
		(3) 协助患者取合适体位	5		

续表

项　目	评分细则		分值	得分	备注
操作前准备	2. 操作者准备	戴口罩、帽子，外科洗手。	5		
	3. 物品准备	牵引架、滑轮、重锤、牵引套、牵引绳、手消毒液等	5		
具体操作流程	1. 评估患者病情及合作程度		5		
	2. 评估患者伤口局部皮肤情况，患肢感觉、运动、皮温及血液循环		10		
	3. 检查皮牵引用物		5		
	4. 牵引架固定牢固，牵引套位置合适，松紧适宜		10		
	5. 牵引重量正确		10		
	6. 操作过程中注意观察患者反应，皮肤及患肢情况，询问患者有无不适		5		
	7. 患肢处于功能位		5		
	8. 操作完成，协助患者取舒适体位		5		
	9. 告知患者注意事项		5		
	10. 整理用物		5		
人文关怀	操作过程中动作轻柔，能够做到有效沟通，充分体现人文关怀		5		
	专心的倾听者□　仔细的观察者□ 敏锐的交谈者□　温柔的操作者□ 在符合条件的框内打钩，符合 4 项为 A 档，3 项为 B 档，2 项为 C 档，1 项及以下为 D 档		评价档次	A□　B□ C□　D□	
综合评价	操作熟练。		5		
	教师对此次测评满意程度： 非常满意：A　满意：B　一般：C　不满意：D		评价档次	A□　B□ C□　D□	
总分			100		

（北大医疗淄博医院　刘鲁山）
（齐鲁医药学院　苏　丽）
（齐鲁医药学院　赵亚男）

第三十四章　关节穿刺术

临床案例

患者，男，60岁，因双膝关节疼痛1周入院检查，X线检查示双膝关节存在积液，需行双膝关节穿刺术明确积液性质。

【目的】

(1) 抽出关节腔内积液，检查关节腔内积液性质，以明确诊断。

(2) 将关节腔内积液、积血或积脓抽出，以达到关节减压的治疗目的。

(3) 向关节腔内注入药物进行治疗。

(4) 向关节腔内注入空气或显影剂，进行影像学检查，以了解关节病变的情况。

【适应证】

(1) 突然发生的关节皮肤发红、疼痛、肿胀，尤其表现在单个关节，怀疑有感染性或创伤性关节炎者。

(2) 关节肿痛伴积液，抽取关节液做诊断，以帮助进一步确诊疾病性质。

(3) 可用于诊断明确的关节炎，但关节腔内积液较多，经久不愈，影响关节功能。

(4) 适用于使用关节镜进行肉眼观察，可进行滑膜活检或切除，还可同时抽取滑液。

(5) 可作为关节腔内注射药物等治疗措施的术前操作。

【禁忌证】

(1) 穿刺部位皮肤有炎症、破溃或严重皮疹。

(2) 有凝血机制障碍的患者。

【操作前准备】

1. 物品准备

(1) 无菌关节穿刺包：内有穿刺针头、5 mL 和 20 mL 注射器、洞巾、纱布。

(2) 消毒治疗盘1套。

(3) 其他用物：无菌手套、2%利多卡因，按需要准备标本瓶、培养瓶或注射用药物、绷带。

2. 患者准备

(1) 监测患者生命体征。

(2) 向患者及其家属解释关节穿刺术的目的、具体操作过程及需要配合的事项。

(3) 告知患者及其家属关节穿刺术可能发生的风险。

(4) 签署知情同意书。

3. 操作者准备

(1) 核对患者信息。

(2) 操作者戴帽子、口罩,洗手。

【操作步骤】

(1) 协助患者取合适体位。

(2) 铺好治疗巾,避免污染床单。

(3) 穿刺部位皮肤消毒,戴无菌手套,铺好洞巾,穿刺点进行浸润麻醉。

(4) 进行关节腔穿刺,抽出关节腔内积液或向关节腔内注入药物。

(5) 穿刺完毕,拔出针头,再次消毒穿刺部位,覆盖纱布,穿刺减压者局部需用加压包扎并适当进行固定。

(6) 取积液做细菌培养和常规化验。

(7) 整理用物,安置患者,及时将标本送检。

【各关节操作入路】

1. 髋关节穿刺 穿刺部位常规消毒后,可以从以下途径进行穿刺。

(1) 前侧途径:在腹股沟韧带下 2 cm 与股动脉外侧 2 cm 交点处,垂直进针,穿刺针到达骨后,将穿刺针稍后退,进行抽吸。

(2) 外侧途径:从大粗隆顶点,与股骨纵轴成 45°角,紧贴粗隆前面骨质向上、向内进针。进针 5～10 cm 后即可进入关节腔。

(3) 后侧途径:从大粗隆中点与髂后下嵴画一条线,在此线的中外 2/3 处进针,穿刺针到达骨后,将穿刺针稍后退,进行抽吸。

2. 膝关节穿刺 患者膝关节呈半屈曲位或伸直位。穿刺部位常规消毒后,用 1%普鲁卡因局麻,以髌骨上缘水平线与髌骨外缘的垂直线的交界点为刺入点,经过此穿刺点向内下方进入关节腔。

3. 肩关节穿刺 患者取坐位,上肢外展 45°,使肩关节放松。局部消毒,用 1%普鲁卡因进行局部浸润麻醉,麻醉至关节腔。在喙突和肱骨小结之间的中点处,穿刺针与皮肤表面垂直缓慢地刺入关节腔。

4. 肘关节穿刺 患者取坐位,屈肘 90°,由后侧尺骨鹰嘴突与肱骨外上髁之间隙下方进针,斜向前内刺入。

5. 腕关节穿刺 从拇长伸肌腱与拇长展肌腱之间,桡骨远端关节间隙处,斜向上方进针。

6. 踝关节穿刺 在踝关节前方,外踝顶端上 2～3 cm 再向内 1～1.5 cm 处进针,然后微向内下方刺入。

【注意事项】

(1) 穿刺器械要严格消毒,手术操作过程中要提高无菌观念,防止污染,以防无菌的关节腔渗液发生继发感染。

(2) 操作过程中动作要轻柔,避免损伤关节软骨。

(3) 如关节腔积液过多,抽吸关节腔积液后,应适当加压固定。

(4) 对于负重关节，如膝关节，术后休息 1～2 天，尤其是接受抗凝治疗的患者，需制动 1～2天。

(5) 患者应消除紧张情绪，否则关节腔内压力升高(可达 49 kPa 以上)，很难顺利穿刺。

评分标准

关节穿刺术评分标准

临床案例：患者，男，60 岁，因双膝关节疼痛 1 周入院检查，X 线检查示双膝关节存在积液，需行双膝关节穿刺术以明确积液性质

要求：作为住院医师，请为患者进行关节穿刺术

项　目	评分细则		分值	得分	备注
操作前准备	1. 患者准备	(1) 核对患者信息，了解患者情况	5		
		(2) 向患者解释操作目的及必要性，告知注意事项，签署知情同意书	5		
		(3) 协助患者取合适体位，注意保暖	5		
	2. 操作者准备	戴口罩、帽子，洗手	5		
	3. 物品准备	无菌关节穿刺包、消毒棉球、2%利多卡因、无菌手套、无菌试管、标记笔、胶布等	5		
具体操作流程	1. 取合适体位：①肘关节穿刺取平卧位，肘关节屈曲 90°；②肩关节穿刺取平卧位，患肢外旋外展，肘关节屈曲；③膝关节穿刺、踝关节穿刺取平卧位		5		
	2. 以穿刺点为中心环形消毒 3 遍，直径不小于 15 cm		5		
	3. 打开无菌关节穿刺包，戴无菌手套		5		
	4. 检查无菌关节穿刺包内物品是否齐全，穿刺针是否通畅，铺治疗巾及无菌洞巾		5		
	5. 核对 2%利多卡因，在穿刺点行局部浸润麻醉		5		
	6. 左手固定穿刺皮肤，右手持针，垂直刺入关节，抵抗感消失，则表明针已到达关节腔		10		
	7. 固定穿刺针，抽吸见有液体		5		
	8. 根据需要抽取适量的关节液后，夹闭连接管		5		
	9. 缓慢拔针，盖无菌纱布，用胶布进行固定		5		
	10. 测量血压，观察关节情况		5		
操作后处理	1. 安置患者，整理用物，规范洗手		5		
	2. 询问患者有无不适情况，并告知患者注意事项		5		

续表

项　　目	评 分 细 则	分值	得分	备注
人文关怀	操作过程中动作轻柔，能够做到有效沟通，充分体现人文关怀	5		
	专心的倾听者□　仔细的观察者□ 敏锐的交谈者□　温柔的操作者□ 在符合条件的框内打钩，符合 4 项为 A 档，3 项为 B 档，2 项为 C 档，1 项及以下为 D 档	评价档次	A□　C□	B□　D□
综合评价	无菌观念强，操作熟练	5		
	教师对此次测评满意程度： 非常满意：A　满意：B　一般：C　不满意：D	评价档次	A□　C□	B□　D□
总分		100		

（齐鲁医药学院　胡金莲）
（齐鲁医药学院　苏　丽）
（齐鲁医药学院　赵亚男）

第三十五章　清创缝合术

临床案例

患者，男，48 岁，建筑工人，4 h 前因施工不慎被锐器划伤右侧手臂，伴出血疼痛，遂来我院就诊，急诊收入院。

【目的】

采用规范的清创方法，对新鲜的开放性损伤进行伤口清理，并修复重要组织，使开放的被污染的伤口变为清洁伤口，防控感染，以利于伤口一期愈合。

【适应证】

(1) 伤后 6～8 h 或者 6 h 以内的新鲜伤口。

(2) 无污染或污染较轻的伤口且不超过 24 h。

(3) 对于头面部伤口，由于血供丰富，一般在伤后 24～48 h 进行清创，也争取清创后一期缝合。

【禁忌证】

(1) 污染严重的伤口或受伤超过 24 h。

(2) 有活动性出血、休克、昏迷的患者，应先采取抢救措施，待病情稳定后适时进行清创。

【操作前准备】

1. 患者准备

(1) 病情评估：如有颅脑损伤或胸、腹严重损伤，或已有轻微休克迹象者，需及时采取综合治疗措施，如有活动性出血，应先行止血。

(2) 影像学检查：行 X 线检查，了解患者是否存在骨折及骨折的部位和类型。

(3) 控制感染：早期、合理应用抗生素，注射破伤风抗毒素或免疫球蛋白。

(4) 术前沟通：与患者及其家属沟通，做好解释工作，告知操作目的及注意事项，取得患者配合，并签署知情同意书。

(5) 保持良好的麻醉状态。

2. 操作者准备

(1) 协助患者取合适体位。

(2) 戴帽子、口罩，操作前外科洗手，戴无菌手套。

(3) 了解伤口情况，判断有无重要血管、神经、肌腱和骨骼损伤；针对伤情，进行必要的准备。

3. 物品准备 无菌手术包、无菌软毛刷、无菌纱布、软性皂液、无菌生理盐水、3%过氧化氢溶液(双氧水)、2%利多卡因、医用胶布、消毒棉球、无菌敷料、绷带等。

【操作步骤】

具体清创方法,依创伤部位、程度可有不同,但均包括以下步骤。

1. 清洁伤口

(1) 伤口内暂时填塞无菌纱布。

(2) 用无菌软毛刷蘸软性皂液(油污可用汽油)刷洗伤口周围皮肤(图 35-1)。

(3) 剃去多余毛发,剃毛范围为距伤口边缘 5 cm 以上。

(4) 揭去伤口内纱布,用大量无菌生理盐水冲洗伤口(图 35-2),可按无菌生理盐水、3%过氧化氢溶液、无菌生理盐水的步骤,连续冲洗 3 遍。

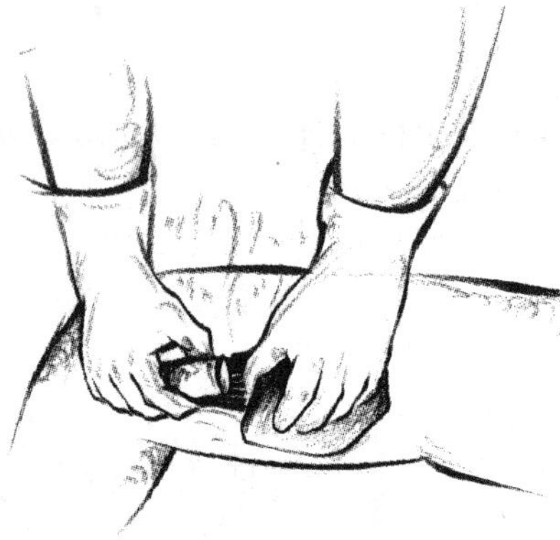

图 35-1 刷洗伤口周围皮肤

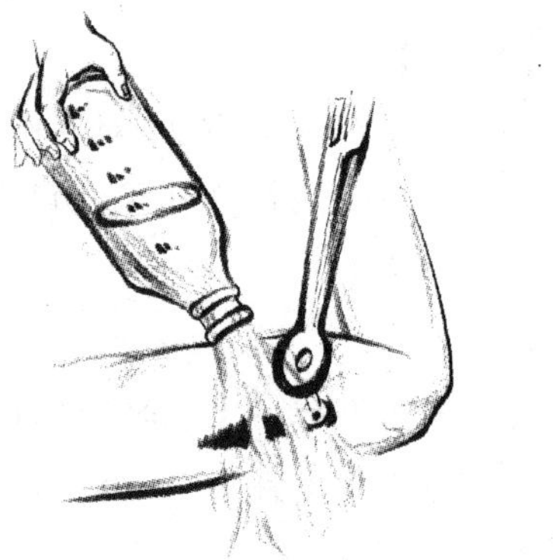

图 35-2 冲洗伤口

2. 消毒铺单 无菌纱布覆盖伤口,按常规步骤消毒皮肤并铺巾。

3. 清理伤口

(1) 用 2%利多卡因溶液进行局部浸润麻醉。

(2) 仔细检查伤口后,清除血块、异物、组织碎片。切除明显挫伤的创缘皮肤、皮下组织。

(3) 逐层切开皮肤、皮下组织、深筋膜。充分暴露创腔深部。彻底切除失活组织,包括坏死肌肉(判断标准:暗灰色、切割不出血、无张力、钳夹不收缩),损伤沾染过重的肌腱,沾染的血管外膜、神经鞘膜、关节囊壁,清除明显沾染的骨折断端和摘除无骨膜的游离碎骨片等。充分止血并随时用无菌生理盐水冲洗,清理伤口直至比较清洁和显露血液循环较好的组织,清理后的创壁几乎与手术切口无异。

(4) 皮肤重新消毒铺巾,操作者更换手套和器械,然后根据各组织特点进行修复。

①血管:非重要部位血管伤均可结扎。重要部位动、静脉伤应及时修复,如血管修补、缝合、吻合、移植。

②神经:若有功能重要的神经断裂,先用锐刀片修齐断端,对齐后在无张力的情况下,用丝线间断缝合神经鞘。

③肌腱:沾染不重,清创彻底时,可将离断肌腱一期修复;若缺损过多,则行肌腱移植;如

沾染严重，处理较晚，可将断端缝在附近肌肉上，待伤口愈合后1～3个月做二期修复。

④骨：沾染不重，清创彻底时，骨折可行直视下复位，同时作固定，通常选用外固定支架。

⑤关节囊：沾染不重，清创彻底可作一期缝合，原则上关节腔不放引流装置，囊外放乳胶片引流。

4. 缝合伤口

(1) 更换器械、手套，重新消毒铺单。

(2) 按组织解剖层次一期缝合创缘。如仍有少量渗液，可留置橡皮片、软胶管等引流(图35-3)；如伤口沾染严重或已受伤超过8 h而清创后仍有可能感染者，可只缝合深层组织，在伤口内放置引流物24～48 h后无感染再将伤口关闭。

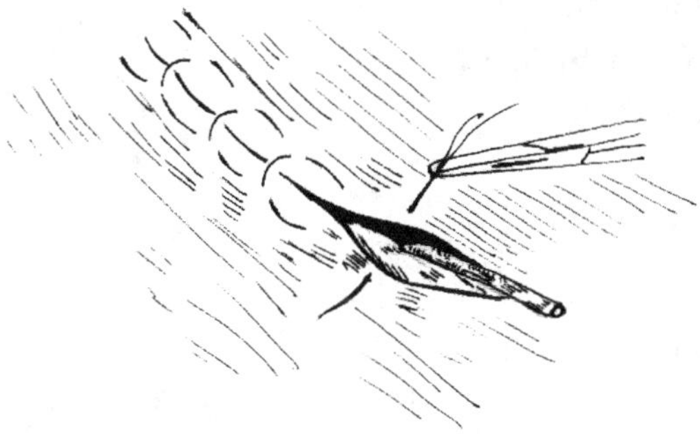

图35-3　术后缝合引流

(3) 覆盖敷料，胶布固定。

【操作后处理】

(1) 密切观察患者生命体征。

(2) 适当固定和抬高患肢，特别是大量软组织损伤、骨折和血管修复后。

(3) 观察患肢血运情况。

(4) 合理使用抗生素，预防感染，并按破伤风预防进行常规处理。

(5) 观察伤口渗液和引流情况，引流物在术后24～48 h取出，如有感染或出血，应立即拆除缝线，以利于引流或止血。

【注意事项】

(1) 清创术应尽早施行，以便于后期愈合。

(2) 严格执行无菌操作规程，认真进行清洗和消毒。

(3) 在清理伤口时，必须注意组织失活的判断和考虑形态及功能的恢复，尽可能保留和修复重要的血管、神经、肌腱，较大游离骨片仍应清洗后放置在原位。

(4) 除大出血外，一般不应在缚止血带情况下进行清创，而应彻底止血，以免形成伤口血肿。

(5) 缝合时注意组织层次对合，勿留死腔，避免张力过大。

【知识链接　VSD】

1992年，德国Fleischman博士首创负压封闭引流技术。VSD全称为vacuum sealing drainage，即负压封闭引流，其是一种处理各种复杂创面和用于深部引流的全新方法，相对于现有各种外科引流技术而言，VSD是一种革命性的进展。用内含有引流管的泡沫敷料，来覆盖或填充皮肤、软组织缺损的创面，再用生物半透膜对之进行封闭，使其成为一个密闭空间，最后将引流管接通负压源，通过可控制的负压来促进创面愈合的一种全新的治疗方法。

1. VSD的适应证

（1）严重软组织挫裂伤及软组织缺损。

（2）较大的血肿或积液。

（3）骨筋膜室综合征。

（4）开放性骨折可能或合并感染者。

（5）关节腔感染需切开引流者。

（6）急、慢性骨髓炎需开窗引流者。

（7）体表脓肿和化脓性感染。

（8）手术后切口感染。

（9）植皮术后的植皮区。

（10）溃疡、褥疮。

2. VSD一般治疗时间

（1）一次可维持有效引流5～7天，一般在7天后拔除或更换。

（2）对于挤压伤等，因为坏死组织界限不明显，建议急诊行初步清创处理，治疗3～5天后，观察创面变化和深度清创，以便尽可能多地保留正常组织。

（3）对于污染重、坏死组织多的病例，建议用注射器冲洗，每日2次，发现引流不畅就必须更换。

（4）对于组织床血供较差、面积较大，但创面污染或感染不严重的伤口，如手部、足部伤口应行1～2次甚至2次以上VSD，每次时间应在7～14天。

（5）对于大面积骨外露、肌腱外露、内植物外露，考虑到周围肉芽爬行速度，一般行VSD 3～4次，每次时间应在7～14天，临床中还需依照具体情况而定。

（6）对污染比较严重的创面，如碾挫伤、霰弹枪击伤、爆破伤等，一般行VSD 2～3次，治疗时间可能长达15～20天。

3. VSD的注意事项

（1）术前应详细介绍VSD治疗创面的内容，消除患者的紧张心理，安慰、鼓励患者配合治疗、护理。术后注意观察患者体温、脉搏、创缘皮肤情况等。

（2）对有明显适应证的患者早期使用可起到事半功倍的疗效，而对创面小、无明显感染或无严重感染威胁的，且经济情况不佳的患者，不应盲目使用。

（3）早期彻底清创不可替代，特别是要注意尽可能彻底清除创面内的坏死组织和异物（线结等）。引流不能代替清创，适度的清创仍是必要的。

（4）在无菌条件下，按创面大小和形状修剪高分子泡沫材料，务必使泡沫置入创面后能充分接触整个创面，创面较大时可使用多块材料，但应使泡沫材料充分接触创面。

（5）引流管的所有侧孔和顶端应全部包埋在泡沫内；引流管距泡沫材料边缘的距离不宜超过2 mm，如果所用泡沫较大，应置入2根或更多引流管，但需按创面大小修剪并剪去多余引流管。

(6) 创面封闭要严密。封闭创面是一个重要的步骤，关系到负压能否保持，因而需要细致、耐心的操作。

(7) 保持创面持续有效的负压是畅通引流的关键。负压一旦消失，要立即检查封闭是否严密，必要时加以弥补，否则创面处于封闭而无负压环境中，可能很快感染恶化。

(8) 定期消毒皮肤，更换生物透性薄膜。一般 VSD 可维持有效引流 3～10 天。超时或泡沫变硬时需及时更换。

(9) 配合抗感染治疗。VSD 使创面处于负压、相对隔离状态，抗厌氧菌治疗不应忽视。

(10) 每天吸出的渗出物中含大量蛋白质，应防止发生负氮平衡。

(11) 创面一旦清洁，即可进行二期缝合、游离植皮或组织瓣移植。若创面较大或感染严重，可能在第一次负压封闭 5 天后再进行第二次负压封闭。通常，第二次封闭时所用泡沫材料的面积可以是第一次的 2/3～3/4，以利于肉芽生长和填充死腔。

评分标准

清创缝合术评分标准

临床案例：患者，男，48 岁，建筑工人，4 h 前因施工不慎被锐器划伤右侧手臂，伴出血疼痛，遂来我院就诊，急诊收入院

要求：作为创伤外科医师，请为患者进行清创缝合术

项　目	评分细则		分值	得分	备注
操作前准备	1. 患者准备	(1) 核对患者信息	5		
		(2) 解释操作目的及必要性，告知注意事项，签署知情同意书	5		
		(3) 协助患者取合适体位，充分暴露手术部位	5		
	2. 操作者准备	戴口罩、帽子，外科洗手	5		
	3. 物品准备	无菌手术包、无菌软毛刷、软性皂液、无菌生理盐水、无菌纱布、医用胶布、消毒棉球、3%过氧化氢溶液(双氧水)、2%利多卡因等	5		
具体操作流程	清洁伤口	1. 用无菌纱布覆盖患者伤口，避免再次污染	2		
		2. 剃除伤口周围毛发，剃毛范围为距伤口边缘 5 cm 以上	3		
		3. 用无菌软毛刷和软性皂液清除伤口周围污垢、油渍及血迹，并用生理盐水冲洗干净，重复 3 遍	5		
		4. 揭去覆盖伤口的敷料	2		
		5. 分别用生理盐水、3%过氧化氢溶液反复冲洗伤口 3 遍	5		
		6. 用无菌纱布擦干伤口周围皮肤，检查有无异物，有无活动性出血，有无神经、血管、肌腱损伤等	5		

续表

项　目	评分细则		分值	得分	备注
具体操作流程	清洁伤口	7. 更换无菌手套	3		
	消毒铺单	1. 手术区消毒方法正确，消毒范围应超过伤口 15 cm，范围依次缩小，消毒 2～3 遍	5		
		2. 铺无菌洞巾	2		
	清理伤口	1. 用 2%利多卡因溶液进行局部浸润麻醉	2		
		2. 修剪创缘皮肤，去除异物、失活和污染严重的组织，做到充分止血	3		
		3. 用无菌生理盐水和 3%过氧化氢溶液再次冲洗伤口	3		
	缝合伤口	1. 更换器械、手套，重新消毒铺单	2		
		2. 按组织层次依次缝合。开放性伤口若满足一期缝合指征，清创后给予缝合；若未能满足，则只清创不缝合	5		
		3. 覆盖敷料，胶布固定	3		
操作后处理	1. 协助患者整理衣物		2		
	2. 术后再次评估，安置患者，交代注意事项		5		
	3. 整理物品，污物严格按照医疗垃圾规范处置		5		
	4. 书写手术记录		3		
人文关怀	操作过程中动作轻柔，能够做到有效沟通，充分体现人文关怀		5		
	专心的倾听者□　仔细的观察者□ 敏锐的交谈者□　温柔的操作者□ 在符合条件的框内打钩，符合 4 项为 A 档，3 项为 B 档，2 项为 C 档，1 项及以下为 D 档		评价档次	A□ C□	B□ D□
综合评价	无菌观念强，操作熟练		5		
	教师对此次测评满意程度： 非常满意：A　满意：B　一般：C　不满意：D		评价档次	A□ C□	B□ D□
总分			100		

（北大医疗淄博医院　刘鲁山）
（新泰市人民医院　高传强）
（齐鲁医药学院　张凤腾）

第三十六章　关节脱位复位术

临床案例

患者，女，35岁，因在平地摔倒，右肩先着地，伤后当即出现右肩关节畸形、疼痛，不能活动。查体示右肩方肩畸形，局部有压痛，右上肢弹性固定，腋下扪及肱骨头，杜加征阳性。X线示右肱骨头盂下脱位。

【目的】

使移位的关节达到解剖或功能复位。

【适应证】

新鲜的关节脱位。

【禁忌证】

（1）肢体高度肿胀，难以复位者。

（2）关节脱位同时伴有重要的血管、神经损伤者。

（3）患者无法配合麻醉和操作者。

【操作前准备】

1. 患者准备

（1）观察患者的生命体征，评估患者的一般情况。

（2）向患者解释手法复位的优点和缺点，让患者理解手法复位的利弊，并由患者决定是否进行手法复位。

（3）告知患者手法复位的具体步骤，及需要患者配合的注意事项。

（4）确认患者有无药物过敏史。

2. 物品准备　2.5%碘酊、75%酒精、2%利多卡因、消毒棉签、无菌注射器、无菌手套。

3. 操作者准备

（1）仔细阅读患者的影像学资料，明确关节脱位的情况。

（2）熟练掌握关节脱位复位的相关技术，能够对手法复位中可能出现的并发症和复位失败等情况进行妥善处理。

（3）需要2人或2人以上操作，操作者外科洗手，戴帽子、口罩，戴无菌手套。协助患者摆放体位。

【操作步骤】

1. 下颌关节脱位 下颌关节脱位是指下颌骨的髁状突越过关节结节，不能恢复原位。其原因是关节结节过低、关节囊和关节韧带过于松弛。常由患者打呵欠、大笑时过分张口导致关节脱位，也有少数患者因叫喊或受外力打击而引起。

(1) 诊断要点。

①关节脱位后患者不能闭嘴、咀嚼，流涎，局部有疼痛。

②髁状突向前移位而突起，耳屏前方会出现明显的凹陷。

③如果为单侧脱位，其下颌偏向健侧；如果为双侧脱位，则会出现下颌前突。

(2) 治疗：让患者倚墙而坐，操作者将两拇指缠上纱布，分别置于两侧下磨牙上，其余手指紧握下颌骨体部，然后用拇指将磨牙向下压，其余各指将下颌骨体部向上抬，使髁状突下降至关节结节水平以下时，再将下颌轻轻推向后方复位，复位后用绷带将下颌固定，1～2 周避免过分张口。

2. 肩关节脱位 肩关节脱位在全身关节脱位中最常见。大多数患者肱骨头向前下移位(又称肩关节前脱位)。脱位机制：多数为间接暴力所引起，如跌倒时上肢外展、外旋、后伸，手或肘着地传导暴力冲击，使肱骨头突破前关节囊而造成脱位。脱位后可由于肱骨头的移位压迫而引起腋神经或臂神经丛的机能障碍。脱位时常可伴有肱骨大结节撕脱骨折，亦可并发外科颈骨折。

(1) 诊断要点。

①脱位时肩部机能丧失，弹性固定且有明显畸形。

②患者常以健侧手托着患侧前臂，肩部出现“方肩”畸形。

③受伤后早期原肩关节处有空虚感，在腋窝内可能触及肱骨头。如受伤时间过久，可因肿胀而掩盖了这些症状。

④患侧肘部移贴胸壁时，患侧手掌不能同时到达对侧肩峰。

⑤观察三角肌有无收缩能力和三角肌区域内的感觉改变，以了解腋神经有无损伤。

⑥轻轻旋转患肢肘部，则肱骨头亦随之旋转；如肱骨头部不随之旋转，应怀疑合并骨折，如有骨擦音出现，则可确定为合并骨折。

(2) 治疗：应立即进行手法复位。

①复位方法：常用的方法有坐位复位法及卧位复位法。

a. 坐位复位法：患者取坐位，肘关节屈曲，上臂轻度外展并向下牵引；在维持牵引下将上臂逐渐外旋；将上臂内收并推向上方；上臂内旋并将患侧手置于对侧肩部。

b. 卧位复位法：患者取仰卧位，术者站于患肢的同侧，将一足置于患侧腋窝紧靠胸壁作支点，双手握患肢腕部，用力牵引逐渐内收，即可复位。

②复位后处理：复位成功后，将患侧上臂内收、内旋，屈肘 90°，置于胸前，用绷带和颈腕吊带固定 3 周，以后逐渐开始进行肩部活动的练习。

3. 肘关节脱位 肘关节脱位多由滑跌时手臂旋后和过度伸直，掌心撑地所致。

因肘关节肱骨滑车面平滑，后面的关节囊薄弱，尺骨喙状突短小，故在肘部过度伸直时受到暴力，易使尺骨鹰嘴向后，肱骨下端向前脱出而发生后脱位。

(1) 诊断要点。

①肘关节肿胀、疼痛、成弹性固定于半伸屈位(130°)，失去正常功能。患者常用健侧的手托住患侧的前臂。

②肘窝前隆突，亦可摸到肱骨下端。

③肘后脱出部特别高起，尺骨鹰嘴突出在肱骨后侧，桡骨头移向后下方，肘后三骨点(鹰嘴突和肱骨内、外上髁)失去正常关系。

(2) 治疗。

①助手握住上臂的近侧，做持续的对抗牵引。

②操作者一手握住腕部，沿前臂纵轴用力向远侧做持续牵引，用另一手矫正侧方移位。

③复位后轻柔地屈曲肘关节，敷消淤止痛膏，屈肘 90°，用绷带悬吊前臂，消肿后即开始熏洗和进行功能锻炼。

4. 髋关节脱位　根据股骨头与髋臼的关系，髋关节脱位可分为三种类型，分别为前脱位、后脱位和中心脱位，以髋关节后脱位最常见。

(1) 诊断要点。

①后脱位：

a. 创伤病史。

b. 患髋疼痛、肿胀、功能障碍。

c. 典型畸形：患髋屈曲、内收、内旋畸形。

d. X 线进一步证实。

②前脱位：

a. 创伤病史。

b. 典型畸形：患髋屈曲、外展、外旋畸形。

c. X 线进一步证实。

③中心脱位：

a. 创伤病史。

b. 患髋疼痛、肿胀、功能障碍。

c. X 线进一步证实。

(2) 治疗：下面介绍后脱位和前脱位的复位方法，中心脱位都会伴有骨折，不在讲解之列。

Allis 法：最常用的髋关节复位方法。患者取仰卧位，在全麻状态下，由助手按压患者的髂前上棘以固定骨盆，术者将患者髋关节和膝关节屈曲至 90°，双手握住膝关节，逐渐用力牵拉大腿，同时由内向外旋转股骨直至关节复位。

Stimson 重力法：患者取俯卧位，全麻状态下，将患肢悬于复位床边，保持髋关节、膝关节均屈曲于 90°位。由助手按住患者的髂前上棘，操作者一只手抓住踝部(一方面可以提供支撑，另一方面可以内收外旋下肢)，另一只手按住小腿近端后面，逐渐用力向下牵拉患肢从而能纵向牵引股骨，直到感觉股骨头滑入髋臼。

(齐鲁医药学院　胡金莲)

(北大医疗淄博医院　刘鲁山)

(齐鲁医药学院　张文奇)

第三十七章　局部封闭术

临床案例

患者，女，35岁，诊断为拇长屈肌狭窄性腱鞘炎，为消炎止痛、软化纤维组织，准备行局部封闭术。

【目的】

(1) 可早期进行止痛，防止形成顽固性、难治性疼痛。

(2) 可进行诊断性治疗。

(3) 软化纤维瘢痕组织。

(4) 减轻创伤免疫反应。

【适应证】

(1) 腰肌筋膜炎、跟痛症等慢性劳损性疾病。

(2) 急性腰扭伤、软组织扭伤等急性损伤性疾病。

(3) 骨-纤维管压迫综合征，如狭窄性腱鞘炎、腕管综合征等。

(4) 腰椎间盘突出症、骨关节炎等退行性病变。

(5) 其他疾病。

【禁忌证】

(1) 拒绝接受封闭者。

(2) 穿刺部位皮肤有局部感染者。

(3) 有正在治疗的全身慢性感染(如结核病等)者。

(4) 患有凝血功能障碍相关疾病者。

(5) 可疑局部疼痛与感染有关者。

(6) 疼痛部位X线检查提示有骨或软组织病变者，如骨肿瘤等。

(7) 严重的高血压或糖尿病患者。

(8) 有长期消化道出血史，尤其近期有发作者。

(9) 对麻药过敏或有激素使用禁忌证的患者。

【操作前准备】

(1) 与患者进行沟通，告知局部封闭治疗的目的和意义及风险等。

(2) 评估患者身体状况。

(3) 药物和器械：麻醉药物(利多卡因)、糖皮质激素(曲安奈德)、碘伏、注射器等。

(4) 操作者外科洗手。

【操作步骤】

(1) 根据患者的疼痛部位确定患者体位，患者体位只要能够充分暴露穿刺点即可。

(2) 仔细寻找确定压痛点，找到压之最痛的点之后，评估进针深度。注意进针点处有无重要血管、神经，进针时一定要避开。

(3) 对穿刺点进行常规消毒。

(4) 核对药物的有效期和浓度，按要求配药。

(5) 从确定好的穿刺点进针，到达治疗部位先回抽，确定未刺入血管后再注射。若患者在穿刺过程中感到麻木或疼痛，可能是刺到神经干了，这时应改变穿刺方向，切不可将药物注射进神经干内而导致神经损伤。

(6) 拔针后，穿刺点用无菌敷料覆盖，并让患者休息，观察 10～15 min，没有其他问题才可离开。

【注意事项】

(1) 严格无菌操作。

(2) 如未搞清楚疼痛原因，局部封闭可能会掩盖病情，一定要注意。

(3) 与患者沟通清楚，要让患者知道局部封闭不可能解决所有症状。

(4) 不要注射到肌腱里，激素有软化纤维组织的作用，可能会导致肌腱断裂。

(5) 麻药和激素本身有一定的副作用，不可频繁注射。

评分标准

局部封闭术评分标准

临床案例：患者，女，35 岁，诊断为拇长屈肌狭窄性腱鞘炎

要求：为消炎止痛、软化纤维组织，请为患者行局部封闭术

项　目	评 分 细 则		分值	得分	备注
操作前准备	1. 患者准备	(1) 核对患者信息	5		
		(2) 解释操作目的及必要性，告知注意事项，签署知情同意书	5		
		(3) 根据患者的疼痛部位确定患者体位，能够充分暴露穿刺点即可	5		
	2. 操作者准备	戴口罩、帽子，外科洗手	5		
	3. 物品准备	麻醉药物（利多卡因）、糖皮质激素（曲安奈德）、碘伏、注射器等	5		
具体操作流程	1. 确定压痛点	仔细寻找确定压痛点，找到压之最痛的点	10		
	2. 评估进针深度	于压痛点处评估进针深度。注意进针时避开重要血管、神经	10		

续表

项　目	评分细则		分值	得分	备注
具体操作流程	3. 消毒	穿刺点常规消毒	5		
	4. 配药	核对药物的有效期和浓度，按要求配药	10		
	5. 注射	从确定好的穿刺点进针，到达治疗部位先回抽，确定未刺入血管后再注射	10		
	6. 拔针	拔针后，穿刺点以无菌敷料覆盖，并让患者休息，观察 10～15 min	5		
操作后处理	1. 协助患者整理衣物，交代注意事项		5		
	2. 整理物品，污物严格按照医疗垃圾规范处置		5		
	3. 书写手术记录		5		
人文关怀	操作过程中动作轻柔，能够做到有效沟通，充分体现人文关怀		5		
	专心的倾听者□　仔细的观察者□ 敏锐的交谈者□　温柔的操作者□ 在符合条件的框内打钩，符合 4 项为 A 档，3 项为 B 档，2 项为 C 档，1 项及以下为 D 档		评价档次	A□　C□	B□　D□
综合评价	无菌观念强，操作熟练		5		
	教师对此次测评满意程度： 非常满意：A　满意：B　一般：C　不满意：D		评价档次	A□　C□	B□　D□
总分			100		

（齐鲁医药学院　苏　丽）
（齐鲁医药学院　朱　晨）
（齐鲁医药学院　李若男）

第三十八章　开放性伤口的止血和包扎

临床案例

患者，男，45 岁，建筑工人，工作时不慎划伤左臂，左前臂有一 4 cm×5 cm 大小的软组织创面缺损，伴广泛渗血。

【目的】

(1) 对受伤部位或临近部位进行压迫，以起到有效止血的作用。

(2) 减少伤口感染的风险，以起到保护伤口的作用。

(3) 对骨折部位或关节进行固定，以减轻患者疼痛。

【适应证】

(1) 适用于周围血管创伤性出血时的急救，尤其是大出血的急救处理。

(2) 手术过程中尽量减少手术区域的出血，保证术野清晰。

【禁忌证】

(1) 需要行断肢(指)再植者及特殊感染需进行截肢者不进行止血带止血。

(2) 若前臂及小腿因双骨之间有骨间动脉、静脉走行，则止血带止血效果不佳。

【操作前准备】

1. 患者准备

(1) 综合评估患者病情。

(2) 与患者及其家属谈话，做好各种解释工作，消除患者紧张、恐慌情绪，取得患者配合。

2. 操作者准备

(1) 协助患者取合适体位。

(2) 戴帽子、口罩、无菌手套，操作前外科洗手。

(3) 了解伤情，检查伤部，判断有无重要血管、神经、肌腱和骨骼损伤；针对伤情，采取必要准备，以免忙中出乱。

3. 物品准备

消毒用品、无菌纱布、棉垫、绷带、三角巾、止血带等，亦可用清洁毛巾、手绢、布单、衣物等代替(图 38-1)。

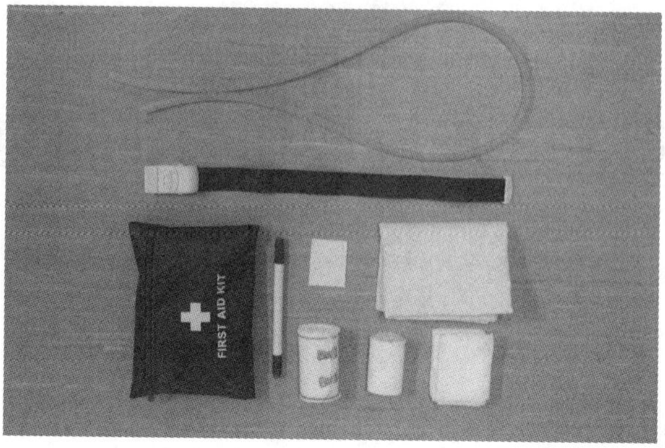

图 38-1　物品准备

【操作步骤】

1. 止血方法

(1) 加压包扎法：最常用的急救止血方法。先用敷料盖住伤口，再用绷带加压包扎。用此方法压力一定要均匀，范围要大。

(2) 填塞止血法：用消毒的纱布、棉垫等敷料堵塞在伤口内，再用绷带、三角巾或四头带加压包扎，松紧度以达到止血为宜。常用于颈部、臀部等较深伤口。但此法止血不彻底，易导致感染。

(3) 指压止血法：用手指或手掌等压迫出血的血管上端，即近心端，使血管闭合阻断血流达到止血目的。适用于头部、面部、颈部及四肢的动脉出血急救。如头部出血，在耳前对着下颌关节稍上方骨面按压颞动脉；前臂出血，在肘部内侧肱动脉搏动处压迫；下肢出血，在腹股沟韧带中点，用拇指向耻骨上支压迫股动脉等。

(4) 屈曲加垫止血法：主要用于前臂或小腿出血，当前臂或小腿出血时，可在肘窝或腋窝内放置棉垫、毛巾或衣服等物品。屈曲关节，用三角巾或布带进行 8 字形固定。注意有骨折或关节脱位者不能使用，同时因应用此方法令伤员痛苦较大，故不宜首选。

(5) 止血带止血法：适用于四肢大血管破裂或经其他急救止血无效者。常用的止血带包括橡皮带、充气止血带、卡扣式止血带(图 38-2)等，急救时也可用布带、绳索、三角巾或者毛巾代替橡皮管进行绞紧止血。

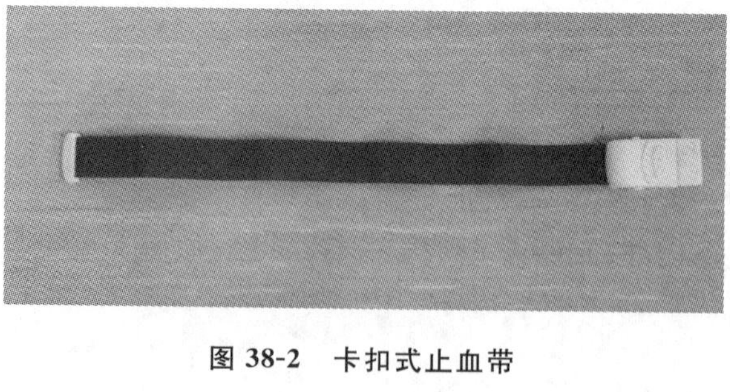

图 38-2　卡扣式止血带

①在使用止血带时应该注意：

a. 使用止血带时，大腿应绑在上 1/3 处，上臂应绑在中上 1/3 处，以免损伤神经；因双管状骨易使血流阻断不全，故前臂和小腿不宜用止血带。

b. 绑止血带时压力一定要适当，以能止住血以及远端刚好摸不到脉搏为度。

c. 绑上止血带后，要有明显标志并注明绑上止血带的时间。

d. 每隔 1 h 放松 1～2 min，且使用止血带一般不应超过 4 h。

e. 松开止血带前应补充血容量，并且准备好止血器械后松开。

②结扎止血带的方法：

a. 橡皮管止血带止血法（图 38-3）：在准备结扎的部位加好衬垫，以一只手拇指与示指、中指固定止血带一端 5～10 cm 处，另一只手拉紧止血带，压住止血带的起始端，并缠绕 2 周，用示指、中指夹住止血带的末端，并向下拉出即可，再将止血带末端穿入结内拉紧，使之不会脱落，检查桡动脉搏动是否消失，最后记录时间。

b. 卡扣式止血带止血法（图 38-4）：卡扣式止血带由塑料扣和伸缩带两个部分组成，由塑料扣直接固定，固定后也不易松开，因此使用起来更方便、可靠。在准备结扎的部位加好衬垫，将卡扣式止血带放在止血部位，再将卡扣插入卡槽，然后拉紧伸缩带，检查桡动脉搏动是否消失，最后记录结扎止血带时间。

c. 绞紧止血法（图 38-5）：可根据情况就地取材，如三角巾、围巾、领带、衣服、床单、窗帘等均可利用，将其折叠成平整条带状，即可当止血带使用。先将止血带中点放在上臂的上 1/3 处，平整地将止血带的两端向后环绕 1 周，并在下面交叉，交叉后向前环绕第 2 周，并打一活结，将一绞棒（笔、筷子等均可）插入活结下面，然后旋转绞棒，将一端插入活结内，至远端动脉搏动消失再将活结拉紧，最后记录结扎止血带时间。

2. 包扎方法　主要讲解绷带包扎法与三角巾包扎法。

（1）绷带包扎法：绷带包扎法主要用于四肢及手部、足部伤口的包扎及敷料或夹板的固定等。常见的有以下几种方法。

①环形包扎法：将绷带做环形重叠缠绕。第 1 圈环绕稍做斜状（图 38-6（a）），将下层斜出的角反折压在第 2 圈上（图 38-6（b）、（c）），从第 2 圈开始做环形（图 38-6（d）），层数根据患者情况来定，最后用绷带扣或医用胶布将带尾固定（图 38-6（e）），也可将带尾剪开两头打结。此法是各种绷带包扎法中最基本的方法，多用于手腕、肢体等部位。

②蛇形包扎法：先将绷带按环形包扎法缠绕数圈。按绷带之宽度间隔斜形上缠或下缠。固定方法同环形包扎法。

③螺旋形包扎法：先按环形包扎法缠绕数圈。以后每圈呈螺旋形盖住前圈之 1/3 或 2/3。固定方法同环形包扎法（图 38-7）。

④螺旋反折包扎法：先按环形包扎法缠绕数圈。做螺旋形包扎法之缠绕，等缠到渐粗处，将每圈绷带反折，盖住前圈的 1/3 或 2/3，依次由上而下地缠绕（图 38-8）。

⑤“8”字形包扎法：在关节弯曲的上方、下方，先将绷带由下而上缠绕；再由上而下呈“8”字形地来回缠绕。

a. 手部“8”字形包扎法如图 38-9 所示。

b. 足部“8”字形包扎法如图 38-10 所示。

c. 关节“8”字形包扎法如图 38-11 所示。

（2）三角巾包扎法：这种包扎方法在现场急救中方便、快捷，较为常用。常见的有以下几种方法。

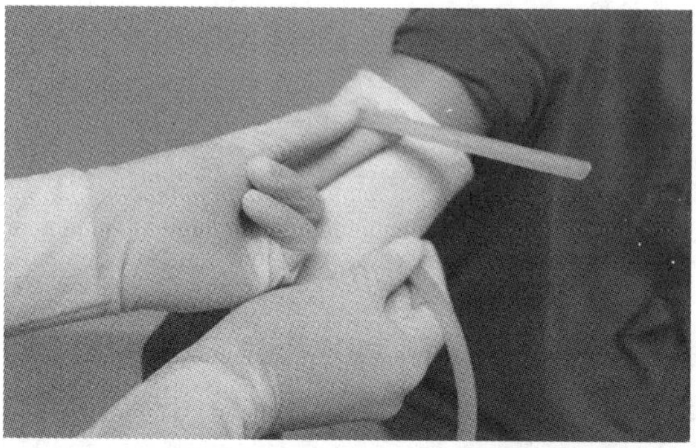

(a)

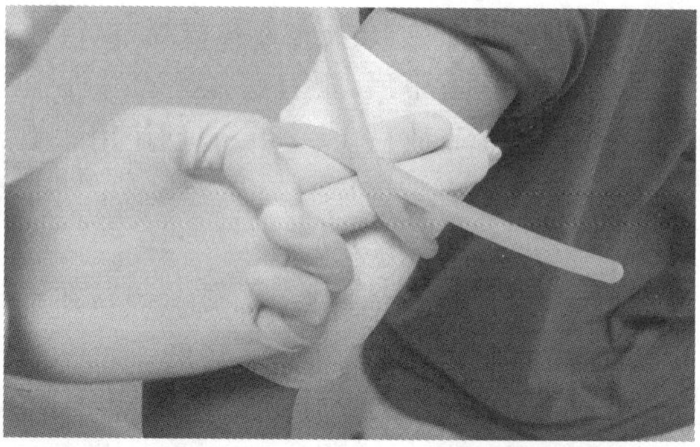

(b)

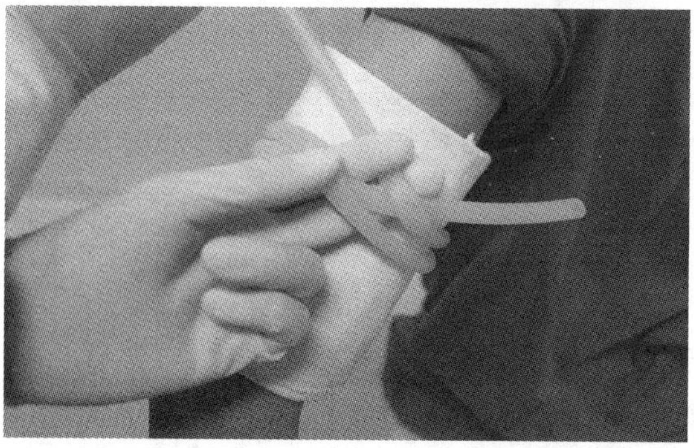

(c)

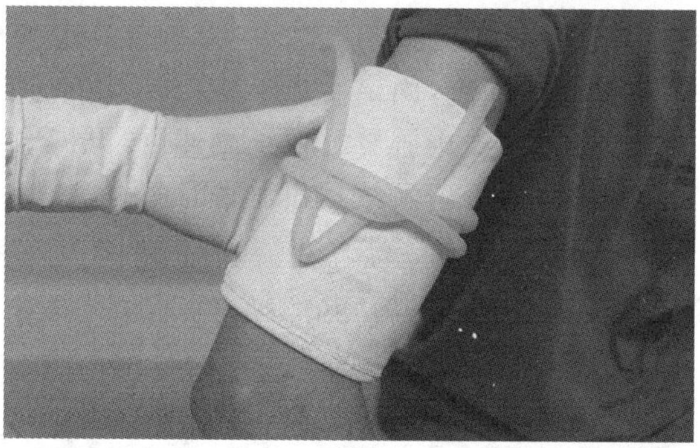

(d)

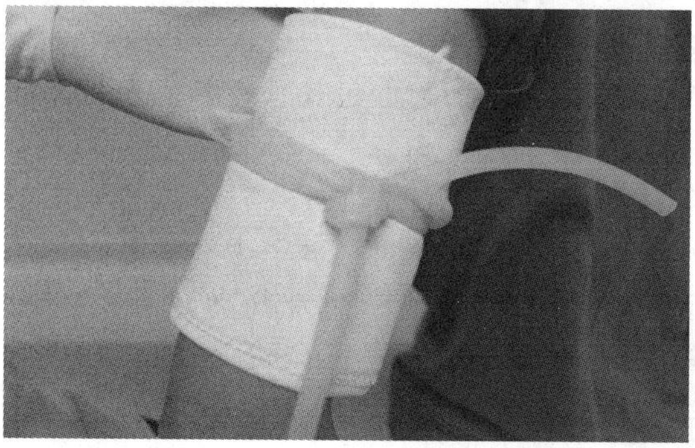

(e)

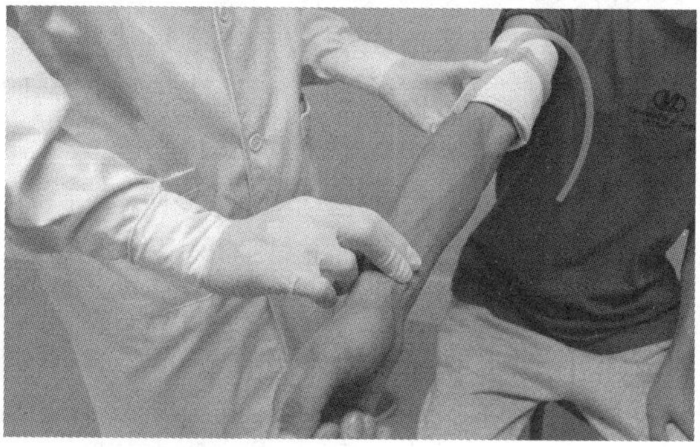

(f)

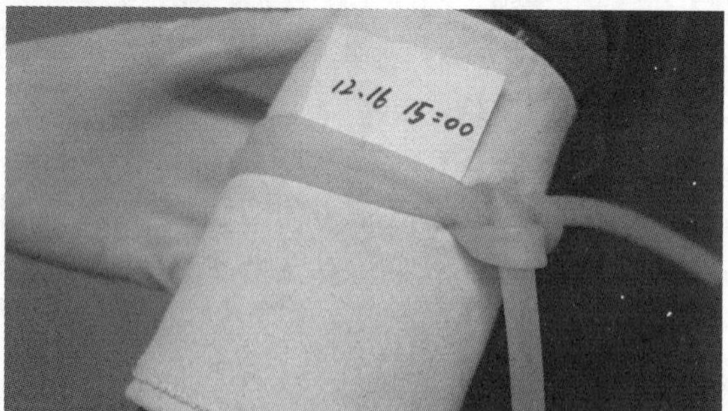

(g)

图 38-3　橡皮管止血带止血法

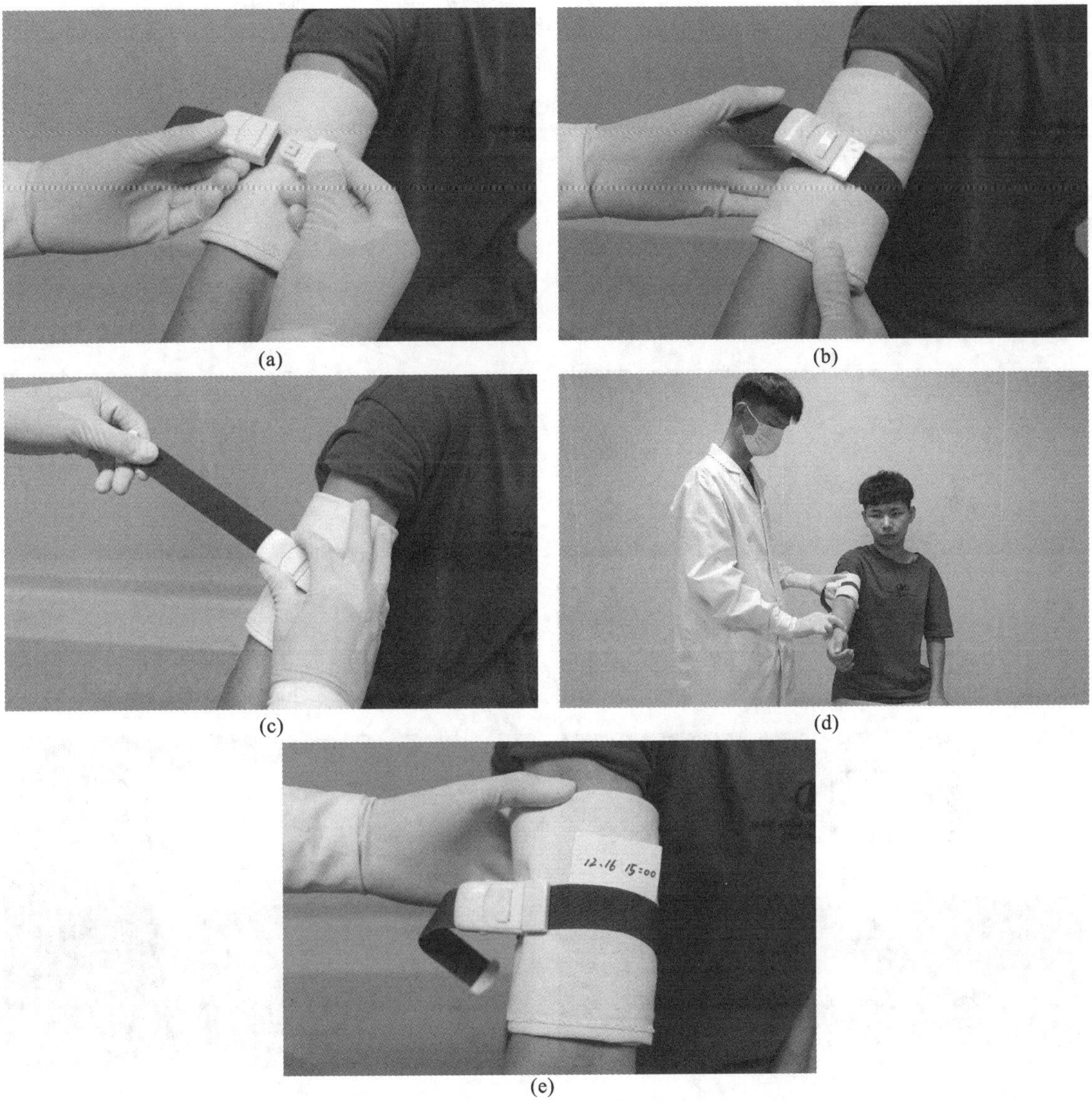

图 38-4　卡扣式止血带止血法

①帽式包扎法(图 38-12):站在伤者身后,将三角巾的顶角正对后正中线,底边向内折叠约两横指宽,置于前额齐眉处,将两侧底角分别经两耳上方拉向枕部,在枕骨粗隆下方交叉、压紧顶角,再绕到前额,在眉毛上面打结,然后拉紧顶角,将其折叠并塞入两底角交叉处。

②单肩包扎法(图 38-13):面对伤肩一侧,将三角巾折叠成燕尾巾,燕尾夹角约 90°,两燕尾角不等大,将其放于肩上,夹角正对颈部,燕尾大片压小片,大片放背后,小片放胸前,两侧燕尾底边角包绕上臂上部并打结,也可将三角巾顶角带连同顶角旋转后,再围绕燕尾底边固

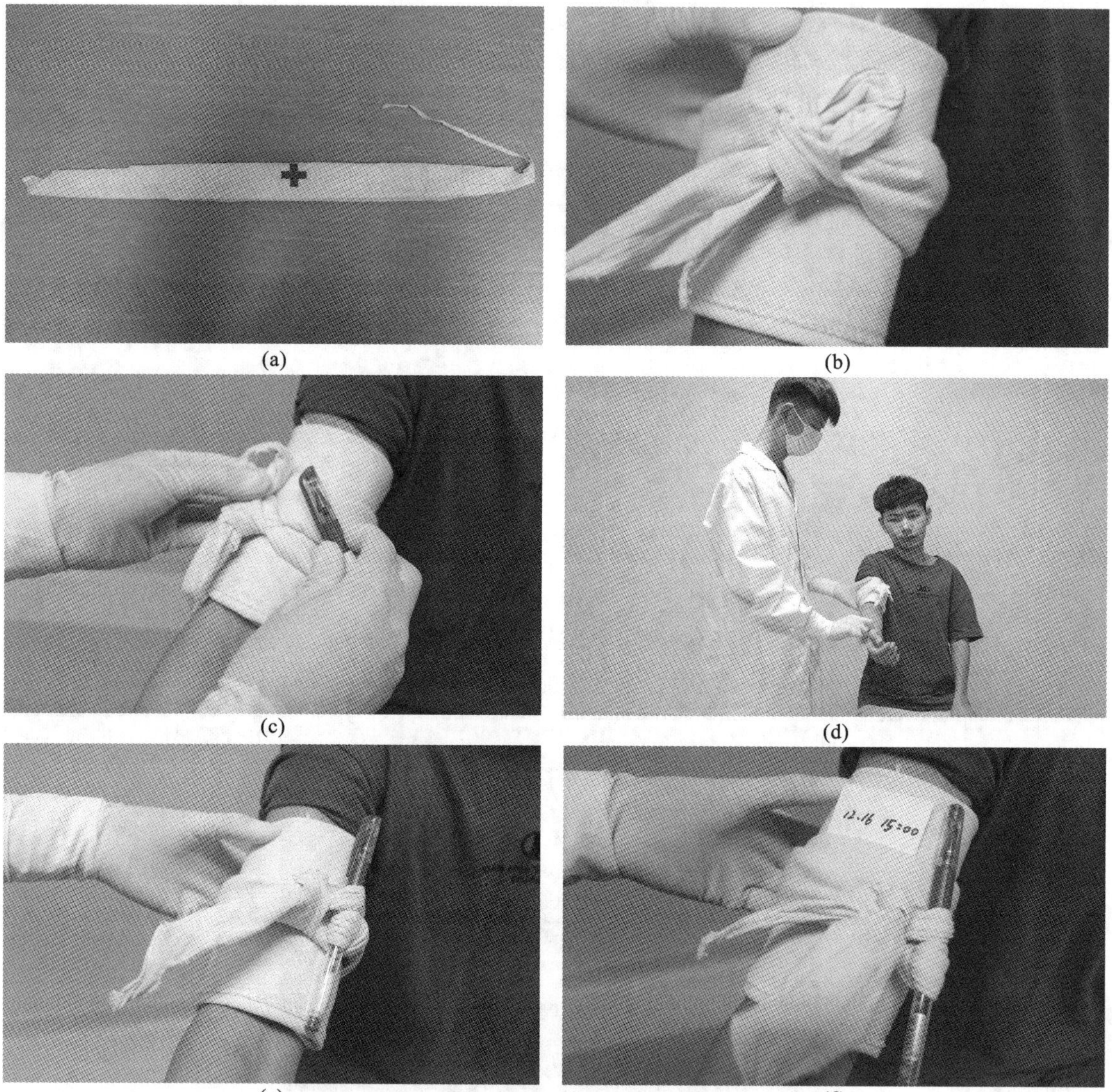

图 38-5 绞紧止血法

定，最后，将两燕尾角在对侧腋下打结。

③单侧胸部包扎法(图 38-14)：面对伤员，将三角巾顶角放在伤侧肩上，底边向内折叠两横指后，围绕胸部至背部，两底角在背后打结，再将顶角带向背后拉紧，与两底角打结。

④腹部包扎法(图 38-15)：面对伤员，将三角巾底边向上，顶角向下，覆盖腹部，底边齐腰，两侧底角围绕到腰后打结，再将顶角带从两腿间拉向后上方，于两底角结处打结。

⑤大手挂(大悬臂带)包扎法(图 38-16)：常用于前臂或肘关节损伤等，禁用于肱骨骨折。

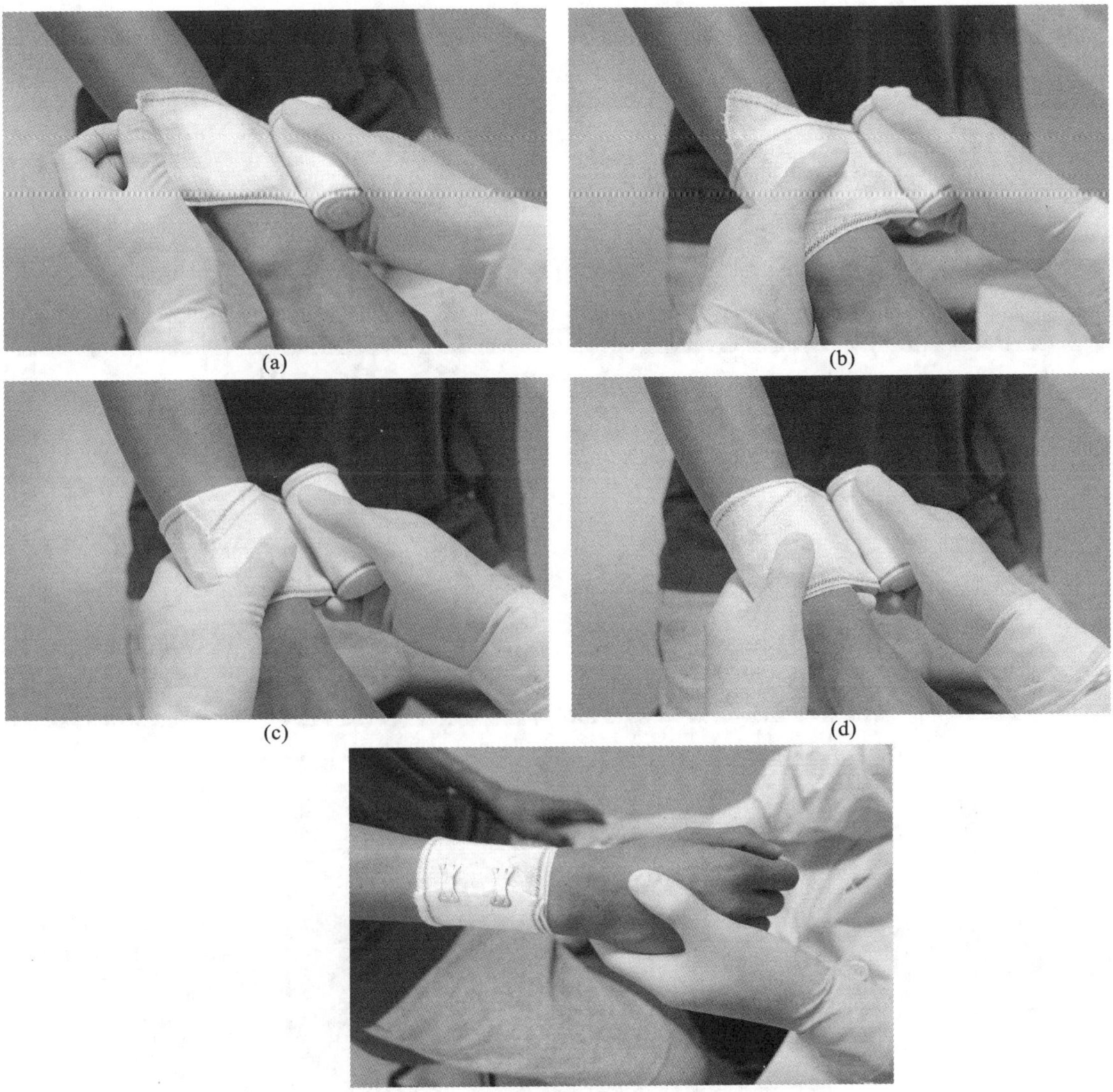

(a)　(b)　(c)　(d)　(e)

图 38-6　环形包扎法

将三角巾一底角放于健侧肩部，底边与身体长轴平行，顶角朝向伤侧肘部，肘关节屈曲，角度略小于 90°，即手部要高于肘部，前臂放在三角巾中部，另一底角向上反折、覆盖前臂，通过伤侧肩部，两底角在对侧锁骨上窝打结，前臂则悬吊于胸前。将三角巾顶角旋转后，塞入悬臂带内。

⑥小手挂(小悬臂带)包扎法(图 38-17)：将三角巾一侧底角打结，然后将三角巾底角结套在伤肢的中指，顶角向上，另一底角覆盖同侧肩背部；由外向内用顶角包绕伤肢，并用顶角

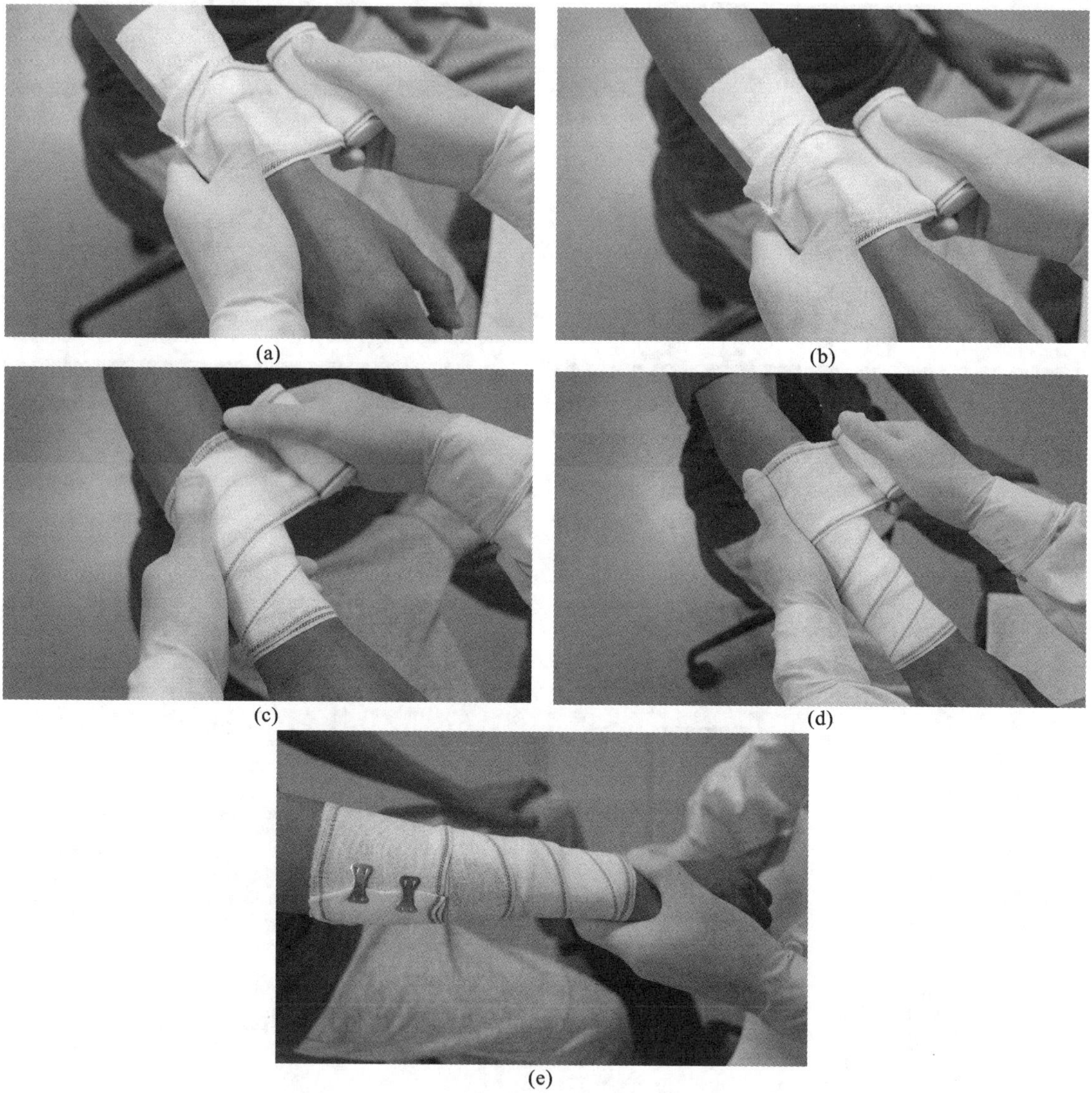

图 38-7　螺旋形包扎法

带缠绕固定，再将前臂屈曲至胸前，手在健侧锁骨处，三角巾两底角在对侧肩背部打结。

⑦膝（肘）关节包扎法（图 38-18）：根据情况将三角巾折叠成适当宽度的条带，将条带中央覆盖膝（肘）关节受伤部位，条带在腘（肘）窝交叉，分别压住条带上下两边，条带两端在后面打结。

【注意事项】

（1）迅速暴露伤口并检查，采取急救措施。

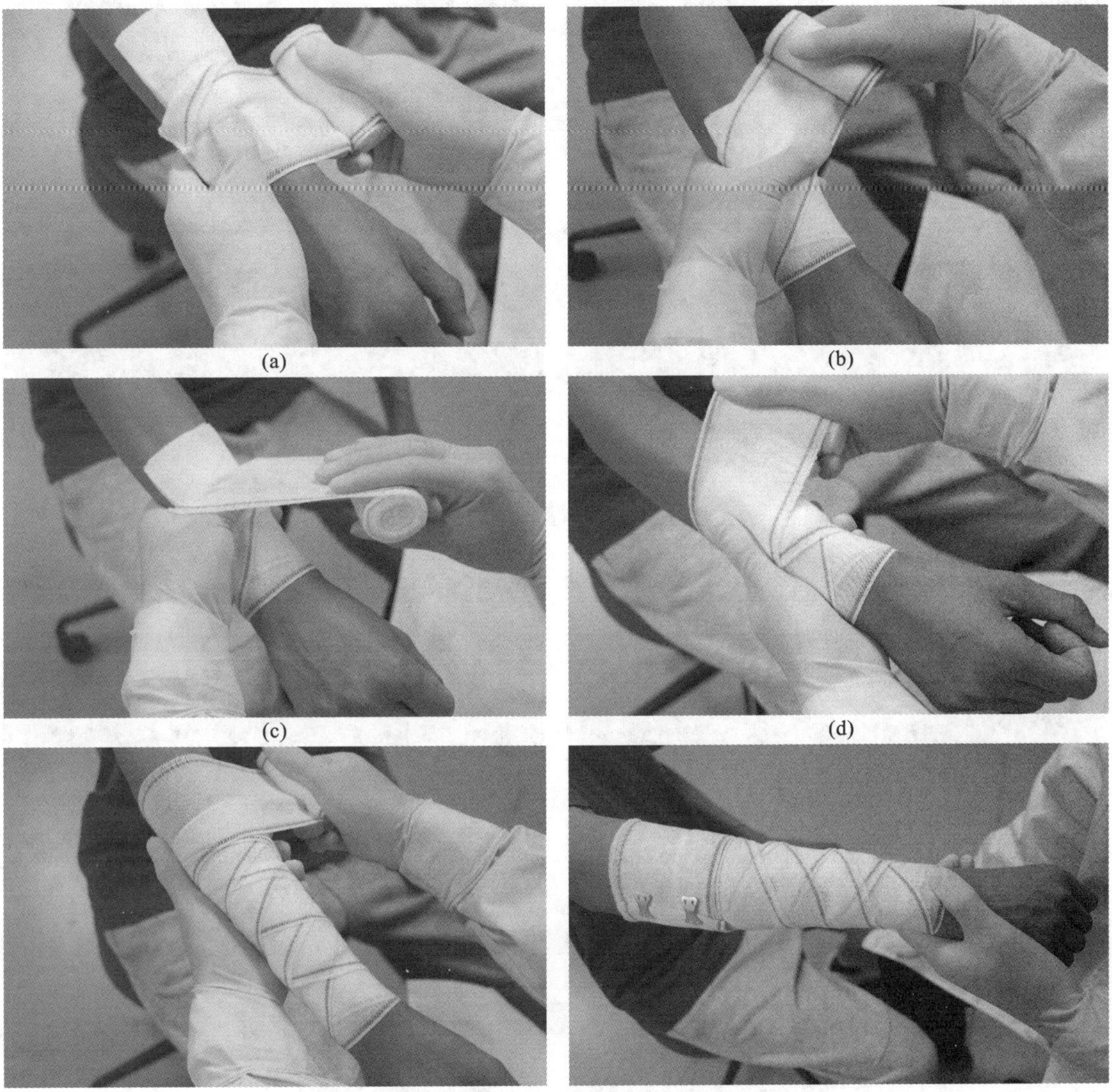

(a)　(b)　(c)　(d)　(e)　(f)

图 38-8　螺旋反折包扎法

(2) 有条件者应对伤口妥善处理，如清除伤口周围油污、局部消毒等。

(3) 包扎材料尤其是直接覆盖伤口的纱布应严格无菌，没有无菌敷料则应尽量用相对清洁的材料，如干净的毛巾、布类等。

(4) 包扎不能过紧或过松，打结或固定的部位应在肢体的外侧面或前面。

(5) 开放性骨折并骨端外露：包扎时外露的骨折端不要还纳，如自行还纳还需特别注明。

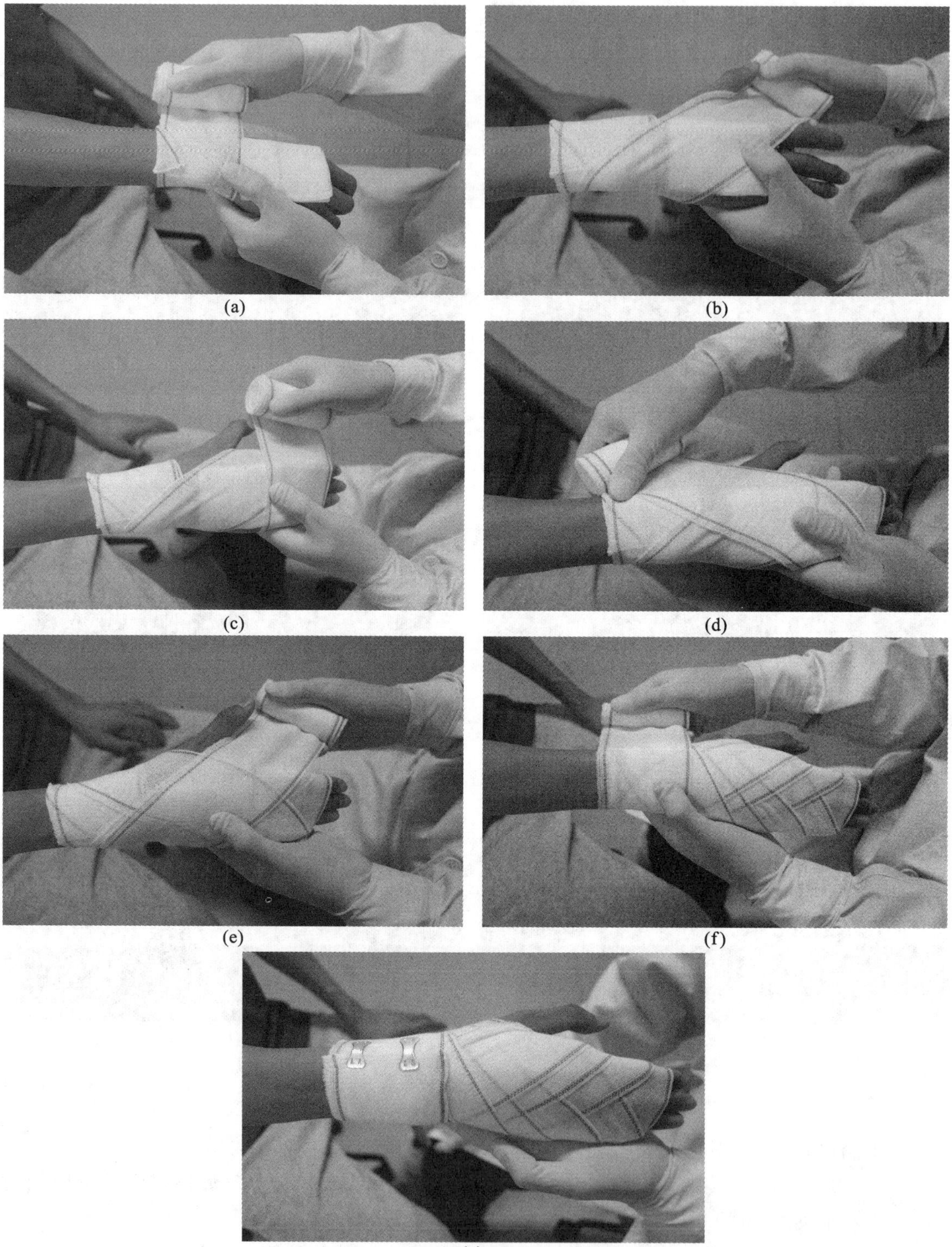

图 38-9　手部"8"字形包扎法

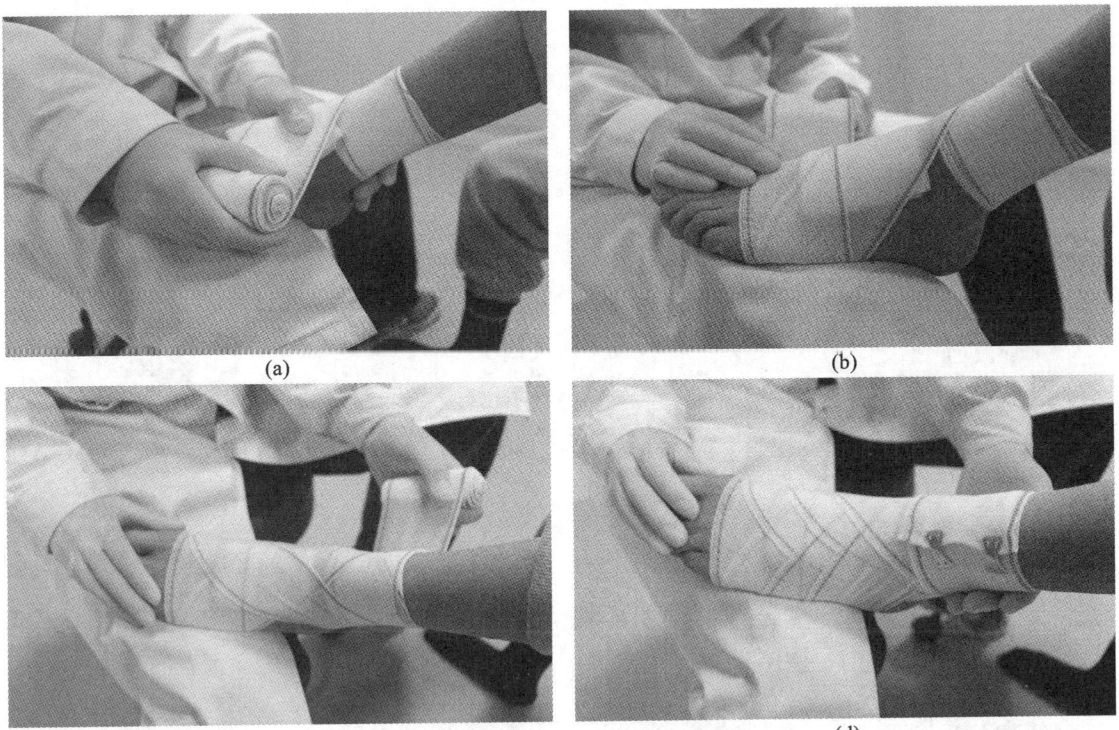

图 38-10　足部"8"字形包扎法

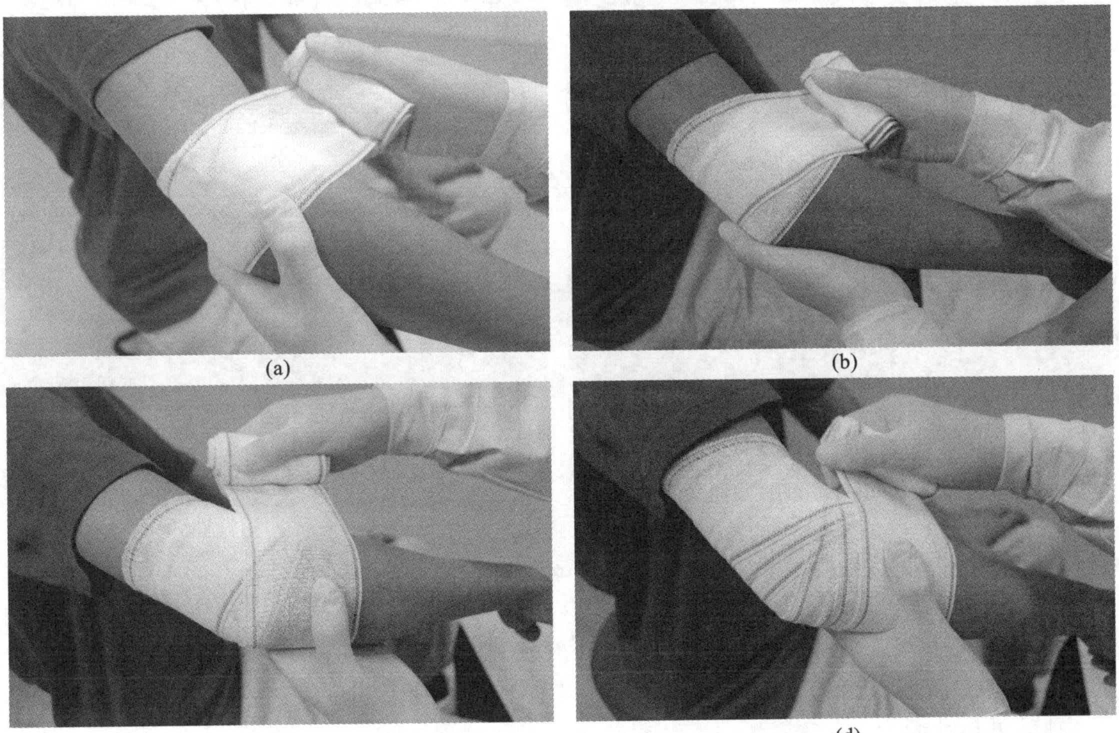

图 38-11　关节"8"字形包扎法

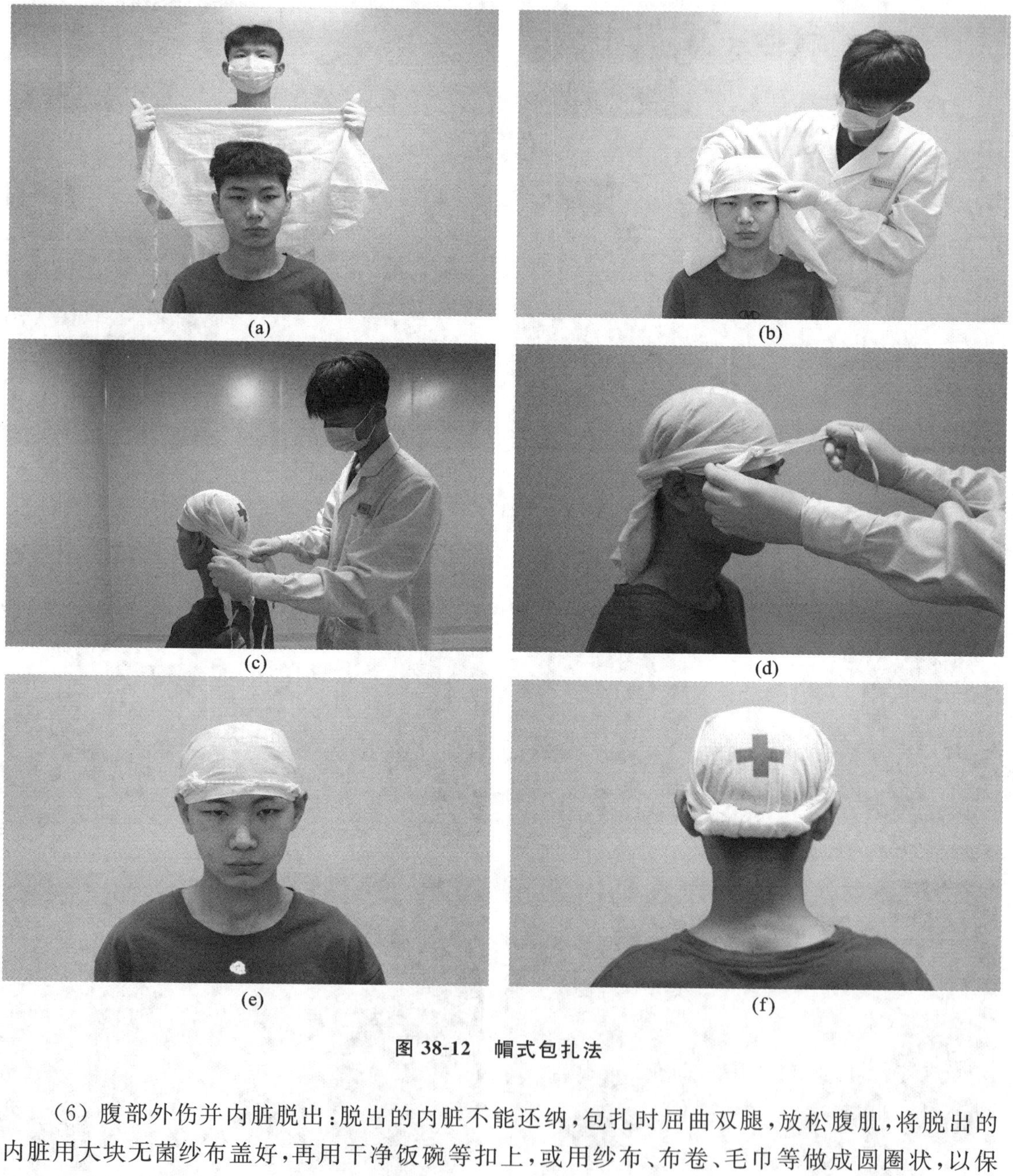

图 38-12　帽式包扎法

(6) 腹部外伤并内脏脱出：脱出的内脏不能还纳，包扎时屈曲双腿，放松腹肌，将脱出的内脏用大块无菌纱布盖好，再用干净饭碗等扣上，或用纱布、布卷、毛巾等做成圆圈状，以保护内脏，再包扎固定。

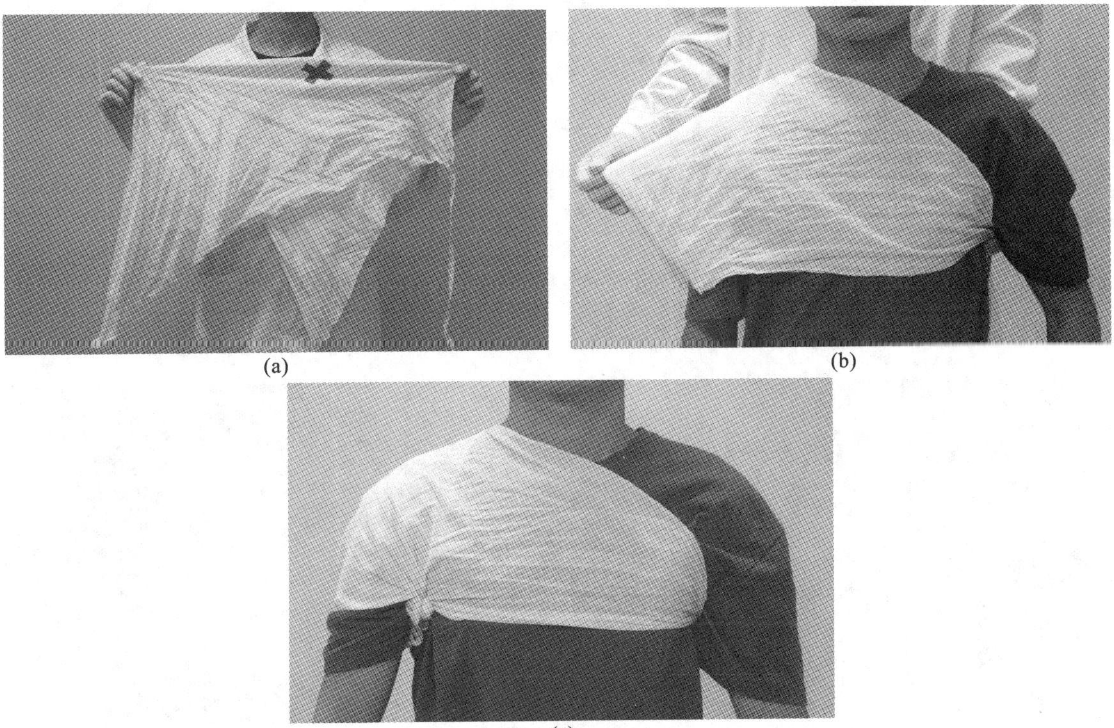

(a)　(b)

(c)

图 38-13　单肩包扎法

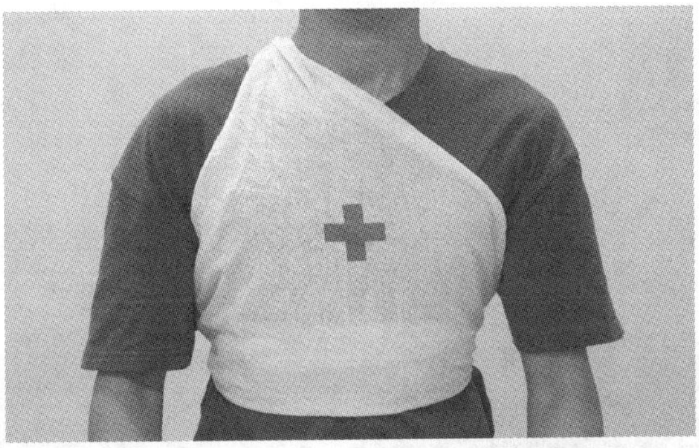

图 38-14　单侧胸部包扎法

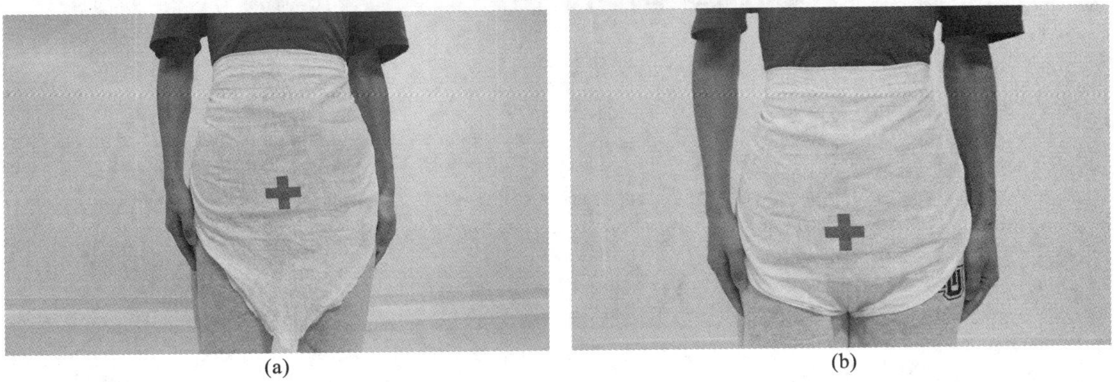

(a)　(b)

图 38-15　腹部包扎法

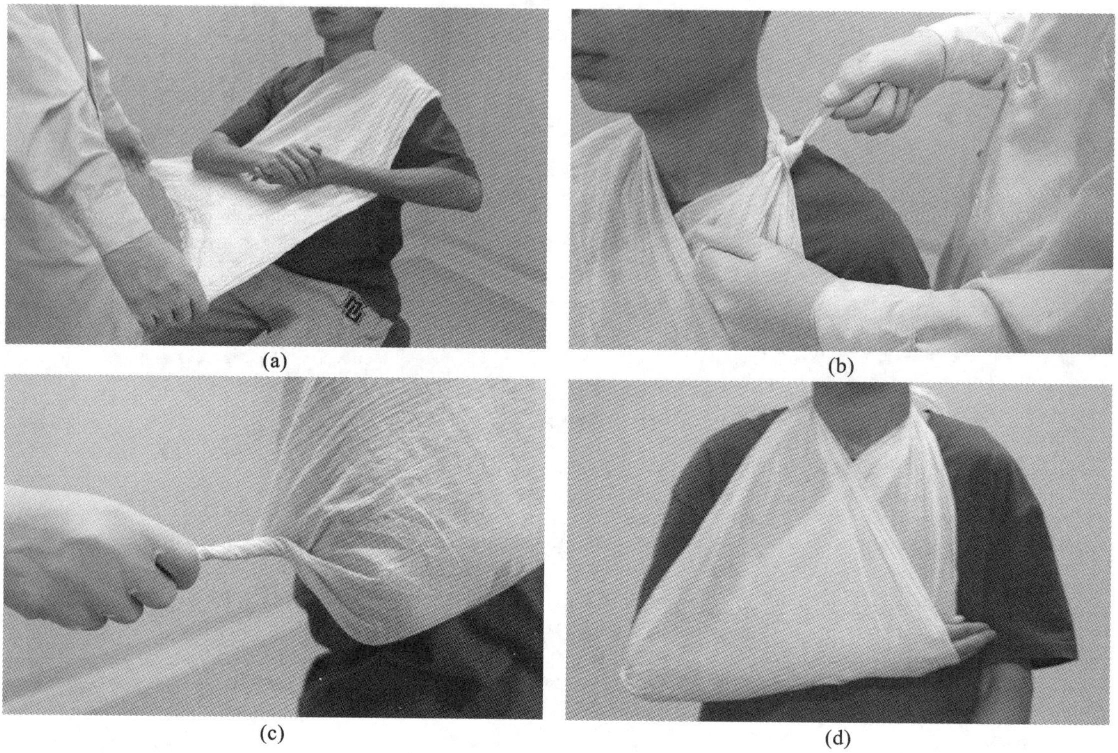

图 38-16　大手挂包扎法

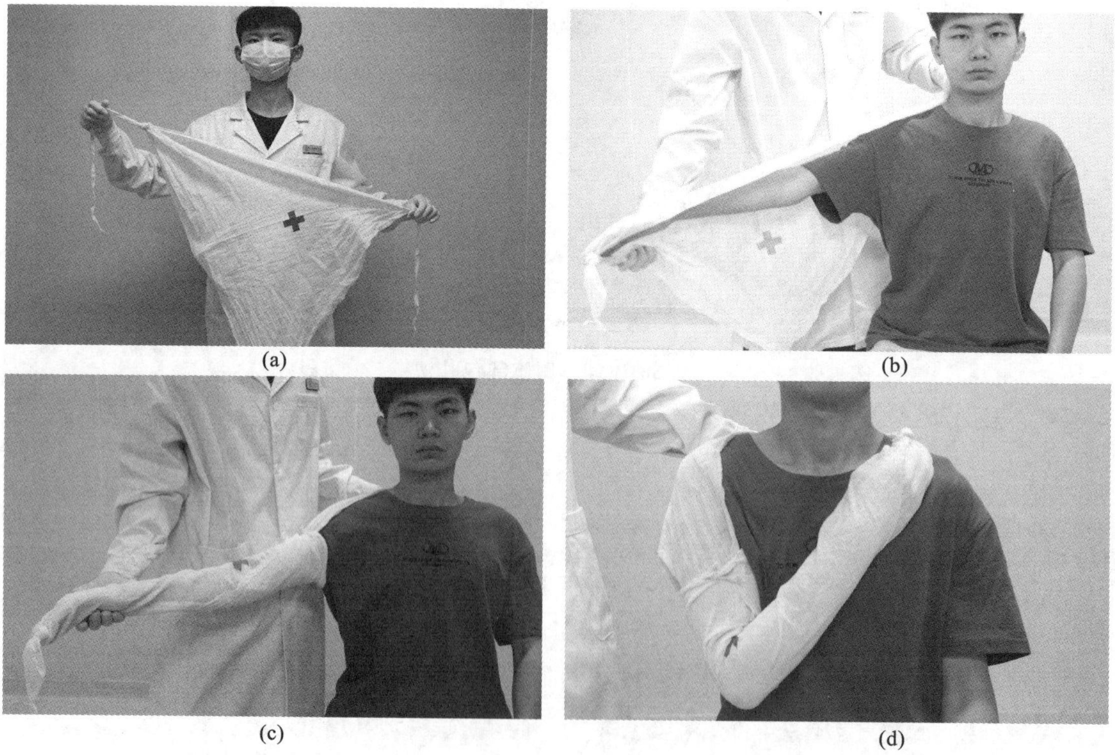

图 38-17　小手挂包扎法

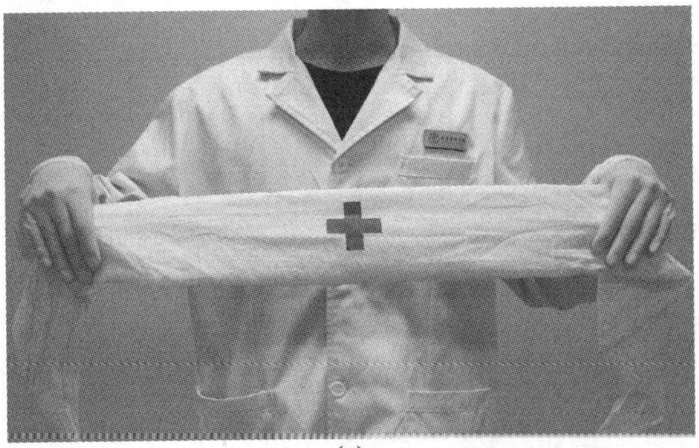

(a)

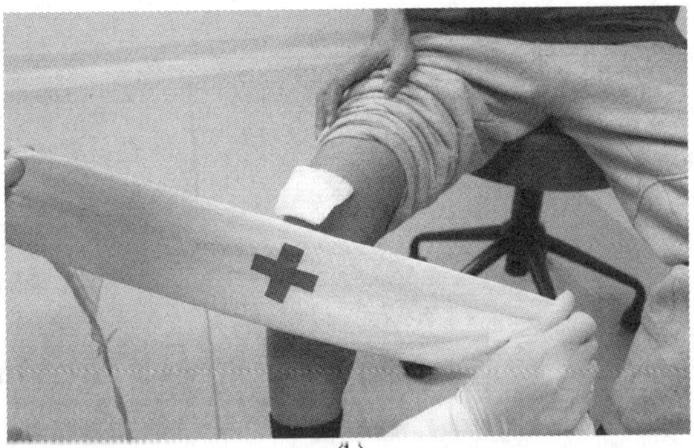

(b)

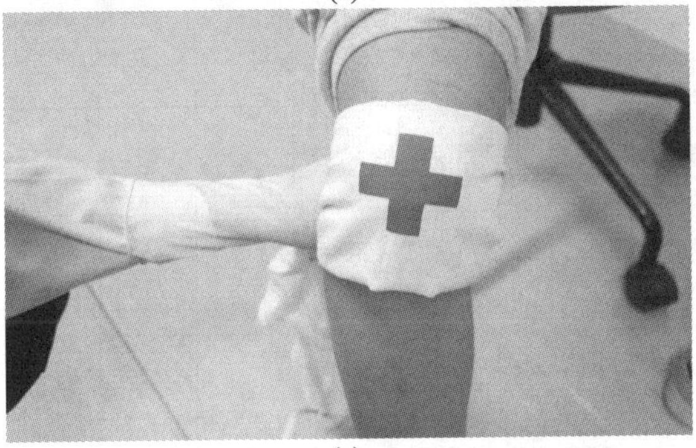

(c)

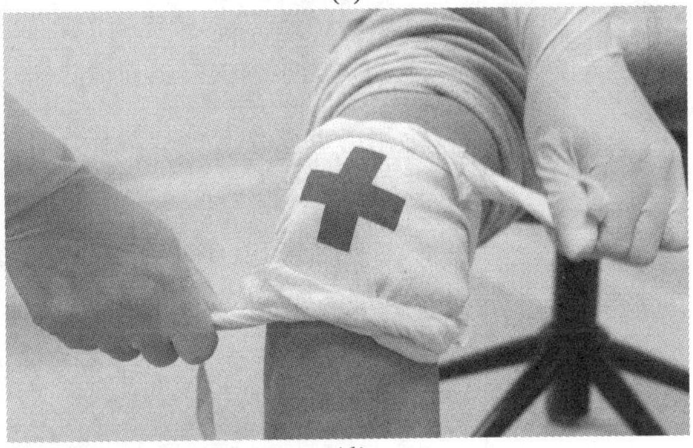

(d)

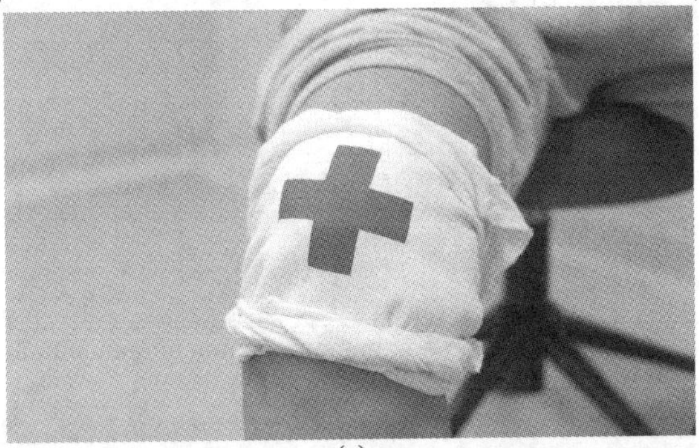

(e)

图 38-18　膝(肘)关节包扎法

评分标准

开放性伤口的止血和包扎评分标准

临床案例：患者，男，45 岁，建筑工人，工作时不慎划伤左臂，左前臂有一 4 cm×5 cm 大小的软组织创面缺损，伴广泛渗血

要求：作为急救人员，请为患者进行止血包扎

项　目	评分细则		分值	得分	备注
操作准备	1. 操作者准备	(1) 仪表端庄，着装整洁	5		
		(2) 戴口罩、帽子，洗手	5		

续表

项　目	评分细则		分值	得分	备注
操作准备	2. 物品准备	检查并准备用物：无菌纱布、绷带、三角巾、棉垫等	5		
评估伤情	1. 评估周围环境是否安全		5		
	2. 表明身份，抚慰患者		5		
	3. 检查伤情及出血情况，报告伤情		5		
具体操作流程	1. 检查伤口，排除异物和骨折情况，报告“无异物和骨折”		5		
	2. 敷料选择合适，按无菌原则取敷料(敷料手接触面不能接触创面，敷料应大于创面)，创面应完全覆盖		5		
	3. 用绷带先在敷料远端环形扎 2 圈使其牢固，然后螺旋形向上包扎		5		
	4. 适度加压，压住上一圈 1/3 或 2/3 使绷带边缘保持整齐，最后环形缠绕结束，在伤肢外侧用绷带扣固定		5		
	5. 绷带卷无脱落，包扎平整美观，敷料无外露，绷带间距适度、均匀，加压适度		5		
	6. 将三角巾平展于胸前		5		
	7. 顶角与患肢肘关节平行，屈曲患肢		5		
	8. 提起三角巾下端，两端在颈后(或锁骨上窝)打结		5		
	9. 上肢屈曲成 80°～85°，手指指头暴露适度，三角巾平整		5		
	10. 包扎平整美观，前臂悬吊正确		5		
操作后处理	1. 整理患者衣物		5		
	2. 操作结束后询问患者有无不适情况，并告知患者注意事项		5		
人文关怀	操作过程中能够做到有效沟通，充分体现人文关怀，有爱伤意识		5		
	专心的倾听者□　仔细的观察者□ 敏锐的交谈者□　温柔的操作者□ 在符合条件的框内打钩，符合 4 项为 A 档，3 项为 B 档，2 项为 C 档，1 项及以下为 D 档		评价档次	A□　C□	B□　D□
综合评价	动作紧张有序，操作熟练规范		5		
	教师对此次测评满意程度： 非常满意：A　满意：B　一般：C　不满意：D		评价档次	A□　C□	B□　D□
总分			100		

（北大医疗淄博医院　刘鲁山）
（齐鲁医药学院　张凤腾）
（齐鲁医药学院　朱　晨）

第三十九章　创伤急救——固定搬运技术

临床案例

患者，男，39岁，车间工人，工作时不慎从5 m高处跌落，臀部着地，颈部撞击货架，神志清醒，生命体征平稳，自述颈部疼痛，活动不便，四肢运动、感觉尚可。

（一）固定技术

【目的】

（1）稳定骨折断端，防止骨折断端移位。

（2）对受伤部位制动，缓解疼痛。

（3）减少出血和肿胀。

（4）便于搬运。

【适应证】

（1）骨折患者，如脊柱、骨盆、四肢及肋骨骨折等。

（2）关节脱位及软组织严重挫裂伤。

（3）对于伴有出血及开放性伤口的患者，应先进行伤口的止血、包扎，然后固定。

（4）对于有心搏骤停、休克、昏迷、窒息等情况的患者，应先进行心肺复苏、抗休克、开放呼吸道等处理，再行急救固定。

【操作前准备】

1. 患者准备

（1）综合评估患者病情。

（2）与患者及其家属谈话，做好各种解释工作，消除患者紧张、恐惧情绪，取得患者配合。

2. 操作者准备

（1）协助患者取合适体位。

（2）了解伤情，检查伤部，判断有无重要血管、神经、肌腱和骨骼损伤；针对伤情，准备相应固定器材。

3. 物品准备

纱布绷带、弹性绷带、三角巾、夹板、石膏及衬垫、颈托、头部固定器等，也可就地取材，利用其他物品进行替代。

【操作步骤】

1. 锁骨骨折固定

锁骨骨折8字形固定：将两条三角巾叠成长条状，约5 cm宽，分别缠绕两侧肩关节并在肩后方打结，再将两侧三角巾的底角拉紧，使两肩关节维持后伸，在背部将底角打结。

2. 肋骨骨折固定

行小手挂包扎法（见第三十八章）加宽带横行固定。

3. 四肢骨折固定

（1）肱骨骨折固定：先用两条三角巾和一块夹板将伤肢固定，然后用一块燕尾式三角巾中间悬吊前臂，使两底角向上绕颈部后打结，最后用一条带状三角巾分别经胸背于健侧腋下打结。

（2）肘关节骨折固定：分为两种情况，即肘关节骨折处于伸直位及处于屈曲位。

①肘关节骨折处于伸直位：将夹板置于掌侧（自指端至肩关节），可用卷绷带或两块三角巾将肘关节固定。

②肘关节骨折处于屈曲位：将两条三角巾叠成宽带形，夹板置于肘关节内侧，分别以三角巾于上臂及前臂固定。

（3）尺、桡骨骨折固定：夹板置于伤肢下方，用两块带状三角巾或绷带将伤肢和夹板固定，再用一块燕尾式三角巾悬吊伤肢，最后用一条带状三角巾的两底边分别绕胸背于健侧腋下打结固定。

（4）股骨骨折固定：用一块长夹板（长度为伤者的腋下至足跟）放在伤肢侧，另用一块短夹板（长度为会阴至足跟）放在伤肢内侧，至少用四条带状三角巾，分别在腋下、腰部、大腿根部及膝部环绕伤肢包扎固定。

（5）胫、腓骨骨折固定：两块夹板分别置于小腿内、外侧，夹板长度超过膝关节，至少用三条带状三角巾固定。

4. 脊柱骨折固定

（1）颈椎骨折固定：首选颈托固定。伤者平卧，颈椎处于中立位，以双手拇指置于伤者前额，示指置于耳前，其余三指置于头部后方，抱紧伤者头部，避免旋转、过伸及过曲，可沿身体纵轴方向轻柔复位。助手协助放置颈托。如需移动，则需有专人保持此颈椎位置，多人同时搬运，保持“同轴性”移动，置于担架上后，颈部两侧放置沙袋固定头部。

（2）胸椎、腰椎骨折固定：伤者仰卧，多人协作，保持脊柱“同轴性”，置于硬质架上，用至少四条宽带式三角巾横行固定。

5. 骨盆骨折固定

将一条带状三角巾的中段放于腰骶部，绕髋前至腹部打结；协助伤者轻度屈膝，膝下垫软垫，另取两条带状三角巾于膝部及踝部横行固定。或用一条宽20～30 cm的床单从伤者膝下传至股骨大转子位置，两端旋拧，最后用三角巾、胶布或者电线扎带固定。注：此类方法适用于“开书样”骨盆骨折。

【操作要点】

（1）怀疑脊柱骨折、骨盆骨折、大腿或小腿骨折，应就地固定，切忌随便移动伤者。

（2）固定应力求稳定牢固，采用超关节固定，固定材料的长度应超过固定两端的上、下两个关节。

(3) 夹板不要直接接触皮肤，应先用毛巾等软物垫在夹板与皮肤之间，尤其在肢体弯曲处等间隙较大的地方，要适当加厚垫衬。

(4) 固定要松紧适中。

【注意事项】

(1) 由于在固定过程中，绷带及三角巾固定打结不牢、固定力度不够导致的固定失效，需重新固定。

(2) 皮肤及软组织损伤：由于固定过程中未使用足够的夹板内衬、固定过程中力度过大等原因，导致皮肤受压而引起的继发损伤。注意使用软衬垫(尤其在有骨性突起处)，固定过程中包扎力度适中，可有效减少此类并发症。

(3) 肢体缺血坏死：固定过紧、时间过长可使受伤的组织缺血加重，严重者可导致肢体缺血坏死。固定后应观察肢体远端血运情况，适当调整固定的松紧程度。

(4) 神经损伤急救固定时要特别注意保护伤处及需固定部位的重要神经组织，避免固定造成神经损伤。可在固定物与皮肤间加软衬垫等避免神经损伤。

(二) 搬运技术

【目的】

(1) 搬运伤者尽快脱离危险区域。

(2) 将伤者运往安全地带，改变所处环境，以利于抢救。

(3) 转运至医疗机构进一步救治。

【适应证】

(1) 经止血、包扎、固定等措施后需进一步进行专业处理。

(2) 所处环境存在危险及二次伤害的可能，如发生燃烧、爆炸、伴生物化学毒性伤害、交通事故二次伤害、自然灾害等，需迅速将伤者转运至安全处。

(3) 未经详细检查，未明确病情的伤者通常不能搬运。但根据现场环境安全程度可将搬运分为紧急解救和非紧急解救：紧急解救即现场不安全，需尽快将伤者搬运至安全区域后，再行检查及处理；反之即为非紧急解救。

(4) 生命体征不稳定、病情危重且需要实施现场急救的伤者，如发生窒息、大出血、严重骨折、内脏外溢、昏迷、休克等存在危及生命的情况，应先行有效的止血、抗休克、心肺复苏等抢救治疗，病情基本稳定后，再安排转运。

【禁忌证】

没有绝对禁忌证。

【操作前准备】

1. 救护者准备

(1) 根据病情，协助伤者调整体位。若无特殊病情，一般以伤者舒适体位为佳。

①仰卧位：较为常用，绝大部分危重伤者，尤其是脊柱及下肢骨折、腹部损伤的伤者均可采用。

②侧卧位：适用于昏迷伴有呕吐的伤者。

③半卧位:呼吸困难或胸部外伤伴血气胸者。

(2) 若伤者意识清醒,救护者需表明身份,告知转运目的地、转运方法及操作过程中的注意事项,尽可能安抚伤者情绪,消除伤者恐惧、焦虑心理,根据伤者病情选择合适的转运器材。

2. 物品准备

绷带、三角巾、脊柱板、头部固定器、颈托、担架、可移动生命体征监测设备、除颤设备及急救药品、输液设备等。

【操作步骤】

1. 徒手搬运

适用于病情较轻伤者的短距离搬运,但不可用于怀疑脊柱损伤或肢体骨折的伤者。

(1) 单人搬运。

①扶持法:对意识清醒、病情较轻、帮助下能够站立行走者可采取此法。救护者站于伤者一侧,将伤者单侧上肢揽在自己颈部,并用外侧的手握住伤者手腕,另一手扶持伤者上身,揽在其对侧腰部(图 39-1)。

②抱持法:适用于体型较小、体重较轻的伤者。如果伤者病情允许站立,则救护者站于伤者一侧,一手插至远侧腋下,手臂托其背部,一手托其腘窝处,将其抱起;如伤者无法站立,先协助伤者采取仰卧位,救护者屈单膝跪地,用一手将其背部稍稍扶托起,另一手从腋窝处托过,将伤者抱起。如伤者能够配合,可让其上肢抱持救护者颈部,头部依靠救护者(图39-2)。

③背负法:如有脊柱、四肢骨折,禁用此法。

a. 救护者背向伤者,下蹲或微弯背部,将伤者背起。救护者双手扎紧自身的裤腰处,伤者一手握另一手的手腕部(图 39-3)。

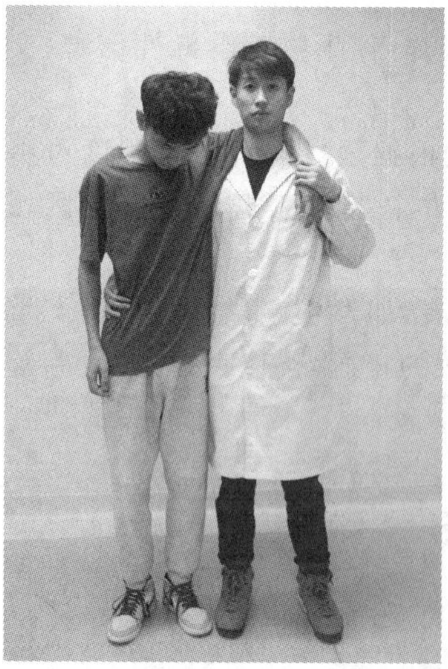

图 39-1　扶持法

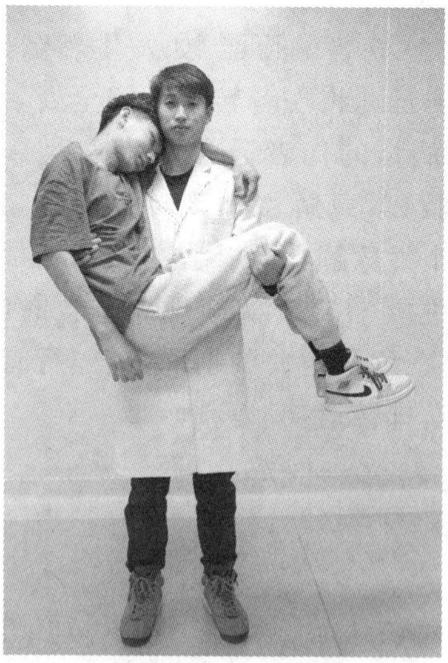

图 39-2　抱持法

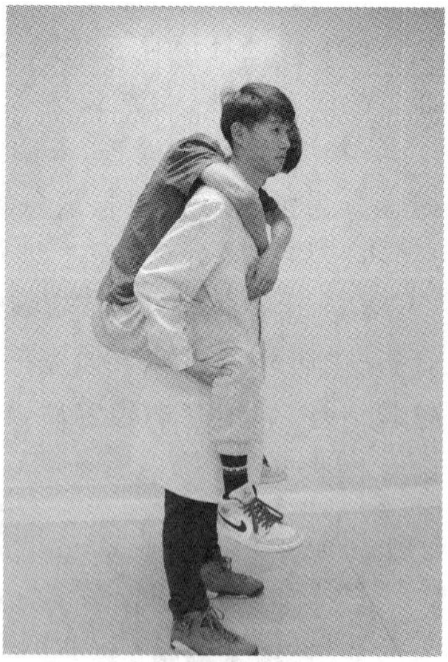

图 39-3　背负法一

b. 救护者一手固定伤者手腕,另一侧上肢插入伤者两腿之间,将伤员扛在肩部,手部固定伤者一侧下肢(图 39-4)。

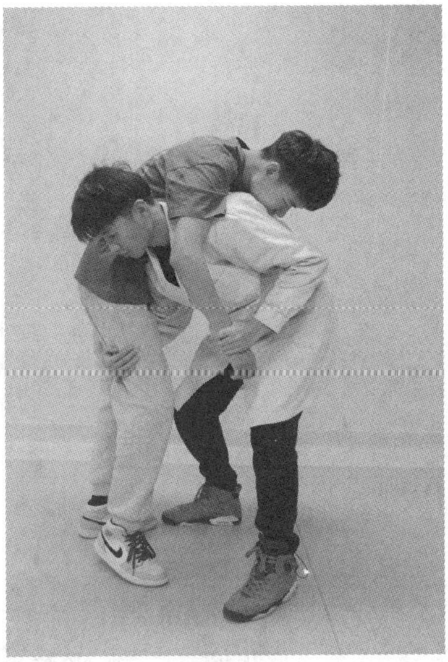

(a)

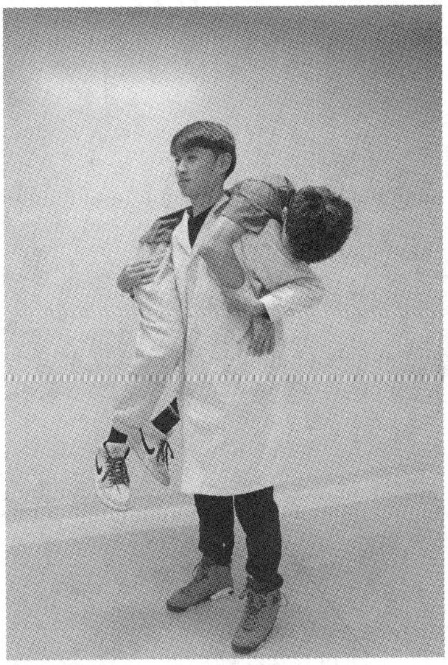

(b)

图 39-4　背负法二

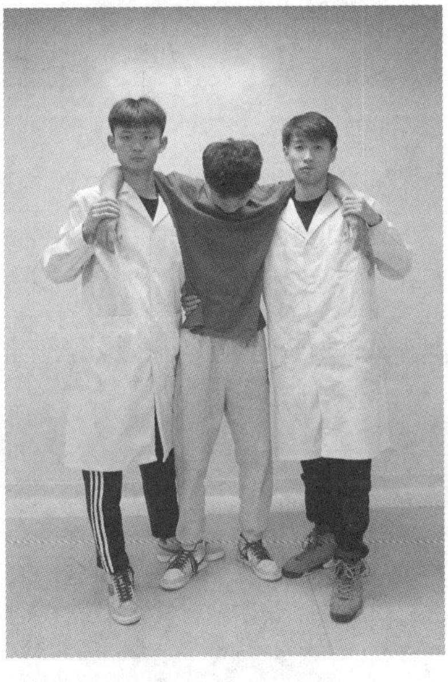

图 39-5　双人扶行法

（2）双人搬运。

①双人扶行法：两名救护者分别站在伤者两侧，交叉扶住伤者的腋下或腰部，伤者两侧上肢分别揽在救护员颈部，两名救护者另一手分别握住伤者腕部（图 39-5）。

②椅托式搬运法：适用于意识清醒，但手臂受伤的伤者。两名救护者在伤者两侧相对而立，各以一手伸在伤者大腿之下并互相紧握，其他手彼此交替而抓住伤者裤带、手臂以支持伤者背部。两名救护者同时起立，保持步调一致（图 39-6）。

③轿杠式搬运法：适用于意识清醒、体重较大的伤者。两名救护者双腕互握成“#”字状（图 39-7(a)）置于伤者臀下，伤者两手分别抱持救护者颈部，两名救护者同时起立，步调一致进行转运（图 39-7(b)）。

④拉车式搬运法：适用于意识不清者或狭窄处的搬运。两名救护者，一人站在伤者头部后方，双手插到伤者腋下，将其抱入怀内，双手抓住伤者腕部，另一人站在伤者足部，抬起伤者双腿。两名救护者一前一后步调一致缓慢前行（图 39-8）。

（3）三人徒手搬运：适用于疑有脊柱损伤者。三名救护者并排跪于伤者同侧，将伤者分步抱起，保持伤者头、颈、躯干平直，协调一致前进（图 39-9）。

2. 使用器械搬运　一般情况下，对怀疑有脊柱损伤或肢体骨折的伤者应使用器械搬

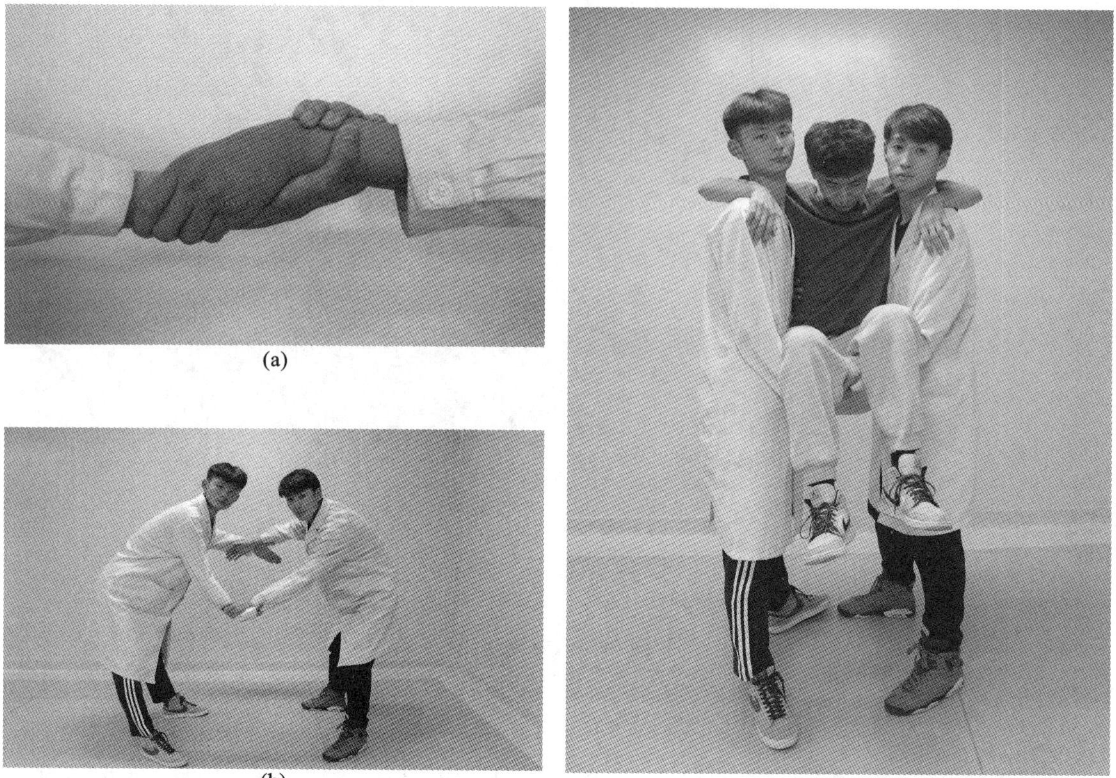

(a) (b) (c)

图 39-6　椅托式搬运法

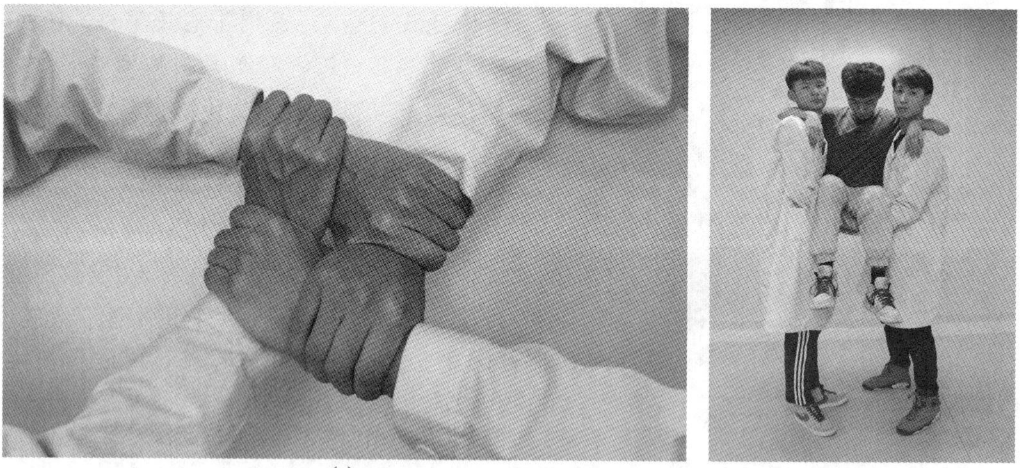

(a) (b)

图 39-7　轿杠式搬运法

运，以避免加重伤员损伤。常用工具为担架，其种类有折叠铲式担架和脊柱板等。折叠铲式担架可双侧打开，将伤员铲入担架，便于调整。折叠铲式担架和脊柱板均可用于脊柱损伤、骨折伤员的搬运，脊柱板多用于现场搬运。

（1）头颈部固定锁法。

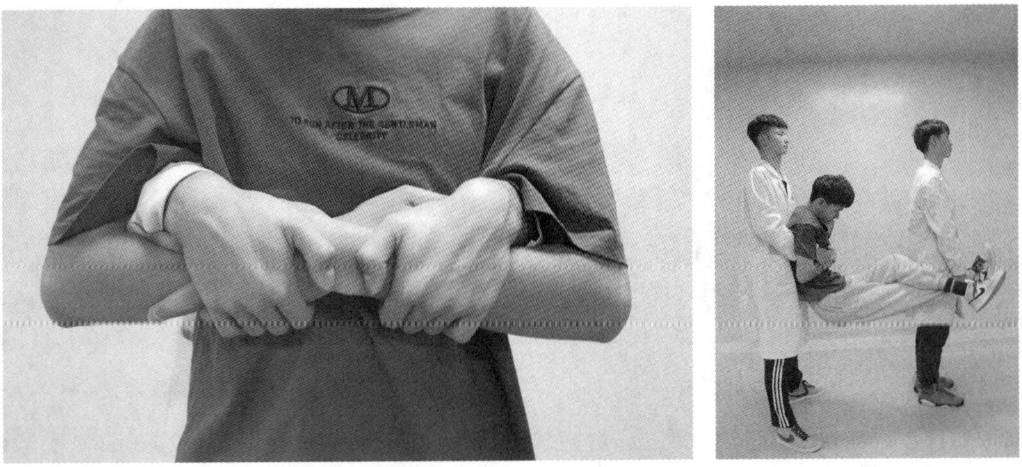

(a)　(b)

图 39-8　拉车式搬运法

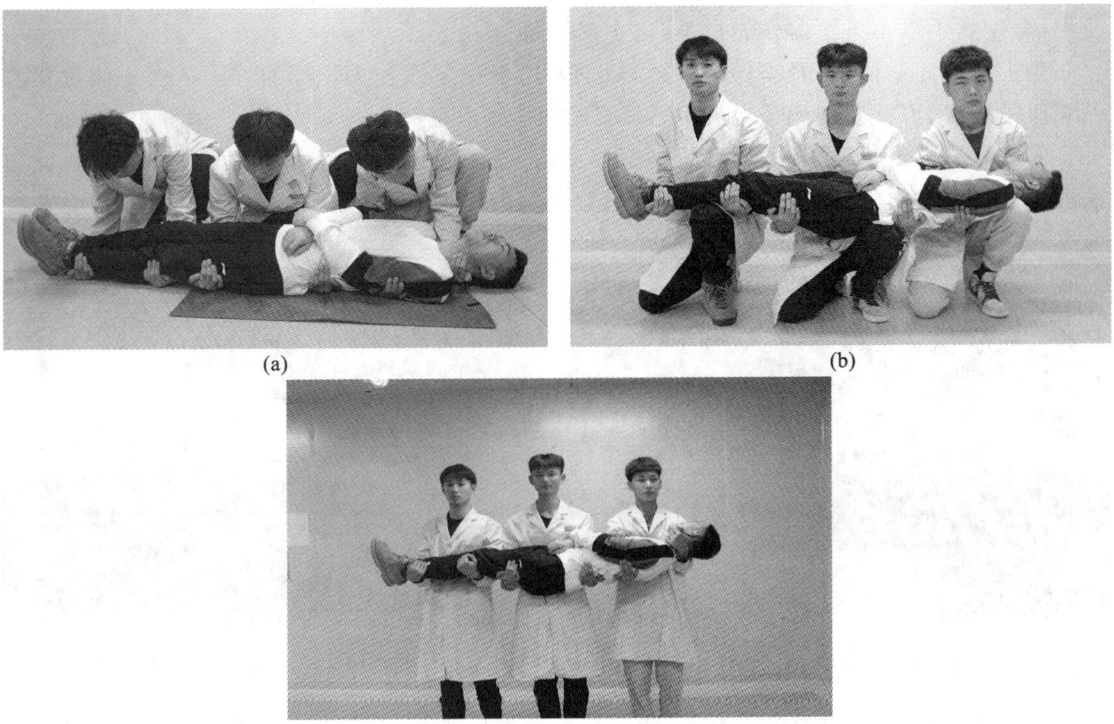

(a)　(b)　(c)

图 39-9　三人徒手搬运

①头锁固定法：伤者取仰卧位时，救护者用于稳定伤者头颈部活动的方法，也可应用于头部复位。双手置于伤者头部两侧，拇指置于前额(图 39-10)。

②头胸锁固定法：伤者取仰卧位时，救护者用于限制伤者头颈部活动的方法，也可用于不同锁法之间相互转换的过渡锁法。一手置于前额，一手置于上颌，注意手掌不可覆盖伤者口鼻，以免影响通气，同时救护者应用前臂压住伤者前胸(图 39-11)。

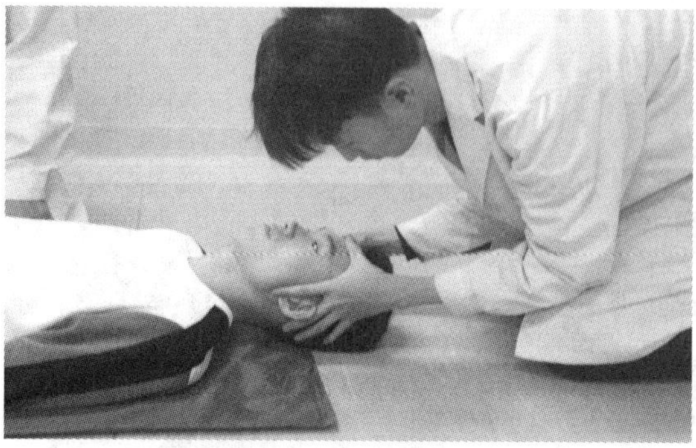

图 39-10　头锁固定法

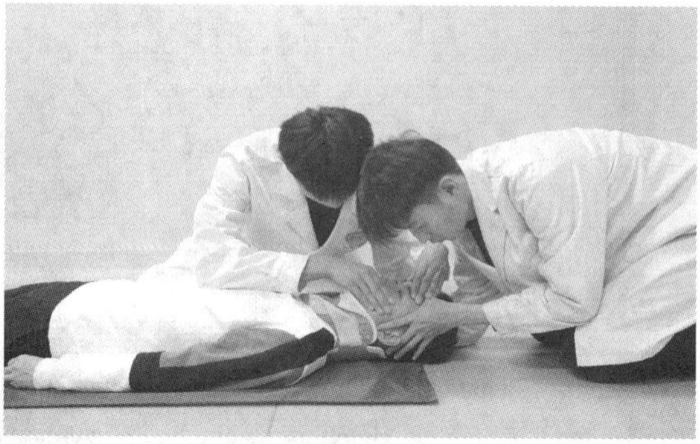

图 39-11　头胸锁固定法

③头背锁固定法：伤者取俯卧位时，救护者用于限制伤者头颈部活动的方法。手法同头胸锁固定法，双手压锁位置为伤者枕后。

④胸背锁固定法：伤者取坐位或者侧卧位时，救护者用于限制伤者头颈部活动的方法。救护者跪在伤者侧旁，双臂夹住伤者胸部及背部，再用双手手腕向下压锁，并压紧伤者颧骨及枕部，注意手掌不可覆盖伤者口鼻，以免影响通气。

⑤头肩锁固定法：伤者需要翻转时，救护者用于稳定伤者头颈部的方法。由一侧头锁和一侧肩锁组成，肩锁所在侧为伤者翻转侧（图 39-12）。

⑥双肩锁固定法：伤者取仰卧位平行移动时，救护者用于稳定伤者头颈部的方法。此方法适用于任何方向的移动。双手掌心朝上置于伤者肩下，拇指置于肩上进行固定，同时双侧前臂固定伤者头颈部（图 39-13）。

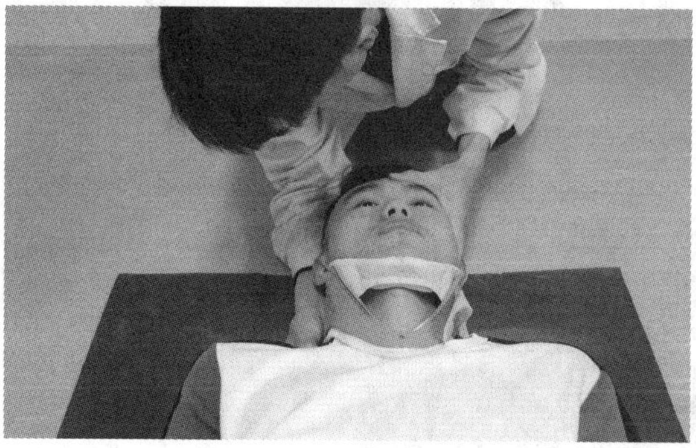

图 39-12　头肩锁固定法

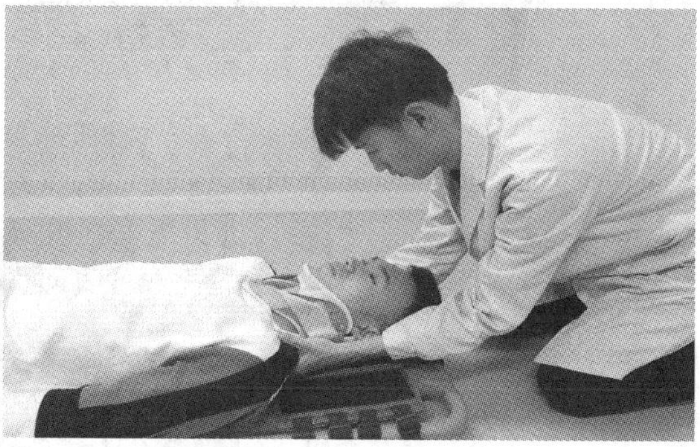

图 39-13　双肩锁固定法

（2）颈托固定法：用拇指垂直于掌心，与示指形成平面，用拇指抵住伤者下颏处，测量其切线与肩峰最高处的指间距，用来调整合适的颈托。一人用头锁固定法固定，另一人放置颈托（图 39-14）。

（3）翻转伤者法：一人用头肩锁固定法固定，另外两人双臂交叉翻转伤者（图 39-15）。

（4）脊柱损伤伤者的固定搬运流程。

①评估周围环境：双臂展开，环顾四周，现场环境安全。

②询问："先生/女士，您好，我们是 120 急救人员，现在为您急救，请问哪里不舒服？（伤者诉颈部左下肢疼痛，请助手携带急救物品）"

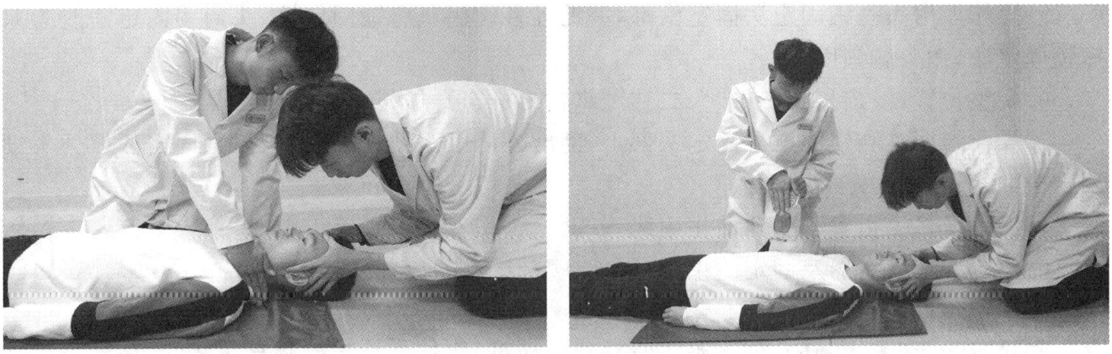

(a)　　(b)

图 39-14　颈托固定法

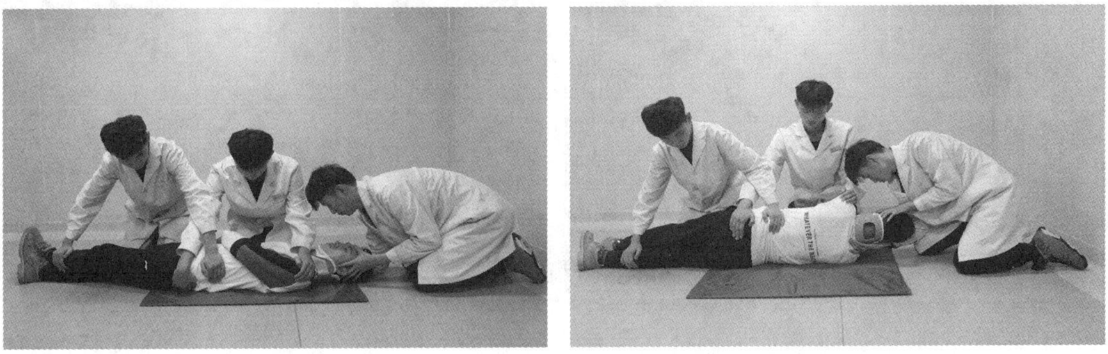

(a)　　(b)

图 39-15　翻转伤者法

③命令一助用头锁固定法固定。

④全身检查(除脊柱):请不要紧张,现在为您检查,请您配合。

a. 前额或上颌及下颌无压痛、无出血、无熊猫眼、无鼻漏、无耳漏。

b. 颈椎有压痛。

c. 胸部无压痛、无伤痕、无出血。

d. 腹部无压痛。

e. 骨盆挤压、分离呈阴性。

f. 双下肢无畸形、无压痛,足背动脉搏动正常,各趾活动正常。

g. 双上肢无畸形、无压痛、无出血,双侧桡动脉搏动正常,末梢循环良好。

伤者颈部损伤,准备固定搬运。

⑤准备颈托固定,测量颈宽,调节颈托,固定颈托。检查气管是否居中。

⑥操作者用头胸锁固定法辅助固定,一助使用的头锁固定法改为头肩锁固定法,撤头胸锁固定。

⑦准备侧翻,一助准备,二助准备,发出指令——“一二翻”,三人合作翻转患者。

⑧检查脊柱有无压痛、畸形。

⑨助手放置脊柱板,脊柱板与地面成 45°。

⑩放平伤者，一助准备，二助准备，发出指令："一二放。"

⑪操作者用头胸锁固定法固定头部，一助准备使用双肩锁固定法，头肩锁固定法改为双肩锁固定法，撤头胸锁固定。

⑫调整位置，发出指令——"一二移"，将伤者推至脊柱板中央。

⑬操作者用头胸锁固定法固定头部，一助准备使用头锁固定法，双肩锁固定法改为头锁固定法，撤头胸锁固定。

⑭操作者将手指置于胸前前正中线，一助检查伤者头部是否正中。

⑮放置头部固定器及固定约束带（胸部、腰部、大腿、脚踝），松紧合适。

⑯用三角巾固定双手。

⑰转运伤者（图 39-16），四人跪于脊柱板四角处，靠近脊柱板侧腿呈半蹲状，分别抬四个角，伤者腿部朝前，操作者发出指令——"一二起，一二走。"

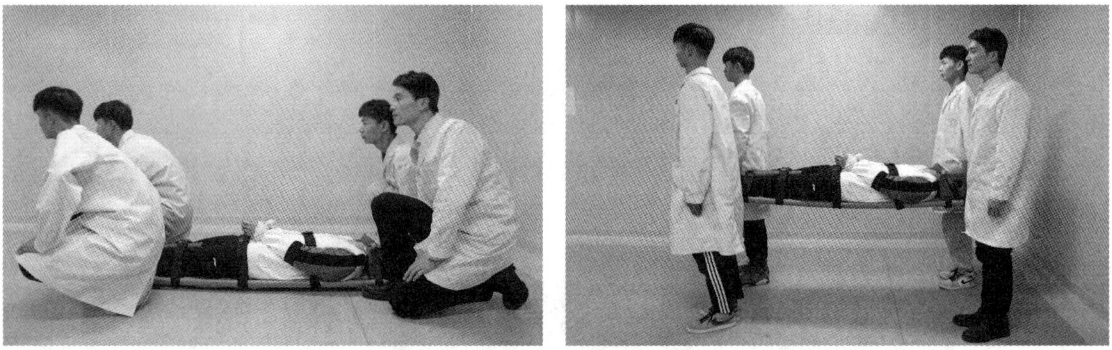

(a)　　(b)

图 39-16　转运伤者

【搬运途中注意事项】

(1) 在条件允许情况下，对重症伤者应使用心电监护仪及血氧饱和度仪监测。

(2) 观察伤者面部、口唇及肢端皮肤颜色，发现异常应及时采取相应措施。

(3) 观察伤者胸部有无起伏，从而判断伤者有无自主呼吸，必要时停车检查。

(4) 检查伤者循环状况，注意观察出血、毛细血管充盈、脉搏、皮肤状态等症状。

(5) 检查伤者瞳孔直径及双侧对称情况。

(6) 观察伤者的主要受伤部位，注意局部有无渗血、包扎绷带或三角巾是否松弛脱落、止血带的状态等，发现问题及时处理。

(7) 伤者若出现呼吸、心搏骤停等情况，应立即展开抢救，行心肺复苏术，进一步止血、包扎、固定等，待病情稳定后，继续转运。

(8) 每隔 30 min 需对伤情再次评估，重伤者每隔 15 min 再次评估。

【常见并发症的处理】

1. 窒息　根据具体情况采用相应的对策。

(1) 改善伤者体位，行复原卧位。

(2) 清理口腔异物，置口咽管，必要时使用气管插管、气囊人工呼吸及呼吸机等。

(3) 现场处理效果不佳者，应尽快送至医疗机构，切勿停留。

预防措施如下：①开放呼吸道；②取复原体位；③建立静脉通道；④做好呼吸支持。

2. 伤者坠地　如搬运过程中出现伤者坠地，立即检查伤者，特别注意查明首先触地的部位，仔细检查伤者有无摔伤，还要检查伤者病情及原有的伤处，并酌情采取重新包扎、固定等措施。

预防措施如下。

(1) 应根据伤者体重、伤情及自身力量合理设计搬运方案。当伤者体重大时，应安排足够的人手，当人员不足时应等待增援，除非情况紧急，不要勉强搬运伤者。

(2) 妥善固定伤者，特别是对躁动的伤者，应将其牢牢固定在担架上，必要时使用镇静剂(呼吸衰竭伤者禁用)。

(3) 在转运过程中，如果急救者发生疲劳应该立即停止转运，调整、休息后再继续转运。

(4) 选用坚固的搬运工具，同时在运送过程中仔细观察路况，及时发现及排除障碍物等。

3. 伤情恶化　转运过程需一定时间，有可能原发病情持续加重，甚至危及生命，转运途中必须仔细观察伤者生命体征的变化，发现异常及时给予相应处理。

评分标准

创伤急救——固定搬运技术评分标准

临床案例：患者，男，39 岁，车间工人，工作时不慎从 5 m 高处跌落，臀部着地，颈部撞击货架，神志清醒，生命体征平稳，自述颈部疼痛，活动不便，四肢运动、感觉尚可

要求：作为急救人员，请与其他三名急救人员共同为患者进行固定搬运

项　目	评分细则		分值	得分	备注
操作准备	1. 操作者准备	仪表整齐，快速就位	2		
	2. 物品准备	脊柱固定板、固定带、颈托、头部固定器、衬垫、三角巾等	5		
快速评估	1. 环境	周围环境安全	2		
	2. 伤者	(1) 走向伤者，表明身份，询问病情，快速评估意识，确保呼吸通畅	2		
		(2) 告知伤者不能随意活动，安抚伤者情绪	2		
		(3) 检查伤情，评估伤者生命体征	2		
具体操作流程	1. 助手按分工准备颈托、头部固定器、脊柱板、固定带、衬垫、三角巾等急救物品		2		
	2. 命令一助用头锁固定法		2		
	3. 头锁固定法固定后测量伤者颈部宽度，调节颈托宽度，放置颈托		3		
	4. 与一助共同调整伤者颈部位置，确保居中		3		

续表

项　　目	评 分 细 则	分值	得分	备注
具体操作流程	5. 判断伤者伤情，口述结果： 颅骨无损伤、眉弓无损伤，双侧瞳孔等大、等圆，颧骨无损伤，鼻骨无损伤，下颌无损伤，无鼻漏、耳漏，颜面部无出血，气管居中，颈部有压痛，胸骨无压痛，肋骨无损伤，腹部无损伤，骨盆无损伤，会阴无损伤，双下肢感觉缺失，无自主活动，双上肢无损伤，关节活动良好，可触及桡动脉搏动	15		
	6. 一助头锁固定法换头肩锁固定法，操作者用头胸锁固定法协助转换	5		
	7. 翻转伤者，待一助、二助准备完毕后，发出指令——“一二翻”，将伤者翻转 90°	5		
	8. 快速检查伤者脊柱，口述结果： 背部无损伤，脊柱无压痛、畸形	5		
	9. 协助三助放置脊柱板：脊柱板与地面成 45°，紧贴伤者躯干放置	5		
	10. 放平伤者，待一助、二助、三助准备完毕后，发出指令——“一二放”，将伤者放置在脊柱板上	5		
	11. 一助头肩锁固定法换双肩锁固定法，操作者用头胸锁固定法协助转换	5		
	12. 调整伤者位置，与助手共同推肩顶腋，准备完毕后，发出指令——“一二移”，将伤者移至脊柱板正中	5		
	13. 一助双肩锁固定法换头锁固定法，操作者用头胸锁固定法协助转换	5		
	14. 固定伤者： (1) 安置头部固定器。 (2) 系固定带，按头部、胸部、膝关节、踝关节顺序固定，固定带松紧度适宜，下肢放置衬垫。 (3) 用三角巾固定伤者双手	5		
	15. 转运伤者，待一助、二助、三助准备完毕后，发出指令：“一二起，一二走。”	5		

续表

项　目	评分细则	分值	得分	备注
人文关怀	操作过程中动作轻柔，能够做到有效沟通，充分体现人文关怀	5		
	专心的倾听者□　仔细的观察者□ 敏锐的交谈者□　温柔的操作者□ 在符合条件的框内打钩，符合 4 项为 A 档，3 项为 B 档，2 项为 C 档，1 项及以下为 D 档	评价档次	A□　C□	B□　D□
综合评价	动作娴熟，操作熟练，配合默契	5		
	教师对此次测评满意程度： 非常满意：A　满意：B　一般：C　不满意：D	评价档次	A□　C□	B□　D□
总分		100		

（北大医疗淄博医院　刘鲁山）
（齐鲁医药学院　张凤腾）
（齐鲁医药学院　朱　晨）

第四十章　皮瓣移植术

临床案例

患者，男，35 岁，因“左侧眉头皮肤黑色肿物 30 余年”入院。查体：左侧眉头处可见一类圆形黑色肿物，大小约 1.5 cm×1.3 cm，高出皮肤约 0.3 cm，移动性良好，局部无红肿、无破溃。已完成术前检查，现需行“左侧眉头皮肤肿物切除术＋皮瓣移植术”。

【目的】

（1）针对急慢性深度组织缺损进行最终修复。

（2）对挛缩组织及创面进行松解。

（3）创伤部位的功能恢复。

【适应证】

（1）深度软组织创面的缺损，如压疮。

（2）深部组织如肌腱、骨、关节、血管、神经等部位裸露的急慢性创面。

（3）瘢痕溃疡所形成的创面及不稳定型贴骨瘢痕。

（4）洞穿性缺损，如面颊部洞穿性缺损。

（5）局部血运不佳的创面，如放射性溃疡。

【禁忌证】

（1）难以彻底切除的创面，如恶性体表肿瘤。

（2）糖尿病足创面。

【围手术期准备】

（1）术前全身准备：包括纠正营养不良，清洁创面，控制感染以及体位训练等。

（2）移植部位准备：包括供瓣区皮肤健康情况评估，皮瓣的设计与标志，血管走行情况辅以超声定位标记等。

（3）技术和设备的准备：包括小血管吻合技术训练，手术显微镜外科器械等。

（4）皮瓣覆盖与固定：推荐使用持续封闭式负压吸引装置（VSD，见第三十五章知识链接），与周围组织相对固定牢靠，便于皮瓣下引流条或引流管的引流，可有效降低缝合口张力，压力适中，有止血效果，有利于皮瓣与创基的黏合。

【皮瓣的设计原则】

（1）选择皮肤质地、颜色相近的部位作为供瓣区。

（2）首选局部、邻近、安全简便的皮瓣。

(3) 尽可能避免延迟和间接转移。

(4) 皮瓣设计面积应较实际创面大 20%左右。

(5) 尽量选用血运丰富的轴型皮瓣或岛状皮瓣移植,保证成活率。

【常用皮瓣】

1. 随意皮瓣

随意皮瓣属近位带蒂转移皮瓣,特点是无知名血管供血,所以在设计皮瓣时,其长宽比例具有一定限制性。在肢体与躯干部位,长宽比以 1∶1 为最佳,最好不超过 2∶1;在颜面部,由于血运丰富,可根据实际情况将长宽比放宽至(2～3)∶1,在血供特别丰富的部位可达 4∶1。

按转移形式,随意皮瓣又可分为以下几种。

(1) 移位皮瓣:又称为 Z 字成形术(图 40-1),是由三个皮肤横行切口连接成 Z 字形,从而构成两个相对的三角形皮瓣彼此交换位置后进行缝合。两皮瓣的侧切口与中切口所形成的角度,一般以 60°最为常用,此时三个切口的长度应基本相等,在两个三角形组织瓣交叉转移换位后,可增加其中轴的长度的 75%,从而达到修复缺损、松解挛缩、恢复功能的目的。多应用于条索状瘢痕挛缩或跨越关节的狭长形伤口,也可用于恢复错位的组织或器官的正常位置与功能,以及用于长切口的闭合以预防术后瘢痕挛缩。实际操作中可根据需要做多个附加切口,设计成连续的多 Z 字形对偶三角瓣。

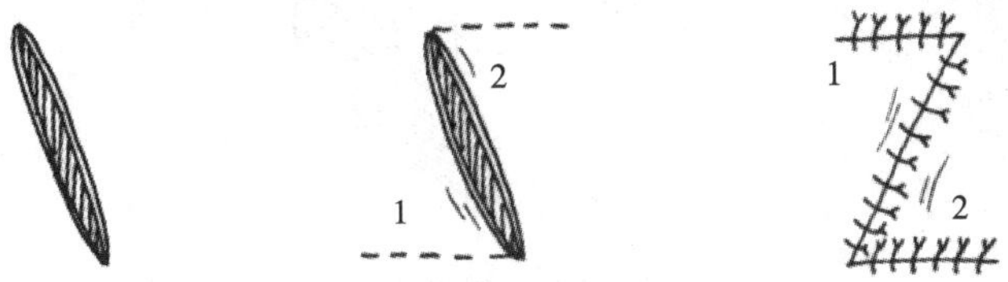

图 40-1　Z 字成形术

(2) 推进皮瓣:又称为滑行皮瓣,根据创面周围组织活动度,在缺损相邻部位设计皮瓣,深筋膜层分离后,利用组织的弹性,将其滑行推进覆盖缺损部位以整复创面。其皮瓣设计应略大于缺损,蒂部两侧可做辅助三角形切除以消除"猫耳"畸形。推进皮瓣具有损伤小、操作简单、愈后外观和功能理想的特点,尤其适用于老年髋部压疮的修复。

"V-Y"皮瓣成形术(图 40-2)作为临床上较为常用的滑行皮瓣,其特点是在皮肤上做 V 字形切口,分离三角形皮瓣及两侧皮下组织,利用组织的收缩性,使三角形皮瓣后退,再将切口缝为 Y 字形,可以使皮肤的长度增加,宽度缩小。反之,在皮肤上做 Y 字形切口,分离三角形皮瓣及对直切口两侧行潜行分离,利用组织的弹性,将三角形皮瓣向前推进,把切口缝合成 V 字形,则可使皮肤的长度缩短,宽度增加。适用于手指指端皮肤缺损伴骨外露者。

(3) 旋转皮瓣(图 40-3):选择缺损附近的皮肤组织形成各种形态的皮瓣,利用旋转的方法以整复缺损创面,供瓣区常可直接缝合。设计时应注意皮瓣的旋转点及旋转半径要足够长,否则仍然不能达到满意整复缺损的目的。

矩形皮瓣(图 40-4)也是旋转皮瓣的一种,常用于修复较小的深度组织缺损。

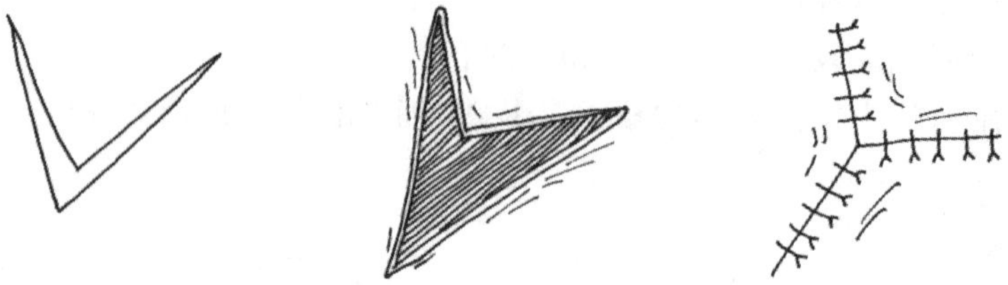

图 40-2 “V-Y”皮瓣成形术

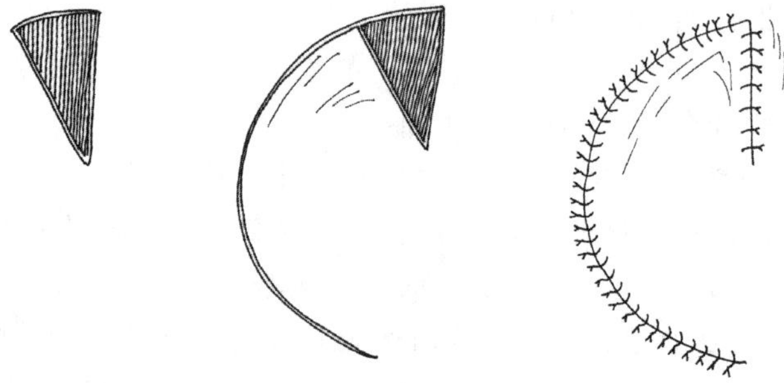

图 40-3 旋转皮瓣

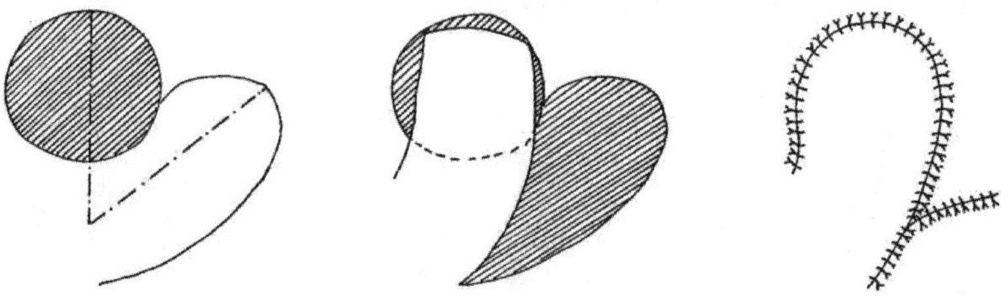

图 40-4 矩形皮瓣

2. 轴型皮瓣

轴型皮瓣又称为动脉皮瓣,特点是有一对知名血管供血与回流,因而只要在血管的长轴内设计皮瓣,一般不受长宽比例限制,常以岛状皮瓣或隧道皮瓣的形式转移。创面修复常用于背阔肌肌皮瓣、腹直肌肌皮瓣、阔筋膜张肌肌皮瓣等。

(1) 岛状皮瓣:其特点是蒂长,经过皮下转移相对灵活,常用于阔筋膜张肌肌皮瓣修复髋部深度压疮、示指背动脉皮瓣修复拇指深度缺损等。

(2) 隧道皮瓣:隧道皮瓣指皮瓣必须通过皮下或深部组织进行转移。与岛状皮瓣不同的是,除含有知名血管外,蒂部的横径与皮瓣的横径相一致,仅仅是在通过隧道的部分蒂部被去除了表皮。隧道皮瓣实际上是岛状皮瓣与皮下皮瓣的结合与发展,这种皮瓣的最大优点是手术可一次完成,无需二期断蒂或修整,常用于颞浅动脉岛状皮瓣修复眼周深度组织缺损。

3. 游离皮瓣

游离皮瓣作为急性创伤和体表肿瘤术后缺损立即整复的主要手段,其特点是将远离创面部位的轴型皮瓣完全游离切取后,应用血管显微外科等技术移植于皮肤缺损区。游离皮瓣的移植成活率较低,对于急性创伤导致的皮肤软组织缺损,移植游离皮瓣时要考虑创伤组织的损伤时间、程度及复杂性，如无把握，不建议施行此种手术。也不适用于糖尿病患者下肢组织缺损或放射性溃疡等周围组织欠佳的慢性深度创面的修复。

【注意事项】

(1) 术后应密切观察患者全身情况及皮瓣血运情况，防止感染。

(2) 常规给予补充血容量、止痛、抗凝、保温等措施疏通微循环。

(3) 针对术后动脉危象，可采取保温、镇静、止痛、补充血容量、扩血管等措施，有条件时可行理疗或高压氧治疗。

(4) 针对术后静脉危象，可采取敷料加压包扎、抬高肢体或皮瓣远端、加强体位引流、由皮瓣远端向蒂端轻柔按摩等方法，还可拆除部分缝线，应用肝素、利多卡因生理盐水溶液浸湿创缘。紧急处理：可剪开已结扎的皮瓣边缘的小静脉，使积血流出，待 3～5 天循环重新建立，静脉回流改善，皮瓣有可能成活。

(5) 对于需要二期手术的患者，断蒂前需进行皮瓣血运训练与评估。

评分标准

皮瓣移植术评分标准

临床案例：患者，男，35 岁，因“左侧眉头皮肤黑色肿物 30 余年”入院。查体：左侧眉头处可见一类圆形黑色肿物，大小约 1.5 cm×1.3 cm，高出皮肤约 0.3 cm，移动性良好，局部无红肿、无破溃。已完成术前检查，现须行“左侧眉头皮肤肿物切除术＋皮瓣移植术”

要求：作为主刀医生，此时已完成肿物切除及快速病理检查，现须对缺损部位进行皮瓣修复

项　目	评分细则		分值	得分	备注
操作前准备	1. 患者准备	(1) 核对患者信息	5		
		(2) 解释操作目的及必要性，告知注意事项，签署知情同意书	5		
		(3) 协助患者取合适体位，充分暴露手术部位	5		
	2. 操作者准备	戴口罩、帽子，外科洗手	5		
	3. 物品准备	无菌手术包、生理盐水、无菌纱布、医用敷料、消毒棉球、麻醉物品、无菌手术标记笔等	5		
具体操作流程	1. 设计皮瓣	(1) 标记类圆形缺损区，以其直径为底边标记等腰三角形	5		
		(2) 做两个斜边为附加切口线	5		
		(3) 尽量沿皮纹方向或皱褶内进行，眉间区可沿川字纹走向进行标记	5		
	2. 游离皮瓣	(1) 沿附加切口线切开皮肤、皮下	5		
		(2) 以皮瓣两侧的皮下组织为蒂形成一块下方连着皮下组织而四周游离的三角形皮肤	5		

续表

项　　目	评分细则		分值	得分	备注
具体操作流程	3. 推进皮瓣	(1) 皮肤向前推进无张力覆盖缺损区	5		
		(2) 对合边缘皮肤，保证底边及两斜边紧密贴合	5		
	4. 缝合伤口	(1) 选择合适缝合线及缝针	5		
		(2) 皮损区域完成缝合，对继发缺损区直接对边缝合	5		
		(3) 覆盖敷料，加压包扎	5		
操作后处理	1. 协助患者整理衣物，交代注意事项		2		
	2. 整理物品，污物严格按照医疗垃圾规范处置		3		
	3. 书写手术记录		5		
	4. 术后予以局部皮肤减张、抗瘢痕治疗		5		
人文关怀	操作过程中动作轻柔，能够做到有效沟通，充分体现人文关怀		5		
	专心的倾听者□　仔细的观察者□ 敏锐的交谈者□　温柔的操作者□ 在符合条件的框内打钩，符合4项为A档，3项为B档，2项为C档，1项及以下为D档		评价档次	A□　B□ C□　D□	
综合评价	无菌观念强，操作熟练		5		
	教师对此次测评满意程度： 非常满意：A　满意：B　一般：C　不满意：D		评价档次	A□　B□ C□　D□	
总分			100		

（新泰市人民医院　高传强）
（齐鲁医药学院　张凤腾）
（齐鲁医药学院　赵亚男）

第四十一章　腹腔镜胆囊切除术

临床案例

患者，女，50岁。右上腹疼痛2天，超声提示胆囊内有3 cm强回声光团，后半声影，胆囊壁厚6 mm，平素无不适。糖尿病病史5年，目前血糖控制良好。无腹部手术史，其他检查未见异常。

【适应证】

(1) 有症状的胆囊结石。

(2) 有症状的非结石性胆囊炎。

(3) 无症状的胆囊结石，结石直径≥2 cm及结石数量较多。

(4) 无症状的胆囊结石，合并糖尿病、心血管疾病，病情控制良好。

(5) 胆囊壁钙化或瓷性胆囊。

(6) 伴有胆囊息肉≥1 cm。

(7) 胆囊壁增厚(＞3 cm)即伴有慢性胆囊炎。

(8) 胆囊腺肌瘤。

【禁忌证】

(1) 疑为胆囊恶性变者。

(2) 老年患者或伴有严重内科疾病，不能耐受手术者。

(3) 凝血功能障碍，经治疗不能纠正者。

(4) 妊娠合并胆石症者。

(5) 有腹部手术病史，可疑腹腔内广泛粘连者。

(6) 有严重膈疝者。

(7) 合并胆肠瘘者。

【操作前准备】

(1) 化验：血常规、尿常规、凝血功能、肝肾功能、血糖、血电解质检查，病毒性肝炎、梅毒、艾滋病等传染病检查。

(2) 物理检查：胸片、心电图、腹部B超检查，确认病变，应避免遗漏胆管结石等胆管病变。

(3) 排除胃、十二指肠、结肠等病变。

(4) 术前纠正贫血、营养不良等全身一般情况。

(5) 手术区备皮，清洗消毒脐部。

(6) 术前禁食禁饮，下胃肠减压管，常规应用镇静药物。

【麻醉、体位选择与切口选择】

(1) 常规选用全身麻醉。

(2) 患者取仰卧位，头高足低 15°～20°，手术台向左倾斜 15°，使腹腔内脏器向左侧腹部偏移，以充分显露胆囊三角区。

(3) 手术切口采用三孔法，分别为脐下缘、剑突下 4 cm 和右腋前线肋缘下 2～3 cm。

【操作步骤】

1. 建立气腹

(1) 消毒脐部，以 2 把血管钳提起脐部两侧皮肤，沿脐下缘左 1 cm 做弧形切口。

(2) 巾钳夹持脐部切口两侧，提起腹壁。Veress 气腹针经切口垂直刺入腹部，突破腹膜时可感到有落空感。连接注射器外套，检查针尖是否进入腹腔。如套管内的生理盐水可顺利排放，说明针尖已进入腹腔。

(3) 向腹腔内充入 CO_2，维持腹腔内压力在 13 mmHg 左右，充气后腹腔膨隆，为手术操作提供空间。

2. 置入穿刺套管和腹腔镜器械

(1) 提起腹壁巾钳，将 1 cm 的穿刺套管垂直刺入脐部切口，当有落空感时停止进针，防止穿刺过深损伤腹腔脏器。如穿刺时没感到明显落空感，但根据深度估计已穿入腹腔者，将穿刺锥退出，以套管外壳钝性试探，并结合腹腔镜观察，以确定是否进入。

(2) 经套管置入腹腔镜，探查腹腔。首选垂直进镜，观察穿刺点周围有无粘连、活动性出血等异常情况。其次观察胆囊区病变情况，根据具体情况选择其他穿刺点位置。

(3) 在剑突下 4 cm 处做 1 cm 腹壁切口，在右腋前线肋缘下 2～3 cm 处做 0.5 cm 腹壁切口，在腹腔镜监视下穿刺置入套管，将分离钳置入剑突下切口，将把持钳置入右肋缘下切口。

3. 探查病变

(1) 腹腔镜下观察胆囊有无充血、水肿、坏疽、粘连等病变。

(2) 探查胆囊三角处解剖是否显露清楚。

4. 游离胆囊三角

(1) 以把持钳提起胆囊底部，以分离钳钝性分离胆囊周围的粘连组织，对于粘连紧密的组织，可用电凝钩切断，以免损伤下方的十二指肠。

(2) 以把持钳提起胆囊颈部，充分显露胆囊三角，以分离钳分离胆囊三角区的浆膜，肝总管、胆囊管和胆囊动脉。清晰显露和辨别这三者的关系，对避免误伤胆管具有重要的临床意义。

5. 处理胆囊动脉和胆囊管

(1) 在距胆总管 0.5 cm 处，用可吸收夹夹闭胆囊管，然后再用可吸收夹夹闭胆囊动脉。如在术中炎症较重，可用可吸收夹将胆囊管和胆囊动脉一并夹闭。

(2) 在放置可吸收夹时，可将把持钳适当放松，以免造成术后胆管狭窄等并发症。为了保证结扎效果，可采用双重夹闭。

(3) 在胆囊的拟切除侧，可用钛夹暂时夹闭，以防止切断胆囊管后胆汁和胆石外溢。

(4) 再次确定胆囊管和胆囊动脉，以超声刀在钛夹和可吸收夹之间切断胆囊管和胆囊动脉。

6. 沿胆囊床剥离胆囊

(1) 以把持钳抓住胆囊管断端，提起胆囊管向右上方牵拉，显露胆囊和肝脏之间的距离。

(2) 以超声刀沿胆囊床剥离胆囊，游离时要紧靠胆囊壁进行，逐步游离到胆囊底部和胆囊体部，直到完整切除胆囊。

7. 取出胆囊

(1) 以标本钳夹住胆囊颈断端，经剑突下切口提拉，同时将穿刺套管逐渐退出，将胆囊管断端提至腹壁切口外。

(2) 在切口外用血管钳夹住胆囊颈部，拆除胆囊颈部的钛夹。

(3) 剪开胆囊颈部，提起断端边缘，将细导尿管置入胆囊内，用注射器吸净胆囊内胆汁，使胆囊缩小。

(4) 用取石钳将胆囊内的结石分次取干净，结石巨大可以用卵圆钳将结石夹碎后分次取出。

(5) 经腹壁切口将胆囊拉出体外，检查胆囊标本，送病理检查。

8. 处理胆囊床　用电凝钩烧灼胆囊床创面，以达到止血和密闭毛细胆管的目的。

9. 留置腹腔引流管　将腹腔引流管经右侧腹壁切口置入，使手术区的渗液引流至体外，同时也可以通过引流管观察有无胆汁漏出。

10. 缝合腹壁切口　剑突下和脐部 1 cm 切口用 3-0 号可吸收缝线缝合，右侧腹部 0.5 cm 切口用拉合胶布黏合即可。

【注意事项】

(1) 如术中发现胆囊三角水肿明显，解剖困难，或患者有 Mirizzi 综合征表现，不宜行腹腔镜胆囊切除术，应及时转为开腹手术，避免勉强操作造成的损伤。

(2) 术中胆囊三角的分离是最重要的，术者必须熟悉胆囊三角的解剖结构，对任何管道在切断之前必须再三确认，避免胆管损伤。

(3) 对胆囊三角的分离最好采用钝性分离，可减少副损伤的发生。

(4) 胆囊动脉的变异较多，在术中游离出一段胆囊动脉后，应明确不是其他动脉结构，方可使用超声刀离断。

(5) 剥离胆囊时，应选择合适的层次，既要避免损伤胆囊床引起出血，又要避免离胆囊壁太近，导致胆囊破裂。

(6) 对于胆囊床的术后渗血，可使用电凝棒止血。在使用电凝棒时不要贴肝脏太紧，否则形成的焦痂容易随着电凝棒的移动脱落，导致出血加重。

(7) 无论手术是否顺利，术后都应用纱布条蘸净术野积血，观察有无胆汁漏出的情况。如果出现胆汁漏出，要判断漏出的位置及是否出现胆管损伤，可在术中进行胆道造影等检查进行判断。

评分标准

腹腔镜胆囊切除术评分标准

临床案例：患者，女，50岁。右上腹疼痛2天，超声提示胆囊内3 cm强回声光团，后半声影，胆囊壁厚6 mm，平素无不适。糖尿病病史5年，目前血糖控制良好。无腹部手术史，其他检查未见异常

要求：作为医师，请为患者行腹腔镜胆囊切除术

项目	评分细则		分值	得分	备注
操作前准备	1. 患者准备	(1) 核对患者信息，了解患者情况	3		
		(2) 解释操作目的及必要性，告知注意事项	3		
		(3) 签署知情同意书	4		
	2. 操作者准备	阅读患者病历，完善相关检查	5		
	3. 物品准备	腹腔镜胆囊切除术相关器械	5		
具体操作流程	1. 常规选用全身麻醉		5		
	2. 患者取仰卧位，头高足低，身体倾斜角度为15°～20°，手术台向左倾斜15°		5		
	3. 确定手术切口		5		
	4. 建立气腹		5		
	5. 置入穿刺套管和腹腔镜器械		5		
	6. 探查病变		5		
	7. 游离胆囊三角		5		
	8. 处理胆囊动脉和胆囊管		5		
	9. 沿胆囊床剥离胆囊		5		
	10. 取出胆囊		5		
	11. 处理胆囊床		5		
	12. 留置腹腔引流管		5		
	13. 缝合腹壁切口		5		
	14. 告知患者术后注意事项		5		
人文关怀	操作过程中动作轻柔，能够做到有效沟通，充分体现人文关怀		5		
	专心的倾听者□　仔细的观察者□ 敏锐的交谈者□　温柔的操作者□ 在符合条件的框内打钩，符合4项为A档，3项为B档，2项为C档，1项及以下为D档		评价档次	A□　B□ C□　D□	

续表

项　　目	评 分 细 则	分值	得分	备注
综合评价	操作熟练	5		
	教师对此次测评满意程度： 非常满意：A　满意：B　一般：C　不满意：D	评价档次	A□　B□ C□　D□	
总分		100		

（齐鲁医药学院　胡金莲）
（齐鲁医药学院　张凤腾）
（桓台县人民医院　母长剑）

第四十二章　腹腔镜阑尾切除术

临床案例

患者，男，29岁。转移性右下腹痛36 h，伴恶心、呕吐，呕吐物为胃内容物，体温38.5 ℃。诊断为急性阑尾炎。

【适应证】

（1）大部分阑尾炎都可采用腹腔镜阑尾切除术。

（2）腹腔镜阑尾切除术尤其适用于以下患者：有美容要求者，肥胖患者，糖尿病患者，老年患者，阑尾炎诊断不明确需要手术探查者，病史长、腹膜炎症状明显、估计腹腔内有大量脓液者。

【禁忌证】

（1）合并早期或晚期妊娠者。

（2）有腹部手术史，组织周围有严重粘连者。

（3）阑尾与后腹膜严重粘连者。

（4）阑尾严重坏疽者。

（5）脏器功能异常，不能耐受手术或气腹者。

（6）盲肠后位阑尾。

【操作前准备】

（1）化验：血常规、尿常规、凝血功能、肝肾功能、血糖、血电解质检查，病毒性肝炎、梅毒、艾滋病等传染病检查。

（2）物理检查：胸片、心电图、腹部B超检查。

（3）术前纠正贫血、营养不良等全身一般情况。

（4）手术区备皮，清洗、消毒脐部。

（5）术前禁食禁饮，常规应用镇静药物。

【麻醉、体位选择与切口选择】

（1）常规选用全身麻醉或硬膜外麻醉。

（2）患者取仰卧位，头高足低，身体倾斜角度为15°～20°，手术台向左倾斜15°，使腹腔内脏器向左侧腹部偏移，以充分显露阑尾。

（3）手术切口采用三孔法，三孔分别为脐部1 cm的观察孔、脐与耻骨联合连线中点偏左1 cm主操作孔和麦氏点处0.5 cm副操作孔。

【操作步骤】

1. 建立气腹

(1) 沿脐下缘做 1 cm 弧形切口，用 2 把巾钳钳夹切口两侧，提起腹壁皮肤，气腹针经脐部切口缓慢穿刺，有落空感即证实已进入腹腔。

(2) 接气腹机，向腹腔内充入 CO_2，建立气腹，保持腹腔内压力在 13 mmHg 左右，充气后腹腔膨隆，为手术操作提供空间。

2. 置入穿刺套管和腹腔镜器械

(1) 提起腹壁巾钳，将 1 cm 的穿刺套管垂直刺入脐部切口，当有落空感时停止进针，防止穿刺过深损伤腹腔脏器。如穿刺时没感到明显落空感，但根据深度估计已穿入腹腔，将穿刺锥退出，以套管外壳钝性试探，并结合腹腔镜观察，以确定是否进入。

(2) 经套管置入腹腔镜，探查腹腔。观察腹腔情况。

(3) 在脐与耻骨联合连线中点偏左 2 cm 处做 1 cm 切口，在麦氏点处做 0.5 cm 的切口，分别置入分离钳和把持钳。

3. 探查病变

(1) 进镜探查盆腔及腹腔脏器，观察是否有胆囊炎、附件炎、上消化道穿孔及异位妊娠等病变。

(2) 探查阑尾，观察阑尾是否有充血、水肿、粘连、坏疽、穿孔等，以判断是否适合进行腹腔镜手术。

4. 处理阑尾系膜

(1) 牵引阑尾，使阑尾系膜展开以便于手术操作，注意在牵引阑尾时动作轻柔，勿用力过大，以免造成阑尾系膜撕裂，导致出血的发生。

(2) 用超声刀逐步分离阑尾系膜，直至分离到阑尾根部。

5. 切除阑尾

(1) 在距阑尾根部 0.5 cm 处，以可吸收夹或钛夹夹闭阑尾。为保证阑尾结扎确切，可进行双重夹闭或结合丝线结扎。

(2) 在钛夹或可吸收夹远端 0.3 cm 处，用超声刀切断阑尾，阑尾黏膜可用超声刀进行烧灼。

6. 取出阑尾

(1) 若阑尾的最大直径不超过 1 cm，可经主操作孔套管内取出阑尾。

(2) 若阑尾肿胀严重，最大直径超过 1 cm，经套管取出较困难，可将阑尾放入手套或从取物袋内取出。

(3) 检查阑尾标本，送病理检查。

7. 冲洗，置入引流管

(1) 调整患者体位，将体位改为头高足低，身体倾斜角度为 15°～20°，手术台向右倾斜 15°，以免脓液污染腹腔。

(2) 用大量生理盐水反复冲洗盆腔及阑尾周围，冲洗时注意保护已夹闭的可吸收夹，以防脱落。

(3) 渗液多的患者，将腹腔引流管置入盆腔最低位，引流管经腹壁麦氏点操作孔引出。

（4）渗液少的患者，用纱布蘸净脓液即可。

8．缝合腹壁切口

脐部 1 cm 的观察孔和脐与耻骨联合连线中点偏左 1 cm 主操作孔用 3-0 号可吸收缝线缝合，麦氏点处 0.5 cm 副操作孔用拉合胶布黏合即可。

【操作后处理】

（1）继续监测生命体征和腹部体征，注意有无腹膜炎表现。

（2）根据腹腔引流管的引流量，注意有无活动性出血和阑尾残端漏，无异常情况者可于术后 24～48 h 拔除腹腔引流管。

（3）为预防感染，可术后继续使用抗生素 2～3 天。

（4）肛门排气后可进食流食，逐步过渡到普食。

（5）术后当日可有轻度疼痛，根据患者情况决定是否需要对症给予镇痛药。

（6）根据患者情况，术后 3～4 天可出院。

评分标准

腹腔镜阑尾切除术评分标准

临床案例：患者，男，29 岁。转移性右下腹痛 36 h，伴恶心、呕吐，呕吐物为胃内容物，体温 38.5℃。诊断为急性阑尾炎

要求：作为医师，请为患者行腹腔镜阑尾切除术

项　　目	评分细则		分值	得分	备注
操作前准备	1．患者准备	（1）核对患者信息，了解患者情况	3		
		（2）解释操作目的及必要性，告知注意事项	3		
		（3）签署手术知情同意书	4		
	2．操作者准备	阅读患者病历，完善相关检查	5		
	3．物品准备	腹腔镜阑尾切除术相关器械	5		
具体操作流程	1．麻醉		5		
	2．患者取仰卧位，头高足低，身体倾斜角度为 15°～20°，手术台向左倾斜 15°		5		
	3．确定手术切口		5		
	4．建立气腹		5		
	5．置入穿刺套管和腹腔镜器械		5		
	6．探查病变及阑尾		5		
	7．处理阑尾系膜		10		
	8．切除阑尾		10		
	9．取出阑尾		5		

续表

项　目	评分细则	分值	得分	备注
具体操作流程	10. 冲洗，置入引流管	5		
	11. 缝合腹壁切口	5		
	12. 告知患者术后注意事项	5		
人文关怀	操作过程中动作轻柔，能够做到有效沟通，充分体现人文关怀	5		
	专心的倾听者□　仔细的观察者□ 敏锐的交谈者□　温柔的操作者□ 在符合条件的框内打钩，符合 4 项为 A 档，3 项为 B 档，2 项为 C 档，1 项及以下为 D 档	评价档次	A□　B□ C□　D□	
综合评价	操作熟练	5		
	教师对此次测评满意程度： 非常满意：A　满意：B　一般：C　不满意：D	评价档次	A□　B□ C□　D□	
总分		100		

（齐鲁医药学院　胡金莲）
（齐鲁医药学院　张凤腾）
（桓台县人民医院　母长剑）

第四十三章　外科动物实验

为提高学生的外科手术基本技能，掌握基本操作方法，外科动物实验成了重要的实践教学环节。通过外科动物实验提高学生们无菌观念，掌握无菌操作流程，并学习手术器械的使用和传递，从而掌握外科的基本操作方法，为学生们日后的临床实习和临床工作打下基础。

第一节　动物捕捉、固定及解剖

【实验目的】

(1) 掌握实验动物(兔、狗)的捕捉和固定。

(2) 熟悉实验动物的解剖知识。

【相关知识】

1. 实验动物的捕捉及固定方法

1) 用于实验动物(狗、兔)的捕捉工具

狗钳、狗网、狗嘴网套、狗马甲、狗颈套杆等。

(1) 狗钳：用于套住动物颈部，由钳环、钳柄及钳嘴构成，其中钳环直径 8～14 cm，狗钳长约 80 cm，需备有不同大小钳环的狗钳。

(2) 狗网：由麻绳或棕绳(直径约 1.5 cm)编制而成，网口为圆圈，直径约 1 m，网口需应用 2 片厚竹片(宽度约 5 cm)。当捕捉实验动物时，只需将狗网抛出，动物入网即可。

(3) 狗嘴网套：用于套住实验动物的嘴部，有不同的型号，其材质有皮革和金属网两种。

(4) 狗马甲：用于保护实验动物，术后部分实验动物会躁动不安，如撕咬保护伤口的纱布辅料，甚至会扯掉缝线造成感染，需术后及时穿戴狗马甲。狗马甲有不同的型号，可应用皮革或厚帆布制作而成，其外侧备有 4 个金属环，用于固定实验动物。

(5) 狗颈套杆：用于套住实验动物的颈部将其捕捉，其长度约 1.5 m，可应用一根被掏空的坚固竹竿，内部放置钢丝套环，钢丝环的一端留一个套圈，用于套住实验动物的颈部，另一端固定于一个木手柄上，用于套住动物颈部后，收紧套圈，其缺点是易导致动物窒息死亡。

2) 实验动物(狗、兔)捕捉的操作步骤

(1) 物品准备：实验动物(狗或兔)、绷带或布带、实验动物捕捉工具(狗钳、狗网、狗嘴网套、狗马甲、狗颈套杆等)。

(2) 狗的捕捉及固定：

①应用狗钳或狗颈套杆套住狗的颈部，优先使用狗钳，选取合适的规格，为防止动物窒息，应在夹住狗后，钳环内确保可以伸入两根手指。

②狗钳夹住狗颈后，将钳嘴压低，令助手给狗戴上狗嘴网套，并利用吊带在狗耳后进行打结固定。

③应用绷带或布带固定狗的四肢于手术台，使狗仰卧。

(3) 兔的捕捉及固定：

①靠近兔后，一只手迅速抓住兔颈部皮肤并向上提起，另一只手托起兔臀部及后肢，双手合力将兔托起。

②将兔轻放在手术台上，用绷带或布带固定四肢于手术台，使兔仰卧。

(4) 注意事项：

①部分杂种狗危险性较高，需借助捕捉工具将狗捕捉和固定。

②兔危险性较低，但也有被兔咬伤的案例，仍需小心谨慎。切勿直接捉住兔耳朵，以免损伤兔耳血管，影响实验操作。

2. 实验动物——狗的解剖

因狗的体型大小合适，其解剖结构与人类相似，故适合进行外科手术。

1) 腹壁　狗的腹壁没有腹横筋膜，故适合练习剖腹术。其解剖结构与人类相似，由外到内依次为表皮皮肤、皮下组织、腹部肌肉(包括腹外斜肌、腹内斜肌、腹直肌和腹横肌)、腹膜壁层。

(1) 腹外斜肌、腹内斜肌和腹横肌形成腹腔的外侧壁，其左、右两侧的腱膜汇于腹部正中，形成腹白线，从胸骨剑突至耻骨联合。

(2) 腹外斜肌内有腰神经和腰神经分支，肋间神经和肋间神经分支。其起自第8、9肋骨的外面和腰背筋膜，止于腹白线和腹股沟韧带。

(3) 腹内斜肌起自髂结节和腰背筋膜，止于腹白线后侧肋骨上。

(4) 腹内斜肌的腱膜在腹中线附近分为两叶，两叶之间为腹直肌。

(5) 腹横肌起自腰椎横突，止于腹白线。

2) 腹腔脏器　腹腔脏器包括胃、胰腺、肠管、脾、肝脏及胆囊。

(1) 胃。

①狗的胃部由胃底、胃体、胃窦、贲门和幽门构成。

②狗的胃部一般曲向身体的左侧，如马蹄形，其胃大弯的长度为胃小弯的4倍，故进行胃穿孔的修补术或肠胃吻合术时一般选择在胃大弯侧进行。

③狗的食管几乎不存在腹腔段，这使得其贲门几乎紧贴膈肌，贲门、胃底和胃体占了胃的大部分，几乎呈圆球状，这使得狗的胃容量较大，一般体型的狗胃容量可达到2.5 L。

④胃窦及幽门体积相对较小，形状似圆筒，因狗的十二指肠与空肠的相接部分与腹后壁粘连在一起，狗的幽门部活动空间较大。

⑤切断小网膜外侧的肝-十二指肠韧带，即可游离全部的十二指肠。

⑥胃的动脉血管很丰富，胃大弯上1/3部分几乎全部由胃短动脉供应。

⑦胃窦较胃体明显肥厚，胃窦的浆肌层颜色较胃体浅，且其血管扭曲程度也较轻，胃空虚时胃窦可收缩变细，故胃窦与胃体的分界很容易找出。

(2) 胰腺。

①狗的胰腺呈乳黄色，形状如同V字，柔软而细长，位于胃和十二指肠间，其V字尖端位于胃的幽门口后方。

②胰腺的V字形状将胰腺分为右支和左支。

③胰腺的右支埋于十二指肠系膜内，其走行于肝尾状叶和右肾的腹侧，末端达右肾的后面；左支走行于胃与横行结肠之间，末端达左肾的前面。

(3) 肠管。

①狗的肠管较短，小肠约占总肠管的85%，大肠长为60～75 cm，肠管总长约为总体长的4倍。

②肠管包括十二指肠、空肠、回肠、盲肠、结肠和直肠。

③小肠包括十二指肠、空肠和回肠，其肠壁厚度为1～2 mm，与人体相似，适合模拟人体肠吻合术。

④小肠位于肝和胃的后方，盘曲成袢状。

⑤小肠的肠系膜较长，活动度较大。

⑥盲肠长6～15 cm，为回肠和结肠的交接标志，其形状弯曲，可以模拟人体阑尾。

⑦大肠包含盲肠、结肠和直肠，大肠肠壁上没有结肠带。

⑧结肠分为升结肠、横结肠和降结肠。

(4) 脾。

①狗的脾重量约50 g，形状像镰刀，颜色呈暗红色，分为前缘、后缘、腹侧端和背侧端。

②脾附着于大网膜上，活动空间大。

(5) 肝脏。

①狗的肝脏颜色为褐色，形状扁平，表面光滑且有光泽。

②狗的肝脏重量约为体重的3%，体积较大，位于胃部前端。

③狗的肝脏由左右外侧叶、左右中央叶、方形叶、乳状叶、尾状叶构成。

(6) 胆囊。

①狗的胆囊颜色为暗绿色，形状如梨。

②胆囊为胆汁提供了储存场所，胆总管(由胆管和肝胆管汇合而成)开口于十二指肠内，为消化食物提供胆汁。

3. 实验动物——兔的解剖

兔的性情温顺，危险性低，体型适中，繁殖力强，易于饲养，是常用的实验动物。

1) 骨骼系统　中轴骨骼包括头颅骨、脊椎骨、胸骨及肋骨；附肢骨构成了四肢，包括前肢骨和后肢骨。

2) 胸壁肌　由吸气肌和呼气肌构成，完成呼吸运动。

3) 腹壁肌　由左、右侧腹肌及腹外斜肌、腹内斜肌、腹横肌构成，均为片状薄肌，故剖腹时不可用力过猛，以免损伤内脏。

4) 腹部脏器　包括胃、脾、肠管、胰腺、肝脏胆囊等。

(1) 胃、脾。

①兔的胃形状如红腰豆，横卧于腹腔前部，肝部后方，为单室胃，胃底较大。

②胃的贲门与幽门位置较近，因此兔胃的胃小弯较小，而胃大弯较大。

③兔胃外表的大网膜较少，但拥有发达的胃黏膜。

④脾位于胃大弯的左侧，颜色为红褐色。

（2）肠管。

①肠管由十二指肠、空肠、回肠、盲肠、结肠和直肠组成。

②十二指肠呈粉红色，约 60 cm，弯曲成 U 形。

③空肠管壁呈粉红色，长 2～3 m，是小肠中最长的一段，盘曲成盘旋状。

④回肠较空肠颜色深，长度短。

⑤盲肠粗大，约 60 cm，占位大，约占腹腔的 1/3，呈袋状，内有突起的螺旋皱襞将其分为不同的囊袋，其末端有一长约 10 cm 的可移动的蚓突，表面光滑，常用来模拟人体阑尾，进行阑尾切除术。回肠与盲肠相接处形成一个小球囊，称为圆小囊。

⑥结肠管径渐行渐窄，直肠内一般存有粪球。

（3）胰腺：位于十二指肠 U 形弯曲处的肠系膜内，需打开才能观察到，分布分散且不规则。

（4）肝脏及胆囊。

①肝脏为红褐色，贴近横膈膜，位于腹腔前侧。

②肝脏由左、右外叶，左、右中叶，方形叶和尾形叶组成。

③胆囊位于右中叶后方，胆汁经胆管注入十二指肠。

（齐鲁医药学院　胡金莲）
（齐鲁医药学院　张凤腾）
（齐鲁医药学院　赵亚男）

第二节　术前准备

术前准备包括手术计划、手术人员准备和手术前准备等工作，术前准备是否完善、是否齐全，决定了手术能否成功，决定了患者术后能否顺利康复，外科医生对于不同大小、不同种类的手术，都应该做好充分的术前准备，不能因为手术过程过于简单，或患者状态良好等原因就不在乎术前准备的工作，应该高度重视术前准备工作，认真负责。

【实验目的】

（1）掌握术前准备的基本流程和具体操作。

（2）熟悉术前准备的具体内容和目的。

【相关知识】

1. 术前讨论

为提高重大手术的成功率，术前需进行集体讨论，专家会诊，一般需由医院的行政机构组织并邀请院内、外的相关专家共同参与，拟定手术方案。一般术前讨论的具体内容包括以下几点。

（1）诊断依据和鉴别诊断。

（2）掌握患者的手术适应证。

（3）判断患者的手术耐受力。

根据患者的身体情况和手术创伤面的大小来综合评估。

①对于身体状况良好的患者，即使是较大的手术，也可以仅做一般性的术前准备。

②对于身体状况差，合并心、肺、肝、肾等重要脏器的器质性病变，或平素有糖尿病、高血压等疾病的患者，即使是小手术，也需要做好充分的术前准备，以备术中或术后发生情况可以及时做出相应的特殊处理。

(4) 讨论并确定手术方案和手术方法。

结合患者的病情、手术人员经验、手术设备的物质条件是否充分等综合因素确定手术方案。手术方案不一定全部在术前可以确定，部分患者因无法诊断，只能通过术中探查或术中病理检查后才能确定手术方案，更有在手术过程中发生意外，需做出必要的手术方案的修改，应临时组织术中台边会诊以实现更加简便、花费低、疗效好的手术目的。

(5) 检查术前准备是否完善。

(6) 预估术中及术后的不良反应并提出预防措施。

(7) 确定麻醉方案。

(8) 组织安排手术人员。

(9) 确定手术时间。

(10) 检查特殊药品和器械。

2. 术前沟通与签字 手术前需进行必要的沟通，告知患者及其家属相关的医学知识，包括手术操作的目的，大体的过程，可能发生的不良反应及并发症，预防不良反应的措施，可能发生的意外，以及如何处理，术后恢复的过程，预后情况等，应消除患者及其家属的紧张情绪，引导其放松心情，指导医患共同对抗疾病，并与患者及其家属签署知情同意书。

3. 手术审批 重大手术、危险手术、可能致死或致残的手术，或新开展的或特殊的手术，需进行审批后才可以实施，应按照医疗行政部门的规定逐级完成审批手续，不可盲目执行手术操作。

4. 递送手术通知单 手术通知单应提前一天送至手术室，以方便手术室的工作人员预先做好术前准备，如特殊器械的处理，手术室的消毒准备，特殊药品的准备，术中B超、造影等特殊检查的物品准备等。

5. 配制脱毛剂 脱毛剂分液体状、糊状和膏体状。配制方法如下。

(1) 液体状脱毛剂：将硫化钠粉剂 10 g 溶解于 100 mL 温水中，配制成 10%硫化钠溶液，适用于兔脱毛；将硫化钠粉剂 15 g 溶解于 100 mL 温水中，配制成 15%硫化钠溶液，适用于狗脱毛。

(2) 糊状脱毛剂：硫化钡∶氧化锌∶淀粉=2∶1∶1，拌匀后加入水调制成糊状。

(3) 膏体状脱毛剂：硫化钠∶肥皂粉∶淀粉=3∶1∶7，拌匀后加入水调制成膏体状。

【实验物品】

(1) 实验动物若干只。

(2) 器械类：手术剪、手术刀、持针器、手术镊、不同型号血管钳若干、不同规格拉钩若干、组织镊、持物钳、不同规格外科缝针若干、弯盘若干、治疗碗若干。

(3) 物品类：无菌缝合线若干、剃毛刀若干、肥皂、消毒纱布、消毒棉球、无菌巾、无菌中单、无菌洞巾、输液装置、头皮针若干、注射器若干、无菌手套若干、药品秤、动物磅秤、无菌手术衣、防护眼镜和耐酸手套等。

（4）药品类：麻醉药、生理盐水、葡萄糖溶液、硫化钠溶液。

【操作步骤】

（1）模拟术前讨论：医师汇报病史、体格检查、实验室检查和其他辅助检查，汇报诊断结果及手术准备和方案。

（2）模拟术前沟通与签字：2名同学通过沟通完成术前谈话和签字。

（3）动物的术前准备。

①实验动物在手术前需隔离饲养并清洁体表，必要时需修剪被毛。

②麻醉前禁饮禁食，其中狗术前禁饮6 h，禁食12 h；兔术前禁饮6 h，禁食24 h。若手术复杂、创伤大、时间长，则狗在术前6～12 h、兔在术前6～24 h的时候饲喂10%葡萄糖和0.5%的氯化钠溶液。

③尽可能使实验动物在手术前排空二便，如狗可以在术前半小时由饲养员带到习惯排便的位置诱导排便。

④进行实验动物的捕捉与固定：参考本章第一节相关内容。

⑤术前皮肤准备：备皮与麻醉的顺序可灵活选择。备皮方法如下。

a. 剪毛法：动物的被毛较长较茂盛的，应先剪除长毛，或用温肥皂水将毛润湿，再剪除。

b. 脱毛法：操作者佩戴防护眼镜和耐酸手套，配制10%或15%的硫化钠溶液，应先使用温水湿润手术区域，一手拿持物钳夹取沾有硫化钠溶液的纱布或棉球，先涂被毛厚的区域，后涂被毛薄的区域，逆被毛方向涂擦，脱毛剂需浸透全部被毛（对于2～3 cm毛长的动物，一般每10 cm^2 的区域需要10 mL的硫化钠溶液），当毛呈糊状可用纱布轻轻拭去时，切勿手法粗暴，因硫化钠对皮肤亦有腐蚀性，故擦拭过程应轻柔。脱毛后应用温水冲洗备皮区。

⑥麻醉：参考本章第三节相关内容。

【注意事项】

（1）签署知情同意书：我国《医疗机构管理条例》《医疗事故处理条例》和《执业医师法》等法律法规明确规定，患者拥有知情同意权。签署知情同意书是对患者知情权的保护，也是对医务人员的保护，医务人员有义务将做手术的目的、手术的大致过程、手术过程中可能发生的风险和意外，预防该风险和意外的措施、手术的预后等内容准确无误地传达给患者及其家属。只有患者或其家属签字后，医疗机构及医务人员再实施手术才是符合法律法规的程序，在治疗疾病过程中，医务人员与患者及其家属应共同面对可能发生的风险，并承担责任。

（2）注意与患者及其家属的沟通：医务人员应注意提高患者及其家属对手术风险的认识，摆正医患关系，普及医学知识，让患者及其家属参与到治疗过程中来，共同参与，共抗疾病，并提高家属对经济承受能力的认识，了解患者的经济水平，选择更加合适的手术方案，并与之沟通。应对患者家属及其他所有亲属反复交代病情，当意见存在分歧时，需等待意见一致后再做决定。

（齐鲁医药学院　胡金莲）
（新泰市人民医院　高传强）
（桓台县人民医院　母长剑）

第三节　实验动物麻醉

实验动物麻醉的最基本任务是消除实验手术过程中所致的疼痛和不适感觉，保障实验动物的安全，使动物在实验过程中服从操作，确保实验顺利进行。

【实验目的】

（1）熟悉实验动物麻醉常用药物的作用及副作用。

（2）熟悉实验动物麻醉的流程、常用麻醉方法及其注意事项。

【相关知识】

1. 常用麻醉药物

1）全身麻醉剂　指经静脉、腹腔或肌内注射而产生全身麻醉效果的药物。

（1）氨基甲酸乙酯（乌拉坦）：中性麻醉药，在人体内即分解为二氧化碳及脲，常用于兔、狗、猫类等动物麻醉。药品价格较低，易溶于水，常配制成20%～25%的注射液，注射时可先快后慢，一次给药可维持4～5 h，麻醉过程较平稳，动物无明显挣扎现象。因动物苏醒慢，故麻醉深度和使用剂量较难掌握。

（2）巴比妥类：既可以单独静脉或腹腔注射，也可以与其他麻醉药物联合使用。用于动物实验的主要有戊巴比妥钠、硫喷妥钠等。

①戊巴比妥钠：最常用，常可配制成3%～5%的注射液，它具有起效快、麻醉过程平稳、有效持续时间长（3～5 h）、苏醒快、给药后对动物循环和呼吸系统无显著抑制作用、药品价格低等特点。配制方法：戊巴比妥钠3～5 g加入95%乙醇溶液10 mL，加温助溶后（不可煮沸），再加入0.9%氯化钠溶液至100 mL。静脉注射时，前1/3剂量可推注，后2/3剂量则应缓慢注射，并密切观察动物的肌紧张状态、呼吸变化及角膜反射。

②硫喷妥钠：须现用现配，常用浓度为1%～5%。此药作静脉注射时，由于药液迅速进入脑组织，故诱导快，动物很快被麻醉，但苏醒也很快，一次给药的麻醉时间仅能维持30 min左右。其对呼吸有一定抑制作用，由于其对交感神经的抑制作用较副交感神经强，常有喉头痉挛，因此必须缓慢注射。

2）吸入麻醉药　如乙醚、氟烷、安氟醚、异氟醚、氧化亚氮等。动物呼吸和循环的抑制与麻醉深度有关，因此在使用过程中一定要严密观察动物的呼吸和脉搏。

若吸入乙醚给药，其麻醉量和致死量相差较大，所以安全度较高，且药价便宜。在连续给药过程中，要注意经常检查角膜反射和瞳孔大小。麻醉前用药：麻醉前20～30 min，皮下注射盐酸吗啡5～10 mg/kg及阿托品0.1 mg/kg。

3）局部麻醉剂

①因利多卡因组织穿透性好、见效快，故常用1%～2%利多卡因溶液进行神经干阻滞麻醉，也可用0.25%～0.5%利多卡因溶液进行局部浸润麻醉。

②0.5%～1%普鲁卡因溶液常用于局部浸润麻醉，见效快、毒性小。

2. 动物麻醉方法的选择　实际操作中常选择的有吸入麻醉、静脉麻醉、腹腔或肌内注射麻醉等。选择麻醉方法时应根据动物的种属特性、实验要求及客观条件，选择安全、有效、简便、经济又易管理的方法。

3. 实验动物麻醉用药量的确定

（1）确定实验动物麻醉的合适剂量可按下述方法进行。

①先用小剂量探索中毒量或致死量，然后用小于中毒量的剂量，或取致死量的1/10～1/5作为应用剂量。

②确定剂量后，如第一次用药的作用不明显，动物也没有中毒的表现，可以加大剂量再次实验。在一般情况下，在适宜的剂量范围内，药物的作用常随剂量的加大而增强。

③确定动物给药剂量时，要考虑给药动物的年龄和体质强弱。以狗为例：6 月龄以上的狗给药剂量为 1 份时，3～6 月龄的则给 1/2 份，45～89 天龄的给 1/4 份，20～44 天龄的给 1/8 份。

④给药途径不同，所用给药剂量也不同。以口服量为 1，则肌内注射量为 0.20～0.30，静脉注射量为 0.25。

（2）人与动物的用药量换算方法：人与动物对同一药物的耐受性不同，一般动物的耐受性要比人大，单位体重动物的用药量比人要多。按单位体重口服用药量换算其比例如下：人用药量为 1，小鼠为 0.50～1，兔为 0.15～0.20，狗为 0.5～0.10。如给药途径为静脉注射、皮下注射、腹腔注射，则换算比例应适当减小些。

【实验物品】

（1）术前用药：巴比妥钠（鲁米那）、地西泮（安定）、阿托品、哌替啶等药物适量。

（2）麻醉药类等物品：局部麻醉可选用普鲁卡因、利多卡因、布比卡因等适量；全身麻醉可选用硫喷妥钠、氯胺酮、戊巴比妥钠、氨基甲酸乙酯（乌拉坦）等适量。

（3）器械类等物品：消毒钳、清创手术包若干、生理盐水、无菌洞巾、纱布、棉球、局部麻醉注射针、7 号注射针、5 mL 注射器、20 mL 注射器、输液装置、无菌药杯、小烧杯、玻璃麻醉箱等若干。

【操作步骤】

（1）麻醉前准备：麻醉前对实验动物的身体状况、体质、体重进行正确评估，观察和评估动物的呼吸、心率、瞳孔、浅反射、肌肉张力等情况。术前进行皮肤过敏试验、静脉输液。

（2）麻醉前用药：术前 30 min 以内选适当药物进行肌内注射。

（3）动物麻醉的具体操作如下。

①局部麻醉技术：用局部麻醉药阻滞实验动物周围神经末梢或神经干、神经节、神经丛的冲动传导，产生局部性的麻醉区，称为动物局部麻醉。本法适用于大中型动物各种短时间内的实验。

a. 局部浸润麻醉：首先固定好实验动物，皮肤消毒铺巾后，用 0.5%～1%盐酸普鲁卡因皮内注射，先在局部皮肤切口处做皮丘，然后从皮丘进针，向皮下、筋膜、肌肉等分层做浸润注射。在扩大浸润范围时，针尖应从已浸润过的部位刺入，以减少疼痛和不适，并须避开血管。

b. 区域阻滞麻醉：将麻醉药注射于手术区的周围，所有进入该区的神经均被阻滞。

c. 神经阻滞麻醉：将麻醉药注入神经干的周围，麻醉药注入后须等待一段时间才能起效。

②注射麻醉技术：常用非挥发性的麻醉药，包括戊巴比妥钠、硫喷妥钠、氨基甲酸乙酯等，是实验室最常采用的麻醉剂之一，可用作腹腔和静脉注射麻醉，操作简便。腹腔注射法适用于大鼠、小鼠和豚鼠；狗、兔等动物多使用静脉注射给药，也可用腹腔注射给药。由于各麻醉剂的作用时间长短以及毒性有差别，所以在腹腔注射给药和静脉注射给药麻醉时，一定要控制好药物的浓度和注射量。

a. 腹腔注射给药麻醉法：非吸入性麻醉药注入腹腔，经腹膜吸收而产生全麻作用。本法具有使用方便、呼吸抑制较静脉注射给药麻醉轻等优点。狗、兔等动物的用量相当于静脉麻醉剂量，大鼠、小鼠的用量要少于静脉麻醉剂量。如1%硫喷妥钠溶液，每只小鼠腹腔注射0.1～0.3 mL/只，每只大鼠0.6～0.8 mL/只即可。药物的注射部位在动物的后腹部，腹股沟韧带中点前方两横指处。

b. 静脉注射给药麻醉法：经狗后肢大隐静脉或兔的耳缘静脉注入。如在兔实验麻醉时，首先进行兔耳缘静脉注射输液，输液成功后经输液静脉直接注射给药，也可用2 mL注射器，7号针头直接经兔耳缘静脉缓慢注入药液，注射后要仔细观察兔神志、瞳孔、肌肉松弛情况。兔在按上述方法准确静脉注入乌拉坦2～5 mL/kg或注入10%戊巴比妥钠溶液后，2～4 min出现精神沉郁、感觉障碍、站立不稳、闭目似睡、瞳孔逐渐缩小等症状；5～7 min后，全身肌肉放松，用手捏后腿无反射，瞳孔扩大，角膜反射消失，瞳孔对光反射存在，处于抑制状态，昏迷逐渐加深，个别个体可有一短暂的兴奋期，表现为烦躁不安、鸣叫、转头等；再持续3～5 min就进入麻醉状态，此时将兔固定在手术台上，即可施行手术。若应用超大剂量时可抑制延髓的呼吸中枢和血管运动中枢，引起血压下降，瞳孔突然扩大，呼吸停止。因此，在注射麻醉药物时，先注入麻醉药总量的2/3，然后密切观察动物生命体征的变化，如已达到所需的麻醉程度，余下的麻醉药则不用，避免麻醉过深。在麻醉兴奋期出现时，动物挣扎不安，为防止注射针滑脱，常用吸入麻醉法进行诱导麻醉，待动物安静后再行腹腔或静脉穿刺给药麻醉。

c. 肌内注射给药麻醉法：操作更为简便，麻醉诱导时间长，安全性较大，所用药物种类、剂量与静脉注射给药麻醉相同，也是实验中常用的麻醉方法。

③吸入麻醉法：如使用乙醚麻醉兔，首先将装有浸润乙醚棉球的小烧杯放入一个密闭的玻璃麻醉箱内，然后将动物放入玻璃麻醉箱内，观察动物麻醉效果。开始动物能自主活动；不久动物异常兴奋，不停地挣扎，随后排出大小便；隔4～6 min，动物即可被麻醉，渐渐地由兴奋转为抑制，倒下不动，呼吸变慢，四肢紧张度明显降低，角膜反射迟钝，皮肤痛觉消失，则表示动物已进入麻醉状态。麻醉后应立即取出动物进行手术和操作。在实验过程中，动物麻醉变浅时可将蘸有乙醚的棉球放在动物鼻部，以维持麻醉的深度，延长麻醉时间。

（4）麻醉的观察与管理：在动物自麻醉诱导期至清醒之前对动物瞳孔、呼吸、心率、浅反射、肌肉张力及麻醉效果进行观察和施行管理，在麻醉过程中必须善于判断麻醉程度，观察麻醉效果。动物的麻醉效果直接影响实验的进行和实验结果：如麻醉过浅，动物会因疼痛而挣扎，甚至出现兴奋状态，呼吸、心跳不规则，影响观察；如麻醉过深，动物机体的反应性降低，甚至消失，更为严重的是抑制延髓生命中枢，使呼吸、心跳停止，导致动物死亡。

①判断麻醉程度的指标：a. 呼吸：若呼吸加快或不规则，则麻醉过浅，可再追加麻醉药物；若呼吸由不规则转变为规则且平稳，说明已达到麻醉深度；若动物呼吸变慢，且以腹式呼吸为主，说明麻醉过深，动物有生命危险。b. 反射活动：角膜反射灵敏，则说明麻醉过浅；角膜反射迟钝，说明麻醉程度适宜；角膜反射消失，伴瞳孔散大，则说明麻醉过深。c. 肌张力：若肌张力亢进，说明麻醉过浅；全身肌肉松弛，说明麻醉合适。d. 皮肤夹捏反应：麻醉过程中可随时用血管钳或有齿镊夹捏动物皮肤，若反应灵敏，则说明麻醉过浅；若反应消失，则说明麻醉程度合适。

②麻醉过程中的管理及处理，在这些指标发生改变时应及时做出相应的处理，如动物出现呼吸抑制应立即停止使用麻醉药，以减轻麻醉程度。一旦发生窒息，应寻找原因及时处理。如呼吸停止，立即进行人工呼吸，方法是单手手指有节律地挤捏胸廓，并可注射肾上腺素和静脉注入呼吸兴奋剂。术中动物心搏骤停时应立即进行胸外心脏按压并给予肾上腺素等。

【注意事项】

(1) 局部麻醉：局部麻醉药误入血管后或用药过量可引起中毒反应。轻者有恶心、呕吐、面色苍白、昏晕；重者有发绀、惊厥等，如不及时处理，可引起呼吸循环衰竭。局部麻醉药中毒反应的预防：①一次用药量不应超过限量，根据具体情况和用药部位酌情减少剂量；②注药前应回抽看有无血液，以避免药液误入血管；③局麻药内加入适量肾上腺素；④麻醉前应用安定类药物，减少中毒反应；⑤一旦发生中毒反应，应立即停止用药，吸入氧气。

(2) 使用全身麻醉剂的注意事项。

①注意体重与麻醉剂量的关系：麻醉前一定要先称动物体重，然后严格按照参考剂量给药。在使用麻醉剂时，必须密切注意观察动物的状态，以确定麻醉药用量。麻醉的深浅可根据呼吸的深度和频率、角膜反射的敏感度、四肢和腹壁肌肉的紧张性以及皮肤夹捏反应等指标进行判断。在使用麻醉剂过程中，随时检查动物的反应情况，当上述指标明显减弱或消失时，应立即停止给药。

②注意麻醉剂的用量：除参照一般标准外，还应注意动物个体差异，不同的动物个体对麻醉剂的耐受性不同。

③注意给药速度：在采用静脉注射时，应缓慢注射或者将前一半药量快速注入，使其迅速渡过兴奋期，后一半药量缓慢注入。

④注意补加麻醉剂的方法：当麻醉深度不够，动物出现挣扎、呼吸急促等反应时，可临时适当补加麻醉剂，一般每次补加剂量不宜超过注射总量的 1/10～1/5。

⑤注意麻醉过量的处理：当麻醉过量时，动物呼吸慢而不规则，甚至呼吸停止、血压下降、心跳微弱或停止。此时应立即进行抢救，如进行人工呼吸和心脏按压，必要时用苏醒剂。

⑥注意麻醉时要保温：麻醉期间，动物的体温调节功能往往受到抑制，出现体温下降，可影响实验的准确性。此时常需采取保温措施，保温的方法有实验桌内装灯、电褥、台灯照射等。无论用哪种方法保温都应根据动物的肛门体温而定，常用实验动物的正常体温如下：猫

38.6 ℃±1.0 ℃，兔 38.4 ℃±1.0 ℃，大鼠 39.3 ℃±0.5 ℃。

（齐鲁医药学院　胡金莲）
（新泰市人民医院　高传强）
（齐鲁医药学院　李若男）

第四节　猪蹄皮肤缝合

【实验目的】

熟练掌握皮肤切开和缝合技术。

【实验物品】

（1）离体组织：猪蹄。

（2）无菌物品：手术刀、线剪、有齿镊、持针钳、缝针、缝合线、无菌手套等。

【操作步骤】

（1）操作者切一长约 10 cm 的皮瓣，使形成一张力性切口。

（2）采用单纯间断缝合方法缝合此切口，张力较大的部位运用减张缝合方法进行缝合。

（3）缝合时注意针距和缘距的掌握（图 43-1）。

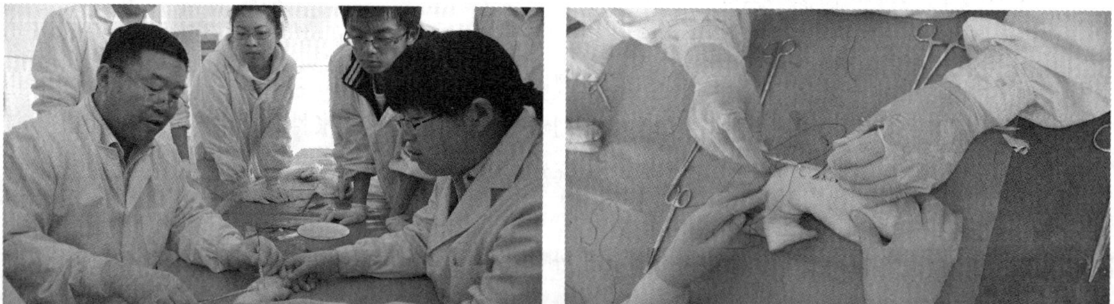

(a)　　(b)

图 43-1　操作实景

（齐鲁医药学院　胡金莲）
（齐鲁医药学院　张凤腾）
（齐鲁医药学院　李若男）

第五节　家兔清创缝合术

【实验目的】

(1) 了解清创术的适应证。

(2) 掌握清创术的具体操作流程。

(3) 培养无菌观念。

(4) 提升手术基本操作技能。

【实验物品】

(1) 实验动物:家兔。

(2) 操作台面:实验用手术固定台架。

(3) 无菌手术包:手术刀、组织剪、线剪、血管钳、持针器、有齿镊、无齿镊、布巾钳、持物钳、组织钳、缝针、缝合线、拉钩等。

(4) 无菌物品:无菌软毛刷、肥皂水、无菌生理盐水、无菌敷料、3%碘酊、75%酒精,1∶1000 新洁尔灭溶液、3%过氧化氢溶液、0.5%碘伏、消毒包布、无菌手术衣、无菌手套、绷带、医用胶布等。

【操作步骤】

(1) 动物创伤模型的制作:在家兔大腿内侧作一长约 4 cm 的不规则切口,深达肌层,取尘土、沙粒等污染物置于伤口内,形成一个污染伤口。为避免家兔抓伤,可在全麻下进行。

(2) 麻醉方式:根据伤口情况选择合适的麻醉方式,如上肢可用臂丛神经或腕部神经阻滞麻醉,下肢可用硬膜外麻醉;如伤口层次较为表浅,可选用局部麻醉;较大、复杂、严重的伤口则可选用全麻。

(3) 体位:根据伤口部位取合适体位,本创伤模型可取仰卧位。

(4) 清创术。

①清洁伤口:无菌纱布覆盖伤口,避免再次污染,用无菌软毛刷蘸皂液洗刷伤口周围污垢、油污、血迹,再用生理盐水冲净,重复 3 遍。剔除伤口周围毛发。揭去纱布,按无菌生理盐水、过氧化氢、生理盐水的顺序,连续冲洗 3 遍。冲洗干净后,检查伤口有无异物、出血及其他损伤,及时清理异物并擦干皮肤。

②消毒铺单:操作者穿无菌手术衣,戴无菌手套,消毒手术区域,铺无菌单。

③清理伤口。

a. 皮肤:切除明显挫伤的创缘皮肤,彻底清除污染、失活的组织。

b. 伤口:由外向内依次清除伤口内异物、血肿、失活组织等,仔细检查有无肌腱、神经、血管损伤,彻底止血后,随时用无菌生理盐水冲洗。处理深部伤口,根据实际情况可适当扩大伤口,彻底清理,直至显露血液循环较好的组织。

c. 冲洗:彻底清创后,用生理盐水反复冲洗。

④缝合伤口。

a. 更换手术器械及无菌手套,重新消毒、铺巾。重要神经、血管、肌腱等应予以及时修补或吻合。

b. 若伤口满足一期缝合指征，按组织层次依次缝合深筋膜、皮下组织及皮肤，不留死腔，若有渗液可放置引流。

c. 缝合后消毒皮肤，伤口覆盖敷料，胶布或绷带包扎固定。

【操作后处理】

(1) 密切观察家兔生命体征。

(2) 必要时，适当制动固定肢体。

(3) 合理使用抗生素预防感染。

(4) 严密观察伤口渗液和引流情况，以及伤肢血运和功能。

(5) 预防继发性出血。

(6) 清理用物，做好手术记录。

【注意事项】

(1) 严格执行无菌操作规程。

(2) 清创时要认真仔细，注意判断失活组织及形态功能的恢复，彻底清除伤口内血肿、异物及失活组织，尽可能保留和修复重要的神经、血管、肌腱等组织。

(3) 彻底止血，以免形成伤口血肿。

(4) 逐层缝合，不留死腔，注意组织层次对合。

(5) 观察伤口溶液情况，必要时放置橡皮片引流。

（齐鲁医药学院　胡金莲）
（新泰市人民医院　高传强）
（齐鲁医药学院　张凤腾）

第六节　家兔剖腹探查术

【实验目的】

(1) 掌握剖腹探查术的适应证。

(2) 熟悉剖腹探查术的操作步骤。

(3) 训练学生无菌技术，进一步强化无菌观念。

(4) 训练学生手术基本操作技能。

(5) 掌握剖腹探查术的术前准备、术后处理及注意事项。

【适应证】

1. 腹部损伤

(1) 腹膜刺激征进行性加重且范围逐渐扩大者。

(2) 肠鸣音减弱、消失或出现明显腹胀者。

(3) 全身状况有恶化趋势,患者出现休克、体温及白细胞计数上升者。

(4) 红细胞计数进行性下降者。

(5) 血压不稳甚至下降者。

(6) 腹腔穿刺抽出气体、血液、尿液、胆汁、胃肠内容物等。

(7) 影像学检查有气腹征或胃肠道出血者。

(8) 休克经积极救治而情况不见好转或继续恶化者。

2. 急性弥漫性腹膜炎

(1) 非手术治疗 6～8 h 后,腹膜炎症状及体征不缓解反而加重者。

(2) 腹腔内原发病严重,如胃肠穿孔、胆囊坏疽、绞窄性肠梗阻等。

(3) 腹腔内炎症较重,有大量积液,出现严重的肠麻痹或中毒症状,尤其是伴有休克症状者。

(4) 腹膜炎原因不明且无局限趋势者。

3. 急性上消化道出血

(1) 出血速度快,较短时间内发生休克的患者。

(2) 压迫止血后出血暂停,但放松后出血者。

(3) 有大量出血史,或近期反复大出血,非手术治疗难以止血者。

4. 腹腔内肿块

(1) 有明显的腹部肿块。

(2) 经非手术治疗,病情未见改善者。

(3) 有明显腹痛、发热等症状,但因病情关系不能进行有关检查,且症状急需解决者。

5. 急性肠梗阻

(1) 经积极的非手术治疗无效,病情反而加重者。

(2) 病情发展较快,早期发生休克的患者。

(3) 患者有明显的腹膜刺激征,怀疑有绞窄性肠梗阻的患者。

(4) 先天性肠道畸形、肿瘤等疾病引起的肠梗阻者。

【实验物品】

(1) 实验动物:家兔。

(2) 操作台面:实验用手术固定台架。

(3) 输液物品:输液装置、7 号注射针、注射器、生理盐水等。

(4) 消毒物品:纱布、棉球、碘酊、酒精、0.5%碘伏、洞巾、无菌药杯、无菌手术衣、无菌手套等。

(5) 皮肤准备用物品:脱毛剂、婴儿磅秤、肥皂、绷带、胶布。

(6) 麻醉药类物品:乌拉坦(兔 2～5 mL/kg)

(7) 器械类物品:手术刀、手术剪、血管钳、组织钳、手术镊、持针钳、拉钩、缝针、缝合线、弯盘、纱布、纱布垫、卵圆钳、布巾钳。

【操作前准备】

(1) 禁食、持续胃肠减压,抽出胃肠道内容物和气体。

(2) 积极输血、输液,及时纠正水、电解质紊乱。

（3）应用抗生素，防治感染。

（4）进行营养支持，提高患者手术耐受力。

【操作步骤】

（1）用乌拉坦进行动物麻醉。

（2）麻醉成功后，家兔取仰卧位，绑缚在手术台上，用脱毛剂去毛后，常规皮肤消毒，铺无菌手术巾。

（3）在腹部最靠近病变的部位选择切口。剖腹探查术常用的切口有腹部正中切口、正中旁切口或经腹直肌切口。用记号笔在家兔腹部标出腹部探查切口。

（4）取上腹正中切口，切开长度约为 10 cm，按照腹壁层次，依次切开皮肤、皮下组织、腹白线、腹膜，可用护皮巾保护切口。在切开腹膜时，注意不要损伤腹腔内脏器。

（5）按腹腔探查顺序依次探查腹内脏器。

（6）探查的部位和重点应根据具体病情而定。探查时应动作轻柔细致，特别注意容易被疏忽的部位。

（7）进入腹腔后，用吸引器吸净腹内的血液、胃肠液或渗出液。将腹腔内的积血、肠液、异物等清除干净，然后用生理盐水反复冲洗腹腔，至冲洗的盐水变得清澈为止，并吸净冲洗液。

（8）切口缝合，用碘伏进行皮肤消毒，覆盖无菌纱布，腹带固定。

【操作后处理】

（1）严密监测患者生命体征，积极防治休克。

（2）禁食，胃肠减压，记录液体出入量。拔除胃管，肛门排气后，可开始进食流质食品。

（3）补充营养，静脉输液，恢复和维持水、电解质及酸碱平衡。

（4）肠蠕动恢复较慢，腹胀不能缓解者可行肛管排气或低压灌肠。

（5）根据腹腔渗液细菌培养及药敏试验结果选用抗生素。

（6）记录腹腔引流量，保持引流管通畅，根据引流量决定拔除引流管时间。

（7）及时更换敷料，观察伤口愈合情况。

（8）鼓励患者在病情许可的情况下尽早活动。

（9）预防并发症的发生。

（齐鲁医药学院　胡金莲）

（新泰市人民医院　高传强）

（桓台县人民医院　母长剑）

第七节　狗脾切除术

脾是人体重要的淋巴器官，呈暗红色扁圆形，临床上常因脾外伤破裂或脾功能亢进而进行脾切除术。本实验以狗为模型进行脾切除术。

【实验目的】

(1) 掌握脾切除术的适应证。

(2) 掌握脾切除术的操作方法。

(3) 强化训练无菌技术和手术基本操作技能。

【相关知识】

1. 脾的解剖结构　脾位于左季肋区，第9、10、11肋的深面，人仰卧时，其长轴与第10肋平行。前端平第1腰椎棘突，位于腋中线后方。后端约在第10胸椎棘突平面靠近脊柱，距后正中线3～4 cm。脾有脏、膈两面，前、后两端，上、下两缘。膈面光滑隆凸，对向膈。脏面凹陷，朝向前内，中央处有脾门，为脾的血管和神经出入之处。膈面和膈相贴，借膈与左肺、左胸膜腔及左肋膈隐窝相邻。脏面前部与胃底、胃大弯后壁相邻，后部与左肾、左肾上腺邻近，脾门接近胰尾。脾下部与结肠左区相邻，下端位于膈结肠韧带上方。

2. 脾切除术的适应证

(1) 脾破裂：多因外伤引起，极少数出现自发性脾破裂，脾破裂后会出现大出血，短时间内可发生缺血性休克危及生命，可通过切除脾实现止血。

(2) 脾局部感染：多发生于脓毒血症之后，脓肿局限于脾内，可行脾切除术。

(3) 脾结核：适用于结核灶局限于脾内时。

(4) 游走脾(异位脾)：部分患者由于脾蒂过长，脱离脾正常位置，游走于腹腔内，造成脾蒂扭转出现脾坏死。

(5) 肿瘤：脾原发性肿瘤较少见，如出现应切除。此外，胃癌、肠癌、胰癌与脾接触或转移至脾时，在切除肿瘤原发灶的同时脾也应一并切除。

(6) 脾功能亢进：多见于因肝硬化导致的脾功能亢进，常合并门静脉高压。患者全血细胞减少，出现贫血、多发感染、凝血功能障碍等情况，可通过切除脾治疗。

【实验物品】

(1) 实验动物：狗。

(2) 操作台面：实验用手术固定台架。

(3) 无菌物品：生理盐水、碘酊、75%酒精、0.5%碘伏、洞巾、无菌药杯、无菌手术衣、无菌手套、输液装置、注射针、注射器、棉球、纱布、绷带、医用胶布等。

(4) 皮肤准备物品：脱毛剂、婴儿磅秤、肥皂、备皮刀等。

(5) 麻醉药类物品：参照本章第三节。

(6) 器械类物品：手术刀、手术剪、血管钳、组织钳、手术镊、持针钳、拉钩、缝针、缝合线、弯盘、纱布、纱布垫、卵圆钳、布巾钳。

【操作步骤】

(1) 动物的捕捉和固定:参照本章第一节。

(2) 动物麻醉:参照本章第三节。

(3) 皮肤准备、体位及消毒铺巾:麻醉后,取仰卧位,绑缚固定在手术台上,备皮剃去腹部皮肤的毛,常规皮肤消毒及铺无菌洞巾。

(4) 切口选择:可选上腹正中切口、左肋缘下切口或上腹 L 形切口开腹。

(5) 切开腹壁层次:按腹壁层次切开皮肤、皮下组织、腹直肌前鞘、腹直肌、腹直肌后鞘及腹膜,进入腹腔。

(6) 分离脾:用拉钩将切口向左侧牵拉,可见到形似镰刀状的脾,脾的活动性很大,很松弛地附着在大网膜上。操作者用左手将脾托到腹腔外,可见脾胃韧带为两层,其间有许多血管,脾动脉主干在韧带的中央,可触及搏动,很容易辨认。剪开无血管的脾胃韧带,有血管处应钳夹后切断结扎。在脾动脉主干部位,用镊子提起其表面包被的腹膜,用组织剪剪开后显露脾动脉,游离脾动脉约 1 cm,先用血管钳带 2 号丝线结扎,暂不切断;或操作者用左手示指和中指绕过脾蒂后方将其勾起,右手持中弯血管钳钳夹脾蒂,近端 2 把,远端 1 把,靠近远端弯血管钳切断脾蒂,移出脾,用 2 号丝线双重结扎或贯穿结扎近侧脾动脉。脾动脉结扎后,静脉仍回流通畅,形成所谓血液"自体回输",脾体积将会缩小。脾完全游离后,将脾轻轻翻向右侧,显露脾门后方,仔细分离脾蒂与胰腺间的粘连。将脾下极向左上方翻起,显露脾结肠韧带,钳夹切断并结扎。术者右手伸入脾和膈肌之间,沿脾膈面分离脾与膈肌及后腹膜间的粘连。将脾轻轻翻向右侧,剪断脾肾韧带。

(7) 缝合腹壁:电凝或缝扎脾动、静脉断端和后腹膜创面出血点,严密止血。然后,于左膈下留置引流管,逐层关腹。

【注意事项】

应注意的术后并发症如下。

(1) 胰漏:脾切除时,损伤了胰尾,可引起胰漏。

(2) 血栓形成:脾切除后,血小板可出现一过性升高,术后 1～2 周达峰值。虽然亦有报道认为血栓形成与脾切除后血小板增多无关,但一般认为血小板超过 $800\times10^9/L$ 时可发生血栓,应给予阿司匹林。门静脉高压患者切除脾脏后,门静脉内可有血栓形成,应适时行超声等检查。

(3) 脾热:脾热指脾切除术后,没有明确的感染或其他原因,持续发热 38 ℃左右,呈弛张热。

(4) 脾切除术后全身性凶险性感染:发生率为 2%～10%,儿童易患。

(齐鲁医药学院　胡金莲)
(齐鲁医药学院　张文奇)
(桓台县人民医院　母长剑)

第八节　离体肠端-端吻合术

【实验目的】

（1）熟悉肠吻合的基本方法和操作步骤。

（2）理解肠吻合术的基本原理。

（3）熟悉胃肠道的间断全层内翻缝合和间断浆肌层内翻缝合。

【肠吻合的基本方式】

1．端-端吻合法　常用于小肠与小肠、结肠与结肠或肠管断端口径接近时的吻合。此法最符合生理要求(图 43-2)。

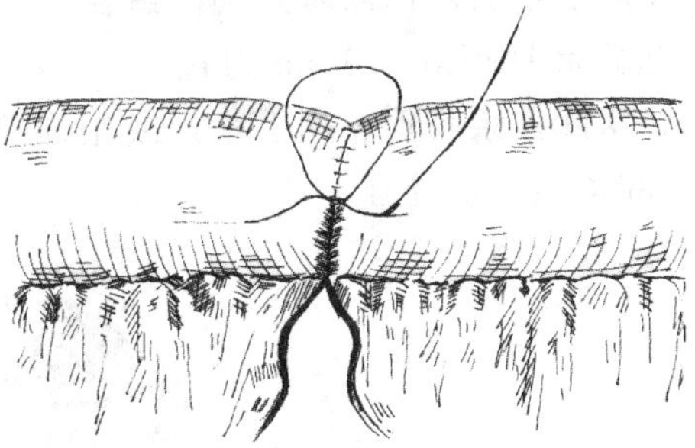

图 43-2　端-端吻合

2．端-侧吻合法　常用于肠管两端口径差别较大时或端端吻合张力较大时。吻合口取对系膜侧(图 43-3)。

3．侧-侧吻合法　吻合口大小不受限制,吻合口位置取对系膜侧,避免影响血供(图 43-4)。

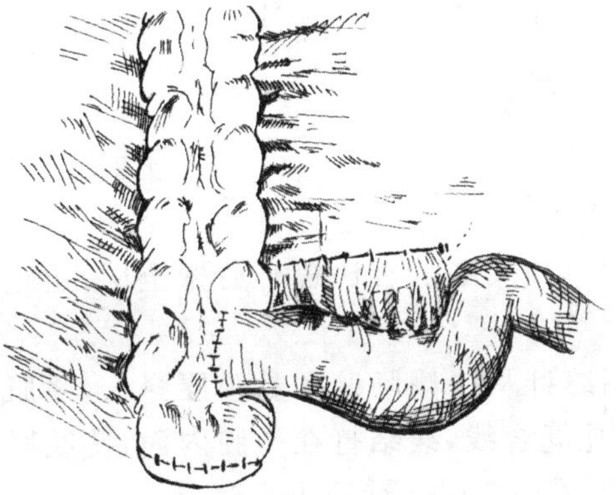

图 43-3　端-侧吻合

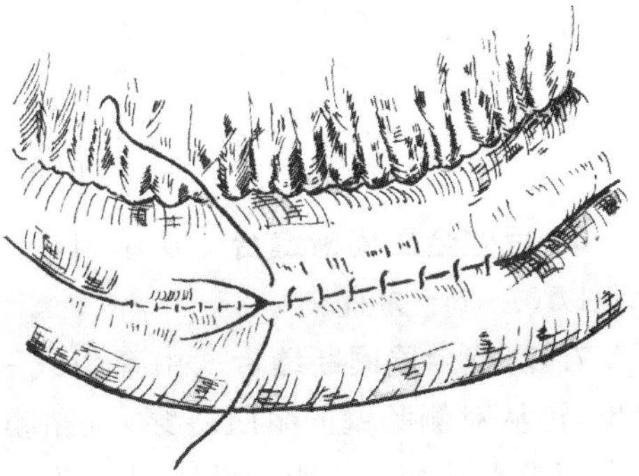

图 43-4　侧-侧吻合

注:本实验以离体肠端-端吻合法为例。

【实验物品】

（1）离体组织:猪肠。

（2）操作台面:动物实验台。

（3）无菌物品:无菌手套、组织剪、线剪、持针器、肠钳、血管钳、无齿镊、缝针、缝合线、注射器等。

【操作步骤】

1．回顾肠壁的解剖

(1) 系膜缘和对系膜缘。

(2) 由内向外：黏膜层、黏膜下层、平滑肌层、浆膜层。

2．两断端靠拢 取一段离体肠管，长度约 20 cm，取肠管宽度相似的两端用 2 把肠钳同向夹持，助手持钳柄将两肠端靠拢并稳住，注意同侧相对，系膜缘对系膜缘，对系膜缘对对系膜缘，避免发生肠管扭转。

3．缝合牵引线 操作者用小圆针、1 号丝线在两段肠管的系膜缘及其对侧距断端约 0.5 cm处各做一针浆肌层间断缝合，打单结保留线尾，作为牵引及前后区的标志线。

4．后壁浆肌层间断垂直内翻缝合 从牵引线一端开始，用垂直内翻缝合法缝合后壁浆肌层，边距和针距以 0.3 cm 为宜。

5．切除多余肠管 用手术刀或组织剪在肠钳内侧切去多余肠管，牵引线辅助提拉(图 43-5)，准备下一步缝合。

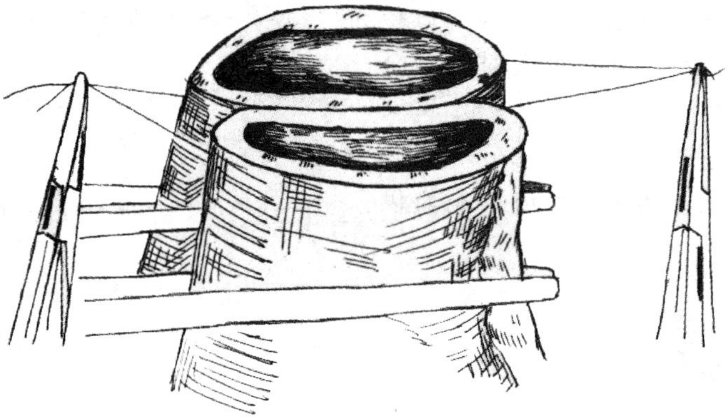

图 43-5 牵引线辅助提拉

6．后壁全层间断缝合 从牵引线一端开始，用单纯间断缝合法缝合后壁全层，边距和针距以 0.3 cm 为宜。

7．前壁全层间断缝合 由牵引线一端开始，用缝针从一侧肠壁的黏膜层穿入，浆肌层穿出，再从对侧肠壁的浆肌层穿入，黏膜层穿出，结扎缝合线，线结打在肠腔内面，使黏膜尽量靠切缘不外翻。边距和针距以 0.3 cm 为宜。也可采用全层连续锁边式缝合。

8．前壁浆肌层间断垂直内翻缝合 从牵引线一端开始，用垂直内翻缝合法缝合前壁浆肌层，边距和针距以 0.3 cm 为宜。

9．检查吻合口 全部吻合完毕后，放开肠钳，用拇指、示指轻轻对指挤捏吻合口，检查吻合口是否通畅(图 43-6)。

【注意事项】

(1) 修整肠管断端，去除挫伤、坏死组织，使断端整齐、口径一致。

(2) 对合一致，避免肠管发生扭曲，区分好肠管系膜及对系膜侧。

(3) 选择合适的缝针及缝合线，注意把控针距及边距。

(4) 常规检查吻合口情况，避免吻合口狭窄或吻合口瘘。

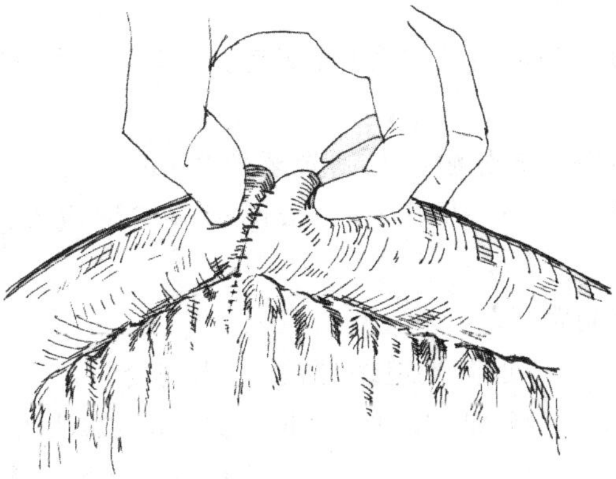

图 43-6　检查吻合口

【知识链接　吻合器】

吻合器是医学上使用的替代手工缝合的设备，主要工作原理是利用钛钉对组织进行离断或吻合，类似于订书机。根据适用范围不同，吻合器可分为皮肤吻合器、消化道圆形吻合器、直肠吻合器、圆形痔吻合器、包皮环切吻合器、血管吻合器、疝气吻合器、肺切割缝合器等。

（1）相对于传统的手工缝合，吻合器缝合有以下优势。

①操作简单方便，节省手术时间。

②一次性使用，避免交叉感染。

③使用钛钉或不锈钢钉（皮肤缝合器）缝合严密、松紧适中。

④具有副作用少和有效减少手术并发症等特点。

（2）结构特点：吻合器包括壳体、中心杆及推管，中心杆设在推管内，中心杆前端装有钉盖，后端通过螺杆与壳体尾部的调节旋钮连接，壳体外表面上设有激发手柄，激发手柄通过铰链与壳体活动连接，其特征在于：所述吻合器内设有连杆装置，三根连杆分别与激发手柄、壳体内壁及推管连接，且三根连杆的一端均连接在同一活动铰链上；连杆机构的三根连杆包括动力杆、支撑杆及运动杆；动力杆与激发手柄为铰接；支撑杆与壳体之间为活动铰链连接；运动杆与推管之间为活动铰链连接。

消化道吻合器有推杆与环形刀连接结构，包括推杆、与推杆相固定连接的环形刀，所述的环形刀的外侧设置有多个沿圆周方向排列的推钉片，所述的推杆上镶嵌有环形刀的一端部，由于这一结构，因此环形刀与推杆的同心度高，在切割组织过程中，环形刀能平稳地落座在中间，使得手术成功率高。

（3）操作方法：以肠吻合为例来说明吻合器的使用方法。吻合口近端肠置荷包缝合，置入钉座并收紧，由远端插入吻合器，穿出吻合器中心穿刺器，与近端吻合器抵钉座中心杆衔接，旋转靠近远近端肠管肠壁，依据肠壁厚度调整吻合器抵钉座和底座的距离，一般为 1.5～2.5 cm 或手旋转较紧为限（把手上有松紧度指示针），打开保险；用力捏紧合拢吻合扳手，听到“咔嚓”声即表示切割吻合完毕，暂不退出吻合器，检查吻合是否满意及是否有系膜等其他组织嵌入其中，予以相应处理后，旋松吻合器，并轻轻自远端拉出，检查远近端肠管切除圈是否完整。

(4) 注意事项。

①操作前检查标尺与零刻度是否对齐,装配是否正确,推片与钽钉是否有遗失。抵针座内要安好塑料垫圈。

②准备吻合的肠管断端应充分游离并剥光至少 2 cm。

③荷包缝针距不超过 0.5 cm,边距 2～3 mm,过多组织应嵌入吻合口,以免妨碍吻合,注意不要遗漏黏膜。

④根据肠壁厚度调节间距,以 1～2 cm 为宜。

⑤击发前检查胃、食管及邻近其他组织,防止夹入吻合口。

⑥切割要快,终末加压使缝钉成“B”形,争取一次成功,如认为不确切可二次重切。

⑦退出吻合器要轻柔,并检查被切下组织是否为一完整的环形。

(齐鲁医药学院　胡金莲)
(齐鲁医药学院　苏　丽)
(齐鲁医药学院　张凤腾)

第九节　家兔胃切除术

【实验目的】

(1) 熟悉胃大部切除术的适应证。

(2) 熟悉胃大部切除术的操作程序及注意事项。

(3) 强化训练无菌技术和手术基本操作技能。

【相关知识】

1. 胃的解剖特点

(1) 猪胃:猪胃为单室胃。胃大弯可达腹腔底壁,胃的左端大而圆凸,有一盲突称胃憩室。右端幽门部较细,在幽门处自小弯一侧胃壁向胃的内腔凸出,呈一纵向长的鞍形隆起,称为幽门圆枕,具有关闭幽门的作用。猪胃黏膜的无腺部很小,仅位于贲门周围,呈苍白色。贲门腺区很大,由胃的左端达中间,呈淡灰色。胃底腺区较小,沿胃大弯分布,呈棕红色。幽门腺区位于幽门部,呈灰白色。

(2) 兔胃:兔胃为单室胃,胃底较大,形状犹如一个大的马蹄形囊袋,一部分被肝脏覆盖。兔胃的贲门入口处和幽门出口处彼此靠近,使胃小弯的弧径短而胃大弯的弧径长。在胃小弯处的贲门与幽门之间有一垂向胃腔的镰刀状皱褶,由粗大的肌层组成,为胃底部和幽门部分界的标志。兔胃内壁有发达的胃黏膜,而外表附着的大网膜并不发达。胃壁可以用于练习切开及两层吻合法。

本实验以家兔为模型进行胃切除术。

2. 胃切除术的适应证

(1) 胃溃疡急性穿孔,引发弥漫性腹膜炎者。

（2）各种原因引起的胃部大出血，通过其他治疗方式无法止血，造成失血性休克者。

（3）出现幽门梗阻，严重影响进食者。

（4）患有胃原发癌或胃转移癌者。

【实验物品】

（1）实验动物：家兔。

（2）操作台面：实验用手术固定台架。

（3）无菌物品：生理盐水、碘酊、75%酒精、0.5%碘伏、洞巾、无菌药杯、无菌手术衣、无菌手套、输液装置、注射针、注射器、棉球、纱布、绷带、医用胶布等。

（4）皮肤准备用物品：脱毛剂、婴儿磅秤、肥皂、备皮刀等。

（5）麻醉药类物品：参照本章第三节。

（6）器械类物品：手术刀、手术剪、血管钳、组织钳、手术镊、持针钳、拉钩、缝针、缝合线、弯盘、纱布、纱布垫、卵圆钳、布巾钳。

【操作步骤】

（1）动物的捕捉和固定：参照本章第一节。

（2）动物麻醉：参照本章第三节。

（3）皮肤准备、体位及消毒铺巾：麻醉成功后，取仰卧位，用布带套扎固定四肢，将其绑缚在手术台上，剃去腹部皮肤的毛。进行常规皮肤消毒及铺无菌手术巾。

（4）切口选择：取上腹部正中切口。

（5）切开腹壁层次：按腹壁层次切开皮肤、皮下组织、腹白线、腹膜，进入腹腔。

（6）腹腔探查：手术人员洗手，探查腹腔，观察胃及其相邻器官的解剖。

（7）胃大部切除。

①游离胃大弯，切断胃网膜左动脉、静脉，胃短动脉、静脉分支及胃网膜右动脉、静脉，递中弯钳游离钳夹，组织剪剪开，4 号丝线结扎或缝扎，胃左动脉用 7 号、4 号丝线结扎。

②游离幽门及十二指肠，用 4 号丝线结扎止血。

③游离胃小弯，切断胃右动脉、静脉及胃左动脉下行支，递中弯钳游离钳夹，组织剪剪开，4 号丝线结扎或缝扎。

④游离十二指肠，于幽门下 2 cm 处切断十二指肠，湿垫保护切口周围，2 把直扣扣钳夹十二指肠断肠处，幽门断端湿纱布包裹，取下标本及刀，一并放入弯盘内，消毒棉球消毒残端，更换吸引器头及污染器械。

⑤十二指肠残端用小圆针 4 号丝线连续缝合，小圆针 4 号丝线间断缝合浆肌层。

⑥胃空肠吻合，于结肠前距 Treitz 韧带 8～12 cm 处空肠与胃吻合，近端对大弯侧，间断缝合胃肠后壁浆肌层，全层缝合胃肠后壁、前壁，最后间断缝合胃肠前壁浆肌层，用无齿长镊、小圆针 4 号丝线缝合。

⑦清理腹腔，用温盐水冲洗腹腔，吸引器吸净腹腔内液体，更换干净湿垫，清点台上所有器械敷料数目。

⑧检查腹腔内无活动性出血，清点手术器械物品无误后，依次逐层关腹，用 2 号丝线做单纯间断或连续缝合腹膜，1 号丝线间断缝合皮下组织及皮肤，结束手术。

【注意事项】

(1) 避免损伤邻近重要组织或器官：对任何管状结构，在未明确性质前，切不可贸然钳夹、切断。如在游离胃大弯时，在靠近幽门窦、胃后壁与胰腺被膜及横结肠系膜中近胃壁处应仔细解剖，避免误伤结肠中动脉。在游离胃小弯侧胃右动脉时，注意保护肝动脉、胃十二指肠动脉和胆总管等重要结构。

(2) 预防并发症：胃切除后的并发症有吻合口瘘、吻合口出血、消化道出血、腹腔感染、切口感染以及肺部感染、手术过后各种原因引起的应激性溃疡、粘连性肠梗阻等。

(齐鲁医药学院　胡金莲)
(齐鲁医药学院　张文奇)
(桓台县人民医院　母长剑)

第十节　狗胃肠穿孔修补术

【实验目的】

(1) 掌握胃肠穿孔修补术的适应证、禁忌证。

(2) 掌握胃肠穿孔修补术的手术步骤、操作要点及注意事项。

(3) 进一步培养无菌观念，训练无菌技术和手术操作技术。

【适应证】

(1) 单纯十二指肠溃疡急性穿孔修补缝合术的适应证如下。

①年迈体弱或伴有严重心、肝、肾等重要脏器疾病，一般情况差，不能耐受急诊胃大部切除手术者。

②穿孔时间长，已超过 8 h，腹腔内感染及炎症水肿严重，有广泛的弥漫性腹膜炎，大量脓性渗出液者。

③既往无溃疡病史或有溃疡病史未经正规内科治疗且无出血、梗阻等并发症者。

(2) 肠外伤性穿孔或破裂。

(3) 癌肿穿孔无法行根治和姑息性切除时。

(4) 肠道其他病变穿孔，如肠伤寒穿孔、肠结核穿孔等。

【禁忌证】

(1) 生命体征不稳定。

(2) 感染性休克。

(3) 严重心肺功能障碍。

【实验物品】

(1) 实验动物：狗。

(2) 输液物品：输液装置、7 号注射针、5 mL 和 20 mL 注射器、5%～10%葡萄糖溶液、生理盐水等。

(3) 消毒物品:消毒棉球、无菌纱布、碘酒、酒精,1‰新洁尔灭溶液、0.5%碘伏溶液等消毒剂,消毒包布、无菌洞巾、无菌手术衣、无菌手套等。

(4) 皮肤准备用物品:剪毛刀、剃毛刀、硫化钠溶液、肥皂、绷带、胶布等。

(5) 术前用药:巴比妥钠 0.1 g/支、地西泮(10 mg∶2 mL)/支、阿托品(0.5 mg∶1 mL)/支、哌替啶 100 mg/支等。

(6) 麻醉药类物品:局麻针,普鲁卡因(40 mg∶2 mL)/支或利多卡因(0.1 g∶5 mL)/支等,硫喷妥钠 0.5 g/瓶或氯胺酮(0.1 g∶2 mL)/支、戊巴比妥钠 25 g/瓶、氨基甲酸乙酯 25 kg/桶等,肾上腺素、洛贝林、麻黄素、芬太尼等。

(7) 器械类物品:腹部手术器械包若干,模拟海绵训练木板或离体猪胃、猪肠,胃钳、肠钳、腹部牵开器、Kocher 钳等若干。

【操作步骤】

(1) 动物的捕捉和固定。

(2) 动物麻醉(人体麻醉时可选用局麻、硬膜外麻醉或全身麻醉,根据病情选用)。

(3) 皮肤准备、体位及消毒铺巾:动物取仰卧位,用布带套扎固定四肢,绑缚在手术台上,剃去动物腹部皮肤的毛发,并用清水冲洗、拭干,常规手术野皮肤消毒,铺无菌洞巾。

(4) 切口选择:十二指肠穿孔一般取上腹部正中切口或右上腹经腹直肌切口,其他肠穿孔时选择中下腹部经腹直肌切口。

(5) 腹腔探查:开腹后可见气体逸出及消化液溢出,穿孔部位常有内容物、渗出物积聚,用吸引器洗净,找到穿孔部位。

(6) 制作胃或肠穿孔模型:用拉钩向两侧牵开腹壁,显露动物的腹腔器官,找到胃,提起胃体前壁,用等渗盐水纱布保护切口周围组织,在胃体前壁幽门窦"无血管区"用尖刀反挑式切开一直径 0.5～1.0 cm 的小口,深达胃腔,常可见胃内容物流出;或提出一段长约 10 cm 的小肠袢,用 2 把肠钳夹住一段肠管,在小肠对系膜缘用尖刀切开一直径约 1.0 cm 的小口,深达肠腔,制成小肠穿孔模型。

(7) 清理腹腔:清除穿孔周围的内容物,用生理盐水纱布垫将周围器官隔开,吸净或用纱布拭净胃腔内及污染腹腔的胃肠内容物。检查胃肠穿孔处有无活动性出血,如有活动性出血可用 1 号丝线结扎或缝扎。

(8) 穿孔修补:用 2 号或 1 号丝线在距胃穿孔边缘约 0.5 cm 处全层或浆肌层间断缝合穿孔 3～5 针,暂不打结。缝线方向与胃肠纵轴平行,针距 0.3～0.5 cm,轻柔结扎。可取邻近大网膜组织覆盖于穿孔处,再用上述修补缝线打结固定;或沿肠纵轴方向,用 1 号或 2 号丝线间断内翻缝合穿孔部全层肠壁,针距 0.3～0.5 cm,撤除肠钳,用 1 号丝线沿肠纵轴方向间断垂直褥式内翻缝合穿孔部浆肌层。

(9) 冲洗腹腔与关腹:穿孔修补后,检查其他部位有无损伤及活动性出血,冲洗腹腔,撤除胃或肠管周围生理盐水纱布,将胃或肠管放回腹腔原来的位置,清点器械、敷料无误后,用 1 号丝线逐层缝合腹壁组织,关闭腹部切口。

【注意事项】

(1) 探查腹腔要仔细,避免遗留病灶。

(2) 术中修剪肠管边缘要注意肠管血运。

(3) 如穿孔时间较长,组织水肿,宜行肠部分切除术。

(4) 全层缝合肠管壁时注意勿缝及穿孔对侧的胃或肠壁,以免导致术后梗阻。

(5) 小肠穿孔修补时,缝线方向应与肠管纵轴的方向平行,否则易引起肠腔狭窄。

(齐鲁医药学院　胡金莲)
(齐鲁医药学院　赵亚男)
(桓台县人民医院　母长剑)

第十一节　家兔阑尾(蚓突)切除术

【实验目的】

(1) 学习开腹和关腹的手术操作方法。

(2) 熟练进行切开、止血、结扎、一般缝合和荷包缝合等基本手术操作。

【实验物品】

(1) 实验动物:家兔。

(2) 操作台面:实验用手术固定台架。

(3) 无菌物品:生理盐水、碘酊、75%酒精、0.5%碘伏、洞巾、无菌药杯、无菌手术衣、无菌手套、输液装置、注射针、注射器、棉球、纱布、绷带、医用胶布等。

(4) 皮肤准备用物品:脱毛剂、婴儿磅秤、肥皂、备皮刀等。

(5) 麻醉药类物品:参照本章第三节。

(6) 器械类物品:手术刀、手术剪、血管钳、组织钳、手术镊、持针钳、拉钩、缝针、缝合线、弯盘、纱布、纱布垫、卵圆钳、布巾钳。

【操作步骤】

(1) 乌拉坦静脉缓慢推注麻醉后将动物仰卧固定在手术台上,术区剃毛备皮,消毒,铺巾。

(2) 取家兔腹部正中切口 4～5 cm,依次切开皮肤、皮下组织,血管钳钳夹或 1 号丝线结扎止血。切口两侧分别置布巾,用布巾钳固定,避免细菌污染切口。(家兔腹壁较薄,开腹较为简单,皮下出血较少,可以用手术刀一直切至腹膜层。)

(3) 操作者和助手用血管钳沿横轴线对向交替钳夹提起腹膜,操作者用手触摸两钳间的腹膜,确定无内脏夹住后用手术刀切开一小口,操作者和助手各持一把弯血管钳夹持对侧腹膜切口边缘,将其提起。用组织剪纵向剪开腹膜,将左手示指和中指伸入腹腔,挡开内脏,以免损伤。

(4) 暴露阑尾(蚓突):开腹后,用拉钩拉开腹壁,暴露手术野,将小肠和大网膜推向内侧。操作者在右上腹寻找阑尾(蚓突)(位于回肠、结肠交界处,直径 1～1.2 cm,长 8～12 cm)。找到阑尾(蚓突)后,用血管钳钳夹阑尾(蚓突)系膜边缘,提起阑尾(蚓突),拉出到腹腔外面，充分暴露整个阑尾（蚓突）及其周围的结构。周围用盐水纱布盖好以保护组织。

(5) 分离、结扎阑尾（蚓突）的系膜和血管：从阑尾（蚓突）系膜远端逐层钳夹系膜，切断，结扎或缝扎（阑尾（蚓突）动静脉位于其系膜内，钳夹切断后牢固结扎，完善止血），游离出阑尾（蚓突）远端。

(6) 结扎阑尾（蚓突）及荷包缝合：于阑尾（蚓突）根部用直血管钳轻轻压榨后向其远端移动血管钳 0.5 cm 后夹住，用 7 号丝线在压迹处结扎。用小圆针，细丝线在缚线近侧 1 cm 处环绕盲肠做浆肌层荷包缝合。做荷包缝合时，缝针只穿透浆肌层，不穿透肠腔。暂不打结。

(7) 切除阑尾（蚓突）：在血管钳和结扎线间紧贴直血管钳用手术刀切断阑尾（蚓突），将手术刀切下的阑尾（蚓突）和湿纱布一起移出腹腔。阑尾（蚓突）残端用苯酚（或碘酊）、70%酒精和生理盐水棉球擦拭。

(8) 埋入残端：助手用血管钳钳夹结扎线后减去多余的线尾，用此钳将阑尾（蚓突）残端推入荷包缝合口，术者同时抽紧荷包缝线，使残端内翻，随后打结，形成浆膜面对浆膜面，包裹残端。如包埋不满意可以用“8”字缝合法，以更好地包埋残端。

(9) 检查创面出血情况，清点纱布器械如数，逐层关闭腹部切口。

（齐鲁医药学院　胡金莲）
（齐鲁医药学院　苏　丽）
（桓台县人民医院　母长剑）

第十二节　家兔胃造瘘术

【实验目的】

(1) 学习开腹和关腹的手术操作方法。

(2) 熟练应用切开、止血、结扎、一般缝合和荷包缝合等基本手术操作。

(3) 了解隧道式胃造瘘术和荷包式胃造瘘术的区别。

【实验物品】

(1) 实验动物：家兔。

(2) 操作台面：实验用手术固定台架。

(3) 无菌物品：造瘘管、生理盐水、碘酊、75%酒精、0.5%碘伏、洞巾、无菌药杯、无菌手术衣、无菌手套、输液装置、注射针、注射器、棉球、纱布、绷带、医用胶布等。

(4) 皮肤准备用物品：脱毛剂、婴儿磅秤、肥皂、备皮刀等。

(5) 麻醉药类物品：参照本章第三节。

(6) 器械类物品：手术刀、手术剪、血管钳、组织钳、手术镊、持针钳、拉钩、缝针、缝合线、弯盘、纱布、纱布垫、卵圆钳、布巾钳。

【操作步骤】

(1) 沿家兔耳缘静脉缓慢推注乌拉坦进行全身麻醉。

(2) 将麻醉好的家兔固定在手术台上,取仰卧位。

(3) 手术区域备皮,消毒,铺巾。

(4) 取家兔腹正中切口 4～5 cm,依次切开皮肤、皮下组织,血管钳钳夹或 1 号丝线结扎止血。

(5) 切口两侧分别置纱布垫,缝扎或器械固定,避免细菌污染切口。(家兔腹壁较薄,开腹较为简单,皮下出血较少,可以用手术刀一直切至腹膜层。)

(6) 术者和助手用血管钳沿横轴线对向交替钳夹提起腹膜,术者用手触摸两钳间的腹膜,确定无内脏夹住后用手术刀切开一小口,术者和助手各持一把弯血管钳夹持对侧腹膜切口边缘,将其提起。用组织剪纵向剪开腹膜,将左手示指和中指伸入腹腔,挡开内脏,以免损伤。

(7) 向上拉钩暴露胃,进入腹腔后选择偏幽门侧的胃前壁位置做造瘘口。取 4 号丝线行浆肌层荷包缝合,直径约 2 cm,缝合 6～7 针,在荷包缝合中心切开胃壁浆肌层,切口与准备插入的导管直径相符,钳夹导管直接插入胃内或直钳分离后再下管,下管深度 3～5 cm(图 43-7)。用 20 mL 注射器抽取胃内容物,收紧荷包线。

(8) 向靠近侧腹壁方向做管道潜行 2～3 cm,行浆肌层垂直内翻缝合 2～3 针(图 43-8),包埋造瘘管后引出腹壁外。

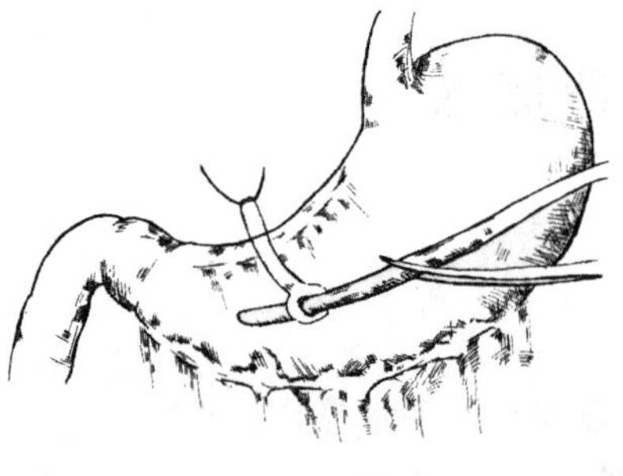

图 43-7 放置造瘘管

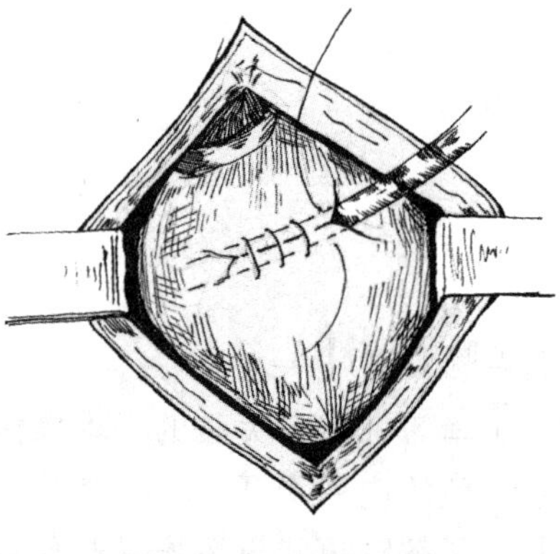

图 43-8 包埋造瘘管

(9) 用丝线缝合固定造瘘管,术毕。

【注意事项】

(1) 严格无菌操作。

(2) 术前禁食 8 h。

(3) 注意造瘘口位置及造瘘管深度,缝扎不可过紧或过松。

(齐鲁医药学院 胡金莲)

(齐鲁医药学院 张凤腾)

(桓台县人民医院 母长剑)

参考文献

CANKAOWENXIAN

[1] 陈磊,陈利.外科学总论基本操作精要[M].武汉:华中科技大学出版社,2013.

[2] 教育部医学教育临床教学研究中心专家组.中国医学生临床技能操作指南(教育部临床能力认证系列丛书)[M].北京:人民卫生出版社,2012.

[3] 杨镇.外科实习医师手册[M].4版.北京:人民卫生出版社,2009.

[4] 医师资格考试指导用书专家编写组.国家医师资格考试实践技能应试指南(2012修订版)[M].北京:人民卫生出版社,2012.

[5] 胥少汀,葛宝丰,徐印坎.实用骨科学[M].4版.北京:人民军医出版社,2012.

[6] 黄志强.外科手术学[M].3版.北京:人民卫生出版社,2005.

[7] 邱贵兴,戴尅戎.骨科手术学[M].3版.北京:人民卫生出版社,2005.

[8] 梁力建.外科学[M].6版.北京:人民卫生出版社,2009.

[9] 伍冀湘.实用小手术学[M].4版.北京:人民卫生出版社,2018.

[10] 王亦璁.骨与关节损伤[M].5版.北京:人民卫生出版社,2012.

[11] 吴在德,吴肇汉.外科学[M].7版.北京:人民卫生出版社,2010.

[12] 赵宇,张保中.石膏固定操作手册[M].北京:人民军医出版社,2013.

[13] 王春晖.肛肠疾病手术图谱[M].北京:中国医药科技出版社,2017.

[14] 魏东.腹腔镜结直肠手术图谱[M].北京:中国科学技术出版社,2020.

[15] 吴硕东.普通外科腹腔镜手术图解[M].北京:人民卫生出版社,2008.

[16] 吴新华,李绍波,杨林.临床技能学教程[M].北京:人民卫生出版社,2020.

[17] 梁存河,李东冰.胃肠外科手术技巧[M].北京:人民军医出版社,2009.

[18] 杨雁灵.普通外科基础手术精讲[M].北京:科学出版社,2017.

[19] 吴肇汉,秦新裕,丁强.实用外科学[M].4版.北京:人民卫生出版社,2017.

[20] 中国红十字会总会.救护员[M].北京:人民卫生出版社,2015.

[21] 赵玉沛,陈孝平.外科学[M].3版.北京:人民卫生出版社,2015.

[22] 陈路,郝新宝,孙早喜.临床技能学[M].杭州:浙江大学出版社,2013.